王英临证医案选

王　英◎著

辽宁科学技术出版社
LIAONING SCIENCE AND TECHNOLOGY PUBLISHING HOUSE

拂石医典
FU SHI MEDBOOK

图书在版编目（CIP）数据

王英临证医案选 / 王英著 . -- 沈阳：辽宁科学技术出版社，2025. 1. -- ISBN 978-7-5591-4034-0

Ⅰ . R249.7

中国国家版本馆 CIP 数据核字第 2025G4D195 号

出版发行：辽宁科学技术出版社

北京拂石医典图书有限公司

地址：北京海淀区车公庄西路华通大厦 B 座 15 层

联系电话：010-57262361/024-23284376

E－m a i l：fushimedbook@163.com

印 刷 者：廊坊市广阳区九州印刷厂

经 销 者：各地新华书店

幅面尺寸：185mm×260mm

字　　数：317 千字　　　　　印　张：13.75

出版时间：2025 年 1 月第 1 版　　印刷时间：2025 年 1 月第 1 次印刷

责任编辑：臧兴震　陈　颖　　　　责任校对：梁晓洁

封面设计：潇　潇　　　　　　　　封面制作：潇　潇

版式设计：天地鹏博　　　　　　　责任印制：丁　艾

如有质量问题，请速与印务部联系　　联系电话：010-57262361

定　　价：69.00 元

贺：王英临证医案选出版

勤耕耘五十春秋

好中医谱新篇章

李佃贵

二〇二四年三月题

注：第三届国医大师、中国中医科学院学部委员、河北省中医院原院长李佃贵教授题词。

唐 序

河北省霸州市开发区医院名老中医、中医主任医师王英院长，在从医50周年之际，将自己医疗实践中的典型病例医案进行总结分析后编著《王英临证医案选》一书，现即将出版，特向王英院长表示祝贺！听我的老朋友江淑安会长介绍，王英从青年时代起就热爱中医、学习中医、实践中医、研究中医，在50年的从医生涯中，坚持运用中医药为当地民众防病治病，并不断学习研究和总结经验，写了很多论文在学术会议、学术期刊、学术专著上发表或交流，还出版过学术专著，是一位扎根基层、理论与实践经验丰富的好中医，令人敬佩！

传承中医是老一辈中医人的责任和义务，将自己的临床经验总结整理出来，著书立说传于后学，这也是重要的中医传承方式，正是有了历朝历代的中医人将自己的经验总结传承下来，才有了现在丰富的中医学基础理论和系统的中医实践经验。所以，我一贯主张，中医人应立志做大医，一辈子为中医事业而奋斗。老中医们应把重点放在总结经验、带教学徒上，只有这样才能更好地传承中医，创新中医。王英院长作为一名基层名老中医，不忘初心，牢记使命，在带教了十几位学徒的同时，坚持总结经验，写论文编专著，积极参加中医药学术活动，其精神难能可贵！

医案，又称诊籍，就是辨证论治全过程的文字记载。我国最早的医案见于《史记》中记载的古代名医淳于意的二十五例医案；最早的全科类医案是明代江瓘和儿子江应元、江应宿所编著的《名医类案》，该书成书于明朝嘉靖三十年（即1552年），后来被誉为中国第一部总结历代名医医案的医学专著。历代中医是注重撰写医案的，大量的医案寄寓着许多宝贵的中医临证经验，所以撰著医案是很好的中医传承形式。《王英临证医案选》这本书共收录了200多例医案，涉及的病种多，每例医案都记录详细，诊疗疗效好，按语阐明了理法方药，是一本较好的中医医案专著，值得广大中医人学习参考。

在《王英临证医案选》即将出版之际，应老朋友江淑安会长之邀，特写以上为之序！希望王英院长再接再厉，在新的时代为中医药传承再做新贡献！

唐祖宣

二〇二四年二月二十四日

注：唐祖宣教授为中医主任医师，第二届国医大师，中国中医科学院学部委员，第七届、九届、十届、十一届、十二届全国人大代表，全国名老中医专家学术传承指导老师，中华全国中医药学会血栓病分会副主任委员。

江 序

今年春节期间，收到了本会副会长、河北省霸州市开发区医院院长王英主任医师寄来的《王英临证医案选》书稿，并获悉即将在他从医50周年之际出版，这是好事，也是他为传承中医药事业做出的又一奉献。在此特表示祝贺！

我花了几天时间，阅读了这本将近30万字的书稿，没作什么修改。这是一本较好的医案专著，具有实用性、指导性和中医医疗特色，其特点体现在：一是在每则医案的前面列举了主要证候、辨证、治法方药，便于读者学习时领悟医案的辨证证型；二是每则医案记录了全部诊疗过程，从主诉、主要症状、舌苔脉象及中医辨证（诊断）、治法、方药、治疗结果，一线贯通，环环相扣，这样便于学习者理解和掌握要点；三是每则医案后有按语，按语旁征博引，引经据典，分析了病因病机，解析了处方用药，使人容易理解用药配伍之要点；四是全书共收录了271则医案，涉及的病种症候多达百余种，其中有内科、妇科、儿科、皮肤科等方面的医案，有急性病、慢性病、难治病的医案，是一本教科书式的医案专著，非常适合于中医药院校师生和基层中医人员学习参考。我相信《王英临证医案选》的出版，将会"洛阳纸贵"。

做中医难，做一名好中医更难。怎样才能是一名好中医呢？我认为，当一名好中医，首先要热爱中医，毕生为之奋斗；要勤求古训，博采众方，有仁慈之心，立大医之志，运用中医药为民众的健康服务；要具备渊博的中医理论基础和丰富的辨证论治经验。这些还不够！还要不断钻研中医学术，总结交流，撰文著书，将自己的临证经验毫不保留地奉献出来，传于后人，这样才能使中医药源远流长，不断传承创新！我认识王英院长已十几年，是老朋友了，经过长期的交往，发现他虽然工作在基层医院，但有鸿鹄之志，坚持中医临床不辍，每年在繁忙的医院管理和诊疗工作中，总要挤出时间参加各种中医药学术会议，特别是积极参加和支持本会的学术活动，十几年来，写出并发表交流中医方面的学术论文百余篇，还先后参与主编多部国家级中医药学术专著，出版了几部个人中医学术专著，现在又编著成《王英临证医案选》这部中医医案专著，实在是难能可贵！他临床经验丰富，学术著作颇丰，热爱中医事业，是一位好中医！

功夫不负有心人！王英由出身于中医世家的一位乡村医生，通过几十年的学习、实践、钻研，成为一位闻名遐迩，在中医中西医结合学术界有一定影响的专家、名老中医。现在他已兼任中国民间中医医药研究开发协会特色医疗分会副会长（国家二级学会）、中国中西医结合学会风湿类疾病专业委员会常委、河北省中西医结合学会风湿病专业委员会副主任委员等职务。在庆祝建国70周年之际，被评选为"共和国优秀中医人才"，入编《共和国优秀中医人才榜》大型经典画册；在庆祝中国共产党成立100周年之际，他又被评选为"杏林中的先锋模范人物"；在 2023 年 12 月召开的第 17 届聚医杰全国中医百家名医学术交流大会上，又荣获"优秀副会长"和"杰出名老中医"荣誉称号……，这些都是他积极努力工作的成绩写照！

奉献杏林五十载，基层名医创辉煌。在《王英临证医案选》出版之际，承蒙王英院长之邀，特写以上为之序。并希望他在今后的工作中砥砺前行，再创辉煌！

二〇二四年二月二十八日

注：江淑安为国家中医药管理局评审专家，中国民间中医医药研究开发协会副会长兼特色医疗分会会长，北京聚医杰医药科学研究院院长，主任医师、教授，国医名师，国务院政府特殊津贴专家。

前　言

我出身中医世家。

自 1975 年 12 月于霸县中学高中毕业后，参加了霸县第五期赤脚医生培训班，从此开始了从医生涯。先是在村合作医疗站当赤脚医生，1978 年 12 月参军在部队师医院当卫生员、卫生班班长，曾被部队医院推荐参加卫训队，使我的医疗卫生知识不断增强。我参军的第二年，就随所在部队参加了对越自卫反击战。退役后，我自主创业，在村里创办了王英诊所；后被调入乡卫生院工作，不久，便创办起霸州市类风湿病医院、霸州市专科医院和廊坊红十字霸州开发区医院。

多年来，我在曹庄村民间老中医陈秀、部队老中医余万江等一些老中医的教导中，在外祖父的精心指导下，从一名村赤脚医生、部队卫生员、卫生班班长，成长为一名主任医师、民营医院院长、中国中医药研究开发协会特色医疗分会副会长、中国中西医结合防治风湿病联盟副主席。期间我潜心钻研中西医理论，不断总结临床医疗实践，撰写出医学论文 300 余篇，出版了《毒药本草》《攻毒论》《当代中药外治十科百病千方》等十余部医学专著。

回想起来，我自从医那天起，到 2025 年 12 月就整 50 周年了，我经过很长一段时间的思考，准备再出一部《王英临证医案选》，也算是给自己从医 50 周年医学理论研究与临床实践的一个总结和交代。

于是，我把这一想法与在全国医疗卫生系统德高望重的全国第三届国医大师李佃贵、全国第二届国医大师唐祖宣，以及全国中医药研究开发协会特色医疗分会会长江淑安教授做了汇报，先后得到各位老领导、医学专家们的大力支持，为我的出版物或题词或作序，令我非常感动！

本书共分为呼吸系统疾病、消化系统疾病、内分泌系统疾病、心血管系统疾病、血液系统疾病、泌尿系统疾病、神经系统疾病、风湿类疾病、其他内科疾病、外科病十章，以及妇科、儿科、五官科三篇，共计 273 节，内容囊括了半个世纪我从事医疗卫生工作以来，对各种疾病的具体医学理论和临床实践研究成果，每一个章节篇目都凝聚了我大半生的心血！

医疗卫生岗位同其他岗位一样，我终会从自己心爱的岗位上退下来。到那时，虽说我不能继续在自己曾经为之奋斗的职业继续发挥余光余热，但是看到自己对从事医疗卫生行业的经验总结，也同样是一个慰藉。

由于自己水平所限，本书可能存在不足之处，敬请各位读者给予批评指正！

王　英

2025 年 1 月 9 日

目 录

第一章

呼吸系统疾病

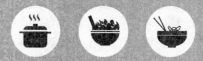

1. 感冒

【症候】恶寒，发热，头痛，身痛，鼻塞流涕，咳嗽，咽痒，舌淡苔薄，脉浮。

【辨证】风寒、风热之邪侵袭。

【治法】辛平解表，清解宣散。

【处方】葛根 10 克，麻黄 5 克，荆芥 10 克，防风 10 克，连翘 15 克，板蓝根 30 克，桔梗 12 克，杏仁 10 克。

【用法】水煎服，每日一剂。

【临床案例】

患者蔡××，女，29 岁，于 2018 年 12 月 22 日就诊。患者主诉咳嗽 3 天伴有发热 1 天，患者于 3 天前自觉鼻塞，流涕，咽痒，轻微咳嗽，自服抗感冒药物效果不佳，近 1 日感觉畏寒，发热，体温 37.7℃，特来求治。诊见：鼻塞，流涕，咳嗽，发热，体温 37.8℃，舌淡苔白，脉浮。检查：患者神清，查咽喉部红肿，扁桃体（－），双肺呼吸音清，肺部、心脏听诊无异常，腹部检查无异常。血常规：白细胞 9.5×10^9/L。中医辨证诊断为风邪外袭之感冒，治疗以清解宣散，辛平解表为主。给以上方 7 剂口服，服药后诸症消失，病获痊愈。

【按】感冒是感受六淫时行之邪——风邪或时行疫毒，引起肺卫功能失调，出现鼻塞、流涕、喷嚏、头痛、恶寒、发热、全身不适等主要临床表现的一种外感疾病。感冒为常见多发病，一年四季均可发病，以冬春季为多。轻型感冒虽可不药而愈，但重症感冒却能影响工作和生活。早在《内经》已经认识到感冒主要是外感风邪所致。《素问·骨空论》说："风从外入，令人振寒，汗出，头痛，身重，恶寒。"汉代张仲景的《伤寒论》已经论述了寒邪所致感冒的证治，所列桂枝汤、麻黄汤为感冒风寒轻重两类证候的治疗作了示范。至于感冒之病名，则首见于北宋《仁斋直指方·诸风》篇，兹后历代医家沿用此名，并将感冒与伤风互称。元代《丹溪心法·伤风》明确指出本病病位在肺，治疗宜辛温或辛凉之剂散之。方中连翘、板蓝根清热解毒，能抑菌、能抗病毒；麻黄乃太阳经药，兼入肺经，肺主皮毛；葛根乃阳明经药，兼入脾经，脾主肌肉，二味者合用皆轻扬发散；荆芥气清香，质轻上浮，长于发表散风，且微温不烈，药性和缓，对于外感表证，无论风寒、风热或寒热不明显者，均可广泛使用；防风辛而不烈，甘缓不峻，微温不燥，药性和缓，故被誉为"风药中之润剂"，亦为治风通用之品，凡外感表证，无论证属风寒、风热均可配伍应用；二药相须配伍，既能发散风寒，又能祛经络中之风邪，故为四季外感表证之通用；杏仁肃降肺气之中又有宣肺之功，而能止咳平喘；桔梗苦、辛，平，入肺经，辛则宣肺发散，苦则降泄下气，此药之升降助肺之升降也，故桔梗既升且降，宣肺利胸膈，而有开宣肺气，祛痰排脓之功；二药配伍，一降一宣，取其宣肺利咽，化痰止咳，疏通肠胃之功。方中诸药合用将辛散、辛温、辛凉之药集于一体，形成宣散解表之剂，诸药入体后各专其长，从而风热、风寒之感冒皆可应用。

2. 流行性感冒

【症候】高热，怕冷寒战，流涕，头痛剧烈，肢体痛楚，舌红苔薄黄，脉数有力或沉迟有力等。

【辨证】外感时疫邪毒。

【治法】发汗解表，清热解毒。

【处方】青蒿 10 克（后下），银柴胡 12 克，麻黄 5 克，葛根 20 克，生石膏 20 克（先煎），桔梗 12 克，黄芩 12 克，连翘 12 克，金银花 12 克，板蓝根 12 克。

【用法】水煎服，每日一剂。

【临床案例】

苏 ××，女，49 岁，于 2017 年 11 月 29 日就诊。患者主诉发热伴有肌肉酸楚 2 天，患者于 2 天前自觉全身畏寒，肌肉酸痛，体温 39.4℃，伴有咽痒，鼻塞，轻微咳嗽，自服解热及抗感冒药物治疗效果不佳，昨日仍感觉畏寒怕冷，肌肉酸痛，发热，体温 38.7℃，特来求治。诊见：发热，体温 38.8℃，肌肉疼痛，鼻塞，微咳嗽，舌红苔薄黄，脉数有力。检查：患者神清，查咽喉部红肿，扁桃体（-），双肺呼吸音清，肺部、心脏听诊无异常，腹部检查无异常。血常规正常。中医辨证为外感时疫邪毒之流行性感冒，治疗以清热解毒，发汗解表为主。给予上方 5 剂口服，服药后体温正常，诸症消失，病获痊愈。

【按】流行性感冒在中医学中称为"时行感冒或时行疠气"，属疫病类范畴。早在隋代《诸病源候论》一书中就提出："夫时气病者，此皆因岁时不和，温凉失节，人感乖戾之气而生病者，多相染易。"中医对其认识素有"伤寒论"和"温病论"两种。对时行感冒的治疗亦应根据所感病邪的不同而有所侧重，但因时行感冒病情较重，外邪往往易迅速入里化热，故宜在辨证用药的基础上选用具有清热解毒凉血作用的中药。方中黄芩、连翘、银花、板蓝根为清热解毒药，现代药理研究表明，此类药物有消炎、抗菌、抗病毒的作用。桔梗宣肺利气化痰，同样具有清热抗菌之功。青蒿能发散风邪，银柴胡清热镇痛发汗，二者合用其发汗力更佳。麻黄发汗解表；葛根解肌发表，生石膏清热泻火。上方在应用时再结合患者情况，适作加减，当能收到更好的疗效。

3. 上呼吸道感染

【症候】恶寒无汗，头痛鼻塞，流清涕，喉痒，咳嗽，不发热或发热轻，舌淡红，苔薄白，脉紧。

【治法】辛温解表，宣肺散寒。

【处方】荆芥 10 克，防风 10 克，桑叶 10 克，陈皮 10 克，桔梗 15 克，前胡 10 克，银花 10 克，连翘 10 克，杏仁 10 克，甘草 10 克。

【用法】水煎服，每日一剂。

【临床案例】

采用此方治疗上呼吸道感染患者多例，一般服药 3 ~ 5 剂效果显著。薛 ××，男，24 岁，于 2018 年 3 月 12 日就诊。患者自诉鼻塞流涕、咳嗽 3 天。患者于 3 日前因受凉后出现咳嗽，咳痰，鼻塞，恶心等上呼吸道感染症状，遂求治于中医。现诊见：鼻塞，流涕，微咳嗽，咽干口渴，舌苔薄白，脉浮数。就诊后给予上方 5 剂加减，服药后症状消失而愈。

【按】上呼吸道感染简称上感，是包括鼻腔、咽或喉部急性炎症的总称。广义的上感不是一个疾病诊断，而是一组疾病，包括普通感冒、病毒性咽炎、喉炎、疱疹性咽峡炎、扁桃体炎等。狭义的上感又称普通感冒，是最常见的急性呼吸道感染性疾病，多呈自限性，全年皆可发病，冬春季较多。方中荆芥、防风辛温解表，桔梗、前胡、杏仁宣肺化痰助前药以散寒，加入桑叶轻清疏散，清肺止咳，抗菌消炎，清热解毒；银花、连翘清热解毒，甘草调和诸药。方中诸药合用疏散风寒，宣肺解表，清热解毒，以解临床症状。服用上方后应注意保暖避风，并多饮开水，则效果更著。

4. 急性支气管炎

【症候】咳嗽，咯痰色白稀薄，咽痒，可伴鼻塞流涕，发热，头痛身楚，畏寒，舌苔薄白，脉浮或浮紧。

【中医辨证】寒饮郁肺，失其肃降。

【治法】温化水饮，开郁消降。

【方名】小青龙加石膏汤。

【处方】麻黄 10 克，桂枝 15 克，白芍 15 克，干姜 10 克，细辛 5 克，五味子 20 克，半夏 10 克，炙甘草 10 克，生石膏 30 克。

【用法】水煎服，每日一剂，分两次服。

【临床案例】

张 ××，女，37 岁，于 1999 年 12 月 27 日前来诊治。患者咽痒、咳嗽十余天。患者于 10 天前因淋雨受凉而发病，初起咽痒，咳嗽，咳白色稀薄痰液，伴有鼻塞流涕等症，西医诊断为急性支气管炎，给以抗生素、棕铵合剂等药物治疗，用药后咳嗽较前减轻，但仍咽痒，痒即咳嗽，夜寐不安，心烦，舌淡，苔薄白，脉浮紧，寻求中医治疗。就诊后即投以上方治疗，服药 5 剂后，咽痒、咳嗽减轻。继续服药 5 剂，咽痒、咳嗽均消失，病获痊愈。

【按】方中麻黄、桂枝相须为用，发汗散寒以解表邪，且麻黄又能宣发肺气而平喘咳，桂枝化气行水以利里饮之化；干姜、细辛同用温肺化饮，兼助麻、桂解表祛邪；然而素有痰饮，脾肺本虚，若纯用辛温发散，恐耗伤肺气，故佐以五味子敛肺止咳，芍药和养营血，一散一收，既可增强止咳平喘之功，又可制约诸药辛散温燥太过之弊；半夏燥湿化痰，和胃降逆；炙甘草既可益气和中，又能调和辛散酸收之品，加少量石膏清邪热而除烦躁。方中诸药合用散中有收，开中有合，使风寒解，水饮去，宣降复，则诸症自平。

5. 慢性支气管炎

【症候】咳嗽气喘，痰白多泡沫，形寒怕冷，无汗，夜间不能平卧，睡眠不安，身痛沉重，食欲不振，口淡不渴或口干不欲饮，舌淡苔白滑，脉弦紧。

【中医辨证】寒邪犯肺，肺失宣降。

【治法】宣肺止咳，祛痰平喘。

【方名】三拗汤加味。

【处方】麻黄 6 克，杏仁 10 克，橘红 10 克，前胡 9 克，桔梗 10 克，紫菀 10 克，款冬花 10 克，党参 10 克，百合 15 克，麦冬 15 克，五味子 10 克，川贝母 10 克。

【用法】水煎服，每日一剂，分两次服用。

【临床案例】

陈××，女，63 岁，于 2007 年 12 月 21 日来诊。患者咳嗽、气喘 3 年，患者于 3 年前出现咳嗽，气喘，咳白色痰，口服止咳化痰药物后，咳嗽好转，病情未完全控制。此后每受寒凉即可发病，口服药物缓解。自从上周开始，咳嗽不止，咽痒口干，胸闷气逆，咳泡沫痰，头痛怕冷，服用止咳药物未见明显效果，现寻求中医诊治。患者历年来经常咳嗽，有痰而不多，每遇寒冷，咳嗽频频，胸脘作闷，气促喘急，神疲纳呆，小便清白，大便微溏，舌质红润，苔薄白，脉浮滑。西医诊断为慢性支气管炎，中医辨证诊为寒邪犯肺之咳喘。诊后即投以上方 10 剂，服药后咳嗽、气喘稍减轻。继续服药 10 剂后，诸症明显好转。共服药三月余，诸症完全消除，疾病痊愈。

【按】慢性支气管炎根据其临床症状、特征及发病规律，属中医"咳嗽""喘证"范畴。中医学认为它的发生和发展和肺、脾、肾三脏功能的失调和衰退有着极其密切的关系。中医药治疗慢性支气管炎有其独到之处，尤其是其"未病先防，冬病夏治"的治病求本治疗原则，在临床应用时每每取得满意疗效。本方用麻黄发汗散寒，宣肺平喘；前胡苦能泄降，寒能清热；杏仁、川贝母润肺化痰，清热散结，二药配伍，一润一降，各有所长，共奏清热止咳、化痰散结之功；桔梗宣肃肺气；橘红行气化痰；紫菀辛、苦，微温，入肺经，功能润肺下气、化痰止咳；款冬花味辛，性温，入肺经，功能润肺止咳，消痰平喘；两药均性温而不热，质润而不燥，紫菀重在祛痰，款冬花偏于止咳，两者相伍，润肺化痰、止咳平喘功效增强。麦冬、五味子二药配伍，一润一敛，调节肺之宣降而止咳，一清心一宁心，除烦安神，上敛肺气，下滋肾阴，中敛心气，共奏润肺止咳，清心安神之功；党参补中益气，增强机体免疫功能；

五味子酸能收敛，性温而润，上能敛肺气，下能滋肾阴。全方合用具有散寒解表，温肺化饮，祛痰平喘之效，故能收功。

6. 慢性支气管炎合并肺气肿

【症候】咳嗽气短，声低乏力，神疲倦怠，自汗纳差，胸脘痞闷，大便溏薄，每遇风寒则咳嗽气喘发作或加重，舌淡苔薄白，脉濡缓。

【中医辨证】肺脾气虚。

【治法】培土生金，补脾益肺。

【处方】党参15克，黄芪15克，当归10克，白芍10克，白术10克，茯苓10克，制半夏15克，紫菀15克，山茱萸10克，陈皮10克，远志10克，煅牡蛎30克（先煎），麻黄5克，桂枝10克，防风15克。

【用法】水煎服，每日一剂。

【临床案例】

张××，男，51岁，于1998年1月16日来诊。患者咳嗽、气喘8年余，加重3年，患者于8年前出现咳嗽、气喘，每至冬季复发，曾多次住院治疗。近日咳嗽、气喘加重，痰白，气促胸闷，早晨尤甚，动则胸闷不舒，气促加重，面色萎黄，胃纳差，寐不安，舌淡胖，苔薄白，脉沉细而弱。西医检查：一般情况尚可，心界不大，心律齐，两肺呼吸音弱，腹平软，肝上界第七肋间，肋下2cm，脾未触及。胸片：两肺纹理增粗，透亮度增加，诊断为慢性支气管炎合并肺气肿。中医辨证系肺脾气虚之咳嗽，治宜培土生金，敛纳肺肾之气。投以上方服用，服药20剂后，胸闷、气短稍好转，又服药20剂后，咳嗽痰少，气喘减轻，共坚持服药4月余，睡眠饮食转佳，痰少咳止，无胸闷咳喘气短，已能正常活动。停药一段时间后再继续服药，以防复发。

【按】方中党参、黄芪、白术健脾补肺；防风配黄芪，祛邪而不伤正，黄芪得防风，固表而不留邪；麻黄、桂枝温阳平喘，麻黄泄营卫之邪，桂枝调营卫之气，二者合而正不伤；当归、白芍合用，辛而不过散，酸而不过收，一开一合，动静相宜，养血补血之功最良；再配陈皮、半夏、茯苓、紫菀化痰降气平喘；山茱萸、牡蛎两药配用功可敛阴止汗，固脱涩精；山茱萸补肝敛汗，固精缩尿，而牡蛎则重镇安神，平肝潜阳，煅用固涩敛收；远志宁心安神。诸药共奏补肺健脾，益气固表，化痰平喘之功效。临床应用时再结合具体患者情况加减应用，对于慢性支气管炎合并肺气肿者，治疗效果是可靠的，惟要坚持服用。

7. 支气管哮喘

【症候】呼吸喘促，喉中痰鸣，烦躁不安，夜间尤重，畏寒背冷，喷嚏频频，流涕不止，痰液清稀或带泡沫，稍感风寒即可诱发，小便清长，舌淡苔薄白或白腻，脉弦细或浮滑。

【中医辨证】寒证痰饮。

【治法】温肺化痰，平喘止咳。

【方名】小青龙汤加味。

【处方】炙麻黄9克，细辛6克，射干10克，五味子10克，炙甘草10克，制半夏9克，石膏20克，杏仁10克，地龙10克，白果10克，款冬花15克。

【用法】水煎服，每日一剂，分三次服。

【临床案例】

　　欧阳××，男，64岁，于2000年11月25日就诊。患者气喘痰鸣7年，患者于7年前因感冒受凉并发咳嗽哮喘，后经治疗好转，但以后每遇冷即咳喘不已，渐趋加重，虽经多方治疗而效果不佳。近2年来每次发作即抬肩仰喘，表情痛苦，应用止咳平喘等药物不能完全控制。因被疾病长期困扰，痛苦不堪，特寻求中药治疗。现患者呼吸喘促，喉中痰鸣，烦燥不安，夜间尤重，畏寒背冷，痰液清稀或带泡沫，小便清长，舌淡苔白腻，脉浮滑。中医辨证属寒证痰饮咳喘。即给以上方服用，服药20剂后咳喘减轻，又服药20剂后病情稳定，哮喘基本控制。如此断续治疗半年余，发病次数显著减少，发作程度明显减轻，体质显著增强。

　　【按】方中重用炙麻黄宣肺平喘；炙麻黄、杏仁配伍则一宣一降，调节肺的功能，宣则肺气得以呼浊，降则肺气得以吸清，升降有序，水津得以敷布，气机出入正常，则诸证皆消；地龙清肺解痉止咳，现代药理认为地龙含有多种含氮物质，能使肺及支气管显著扩张，配炙麻黄宣肺平喘，两药相配，一寒一温，清宣肺气，解痉平喘；细辛温肺化饮；射干平逆降气；半夏化痰蠲饮；五味子敛肺止咳以制细辛之散；生石膏清肺解热且炙麻黄之"汗"；炙甘草润肺止咳；白果、款冬花二药都能止咳化痰，白果敛肺定喘，款冬花下气止咳，相配泻中寓敛，功效更佳。方中诸药合用得以奏化痰宣肺、平喘止咳之效。

8. 支气管哮喘

　　【症候】气短而促，语言无力，动则汗出，喉中常有轻度哮鸣音，咳痰清稀色白，面色㿠白，食少脘腹痞闷，大便不实，舌质淡或微红，脉软无力。

　　【中医辨证】肺脾气虚，痰气搏结。

　　【治法】补益肺脾，化痰降气。

　　【方名】参蚧散加味。

　　【处方】蛤蚧1对（去头足），党参25克，山药10克，杏仁10克，肉桂5克，制半夏10克，黄芪15克，白果15克，桑白皮15克，炙甘草10克。

　　【用法】水煎服，每日一剂，分两次服用。

　　【临床案例】

　　徐××，男，75岁，于2003年12月22日就诊。患者发作性痰鸣气喘已4年余。患者于4年前患病后即气喘，遇冷、受凉即发，发作时胸闷，咽塞，喘息，咳嗽，咳吐白色黏痰后稍觉舒服，病情逐年加重，发作渐次频繁且持久。西医诊断为支气管哮喘。曾用麻黄素、肾上腺素、氨茶碱治疗，开始效果尚好，后渐感效果不佳。近年来病情又渐加重，每至秋冬季节发作严重，而天暖则稍缓解。近1年来长期服用平喘止咳药物，夏秋期间不能间断，平时止喘气雾剂随身携带，稍感胸闷、咳紧，须及时喷雾。患者易患感冒，稍受冷即喷嚏，咳喘，气短而促，全身不适，二便自调，面色㿠白，舌淡苔白，脉象沉缓。症属太阴虚喘，痰气搏结，升降不利。治宜发时治标，平时治本，齐头并进，双补肺脾。常用的平喘药、气雾剂如常使用，以控发作，并服用上方，大补肺脾，豁痰降气，扶正固本，以图根治。上方连服6个月后停用全部西药，精神好转，精力充沛，体质增强。后继续间断服药巩固疗效。

【按】方中蛤蚧为血肉有情之品，益肾填精，温肾纳气之力最佳，补肺气，定喘咳，助精扶羸，功同人参；党参、黄芪补肺脾之气；山药善补肺气，兼滋肺阴，其补肺之力虽较和缓，但对肺脾气阴俱虚，补土亦有助于生金，常与党参配伍；杏仁、桑白皮降肺热、止咳定喘；制半夏降逆化痰；白果敛肺定喘，可治哮喘咳嗽；肉桂味辛甘，性热，有温补肾阳、温中逐寒，宣导血脉的作用，其性浑厚凝降，守而不走，偏暖下焦，能助肾中阳气，并能纳气归肾，引火归原；炙甘草补中益气，调和诸药。方中诸药补肾纳气，止咳平喘，化痰降气。

9. 支气管哮喘合并肺气肿

【症候】气喘，喉间哮鸣，持续较久，喘促胸满，动则喘甚，咳嗽，痰稀、色白、易咯，形寒肢冷，面色苍白或晦滞少华，神疲倦怠，小便清长，舌质淡，苔薄白或白腻，脉细弱或沉迟。

【中医辨证】肾虚肺实，上盛下虚。

【治法】泻肺平喘，补肾纳气。

【处方】熟地黄20克，山药30克，茯苓15克，麻黄9克，杏仁10克，苏子15克，党参20克，补骨脂30克，当归10克，五味子10克。

【用法】水煎服，每日一剂。

【加减】痰少咳吐不利者加桑白皮12克，冬瓜子30克；胸闷、遇冷重者加干姜6克，桂枝9克；痰多或消化不良者加陈皮12克，白术10克；口干，手足心热，脉细数者去补骨脂、熟地，加地骨皮30克；痰多色白，屡吐不绝者加白果10克、芡实15克；发热咯痰黄稠者加黄芩10克、金荞麦15克。

【临床案例】

何××，男，47岁，于1995年12月9日初诊。患者患病已7年之久，近2年明显加重，表现为胸憋喘息，呼吸急促，经常有喘息大发作，平素咳嗽，痰多，气短，稍作活动喘息即加重，胃脘胀满，消化不良，因喘息较重而影响睡眠。经多年药物治疗，疗效不显。经某医院检查确诊为支气管哮喘合并肺气肿。辨证系肾不纳气、寒凝气滞、肺气壅塞所致的哮喘证。治宜补肾纳气，理肺平喘。投以上方加减。服药30剂后症状即见减轻，又服30剂后，诸症明显好转，喘息次数减少，已基本停服西药。再服药30剂后，临床症状已基本控制，已不见喘息，呼吸均匀。后又继续服用多剂药物巩固其疗效。

【按】本方是治疗上实下虚之喘咳的方剂。方中熟地滋阴补肾、填精益髓；山药善补肺气，兼滋肺阴，其补肺之力虽较和缓，但对肺脾气阴俱虚，补土亦有助于生金，常与党参配伍；茯苓渗湿健脾，助山药之健运以充养后天；五味子酸能收敛，性温而润，上能敛肺气，下能滋肾阴，治肺肾两虚喘咳者，常与熟地、山药等同用；苏子、麻黄、杏仁降气化痰，止咳平喘；

补骨脂补肾助阳，纳气平喘；当归养血润燥，制约燥药伤阴的副作用。本方诸药配伍有补肾气，敛肺气之功，从而使一身之气保持旺盛，而聚集于一处，发挥正常的生理功能。

10. 支气管扩张咯血

【症候】咳嗽痰少，痰中带血，反复发作，血色鲜红，口干咽燥，或伴潮热盗汗，五心烦热，舌红少津，脉细带数。

【中医辨证】阴虚肺热，热伤血络。

【治法】滋阴润肺，宁络止血。

【处方】生地黄20克，熟地黄20克，仙鹤草15克，白及15克，百合30克，天冬15克，麦冬15克，沙参20克，煅花蕊石10克，血余炭6克，三七粉3克（冲服）。

【用法】水煎服，每日一剂，分三次服。

【临床案例】

谢××，男，54岁，于1999年12月就诊。患者咳喘已数年之久，近来由于外感及过劳而病情加重，咳嗽，痰中带血，在某医院经检查，确诊为支气管扩张，住院治疗曾用多种抗生素等药物治疗而不显效。现喘咳而不能平卧，痰中有血，便秘，尿赤，面黄潮红，轻度浮肿，舌质红苔白黄而干，脉弦数，体温37.5℃。证属阴虚肺热而咯血，治宜养阴清肺，宁络止血。给以上方服用，服药15剂，咳痰已无血，但仍见咳喘，咽干，舌燥，心烦胁痛，脉沉数。继用上方加玄参30克，橘络20克，白果15克，海浮石15克，服用15剂，诸症得平，精神好转。惟气短无力，脉细数，改为益气养阴。用方：生地30克，百合30克，二冬各20克，党参15克，贝母15克，白芷15克。服药15剂余症皆除，获临床治愈。

【按】肺主降气，肾主纳气，肺失宣降，肾不纳气而出现咳嗽。咳喘伤及肺阴，阴伤络破则咯血，口燥咽干，胸胁疼痛等症乃生。方用沙参滋阴清热，生地滋阴凉血，二药合用，有清热凉血，滋阴生津之功。麦冬甘微苦微寒，养肺阴，润肺燥，天冬甘苦而寒，入肺肾二经，能清肺热，滋肾阴，止渴止咳，二药相须为用，既增强滋阴清热作用，又润肺滋肾，清金益水，兼理肺肾二脏；仙鹤草味涩收敛而性平，具有收敛止血之效，故一切血证皆可用；辅以白及补肺逐瘀、生新止血；花蕊石、血余炭、三七粉为张锡纯的化血丹之方，《医学衷中参西录》："世医多谓三七为强止吐衄之药，不可轻用，非也。盖三七与花蕊石，同为止血之圣药，又同为化血之圣药，且又化瘀血而不伤新血，以治吐衄，愈后必无他患。至血余，其化瘀血之力不如花蕊石、三七，而其补血之功则过之。以其原为人身之血所生，而能自还原化，且煅之为炭，而又有止血之力也。"诸药配伍为用，共奏凉血清肺、活血止血之功，对肺热咯血不失为有效良方。

11. 肺气肿

【症候】气喘咳嗽，痰多黏稠白腻或呈泡沫状，咳而不爽，胸闷痛，短气喘息，稍劳则剧，畏风易汗，脘痞纳少，倦怠乏力；舌质偏淡，苔薄白腻或浊腻，脉略滑。

【中医辨证】痰涎壅盛。

【治法】扶正祛邪，标本兼顾。

【方名】三子养亲汤加味。

【处方】苏子 10 克，白芥子 10 克，莱菔子 10 克，山药 40 克，玄参 20 克。

【用法】水煎服，每日一剂。

【临床案例】

郜 ×× ，男，60 岁，于 1996 年 3 月 28 日就诊。患者咳喘已 5 年，需要经常服用止咳平喘类等药物，现因喘促加重而来求治。症见：咳嗽气喘，呼吸困难，痰极多质黏，带有泡沫，胸满闷痛，且伴有头昏无力，心烦，口干渴饮不多，舌红赤少津，脉细数，胸片诊为肺气肿。证属痰热久蕴，肺阴受损，阴虚则生内热，热甚则炼液成痰，痰阻气逆，则喘症发作，乃正虚邪实，虚实夹杂之证，治宜扶正祛邪，标本兼顾。投以上方治疗，服药 15 剂，咳喘已减轻，继续服药 10 剂后，诸症大减，咳喘大见好转。继服 10 剂，诸症皆消。

【按】此方为三子养亲汤加味而成，具体治疗时应根据临床症状辨证治疗。三子养亲汤方源自《韩氏医通》，善治老年人咳喘气逆。方中苏子、白芥子、莱菔子三子均能温化寒痰，平喘治咳，白芥子长于行气畅膈，搜逐寒痰之伏匿；苏子长于降气化痰，止咳平喘；莱菔子长于消食导滞，行气祛痰。三药皆属消痰理气之品，合而用之，可使气顺痰消，食积得化，咳喘自平，故用此方以治标实。山药色白入肺，味甘归脾，液浓益肾，能补肺肾脾胃，其性能滋阴又能利湿，能滑润又能收涩，最善宁嗽定喘，且其性甚和平，故重用之。玄参色黑，味甘微苦，性凉多液，气薄味厚，善滋阴液而能降，其中心空而色白，能入肺以清肺之燥热，疗肺热咳喘最宜。故用此二药治本虚而兼清虚火，且山药、玄参并用，大能止咳定喘，张锡纯氏早倡其言，再与三子合方，扶正祛邪，实乃老年痰喘之效方也。

12. 肺气肿

【证候】喘促日久，倚息不能平卧，呼多吸少，声低气怯，气不得续，动则喘促更甚，胸闷，心悸，咳嗽，痰多清稀或白如沫，形寒肢冷，夜尿多，重者面青唇暗，舌淡或紫暗，苔白，脉沉细数无力或结代。

【中医辨证】肾不纳气，气虚喘咳。

【治法】补肺纳肾，降气平喘。

【方名】桂枝龙牡汤加减。

【处方】龙骨 20 克（先煎），牡蛎 20 克（先煎），代赭石 30 克（先煎），桂枝 10 克，白芍 10 克，炙苏子 10 克（包煎），五味子 10 克，麦冬 10 克，太子参 15 克。

【用法】水煎服，每日一剂。

【加减】舌光、咽干、痰带血者去桂枝，加石斛、北沙参；咳痰加款冬花、炙紫菀；自汗加黄芪；苔腻加二陈汤；病情稳定后可加山药、冬虫夏草等调补更佳。

【临床案例】

陆××，男，60岁，于2002年4月2日初诊。患者咳嗽、气喘3年，患者于3年前出现气喘、咳嗽，曾服用药物治疗，病情反复发作，近日气喘、咳嗽加重，每日午后咳嗽气急难平，怕冷，心悸，头昏，胸闷，自觉虚火上升，夜半苦于脘中气冲，舌淡红，边有齿痕，脉虚弦。X线透视提示：双肺透亮度增高，提示肺气肿。投以上方加减，服药20剂后复诊，患者气急平，胸闷除，已能平卧，畏寒好转，夜半气攻亦平，睡眠改善，胃纳增加。遂在上方基础上酌加黄芪、山药、北沙参、茯苓、薏苡仁等调治2月余，临床症状全无，为巩固疗效，原方又略作加减，以善其后。

【按】此方加减应用于老年性慢性气管炎、肺心病、支气管哮喘等均能收到较好疗效。方中桂枝、白芍对外感证能解肌祛邪，对内伤能调和营卫；代赭石驱浊下冲，降摄肺胃之逆气，除哕噎而泄郁烦，止反胃呕吐，疗惊悸哮喘；五味子酸能收敛，性温而润，上能敛肺气，下能滋肾阴，治肺肾两虚喘咳；麦冬味甘、微苦，性微寒，有养阴润肺、益胃生津、清心除烦的功效，用于肺燥干咳、阴虚痨嗽、喉痹咽痛等症，《医学衷中参西录》言其："能入胃以养胃液，开胃进食，更能入脾以助脾散精于肺，定喘宁嗽。"生龙骨与生牡蛎，都具有重镇安神、平肝潜阳、收敛固涩的功效，均入于肝、肾二经，生龙骨又偏入心经，所以重镇安神作用比较突出；而生牡蛎的重镇安神作用虽不比生龙骨强，但其软坚散结之长则是独特的，《本草求真》云："龙骨功与牡蛎相同，但牡蛎咸涩入肾，有软坚化痰清热之功。"太子参其性不温不燥，不壅不滑，功介于党参之补，沙参之清之间，为补气生津之佳品。诸药合用补肺纳肾，降气平喘，益气生津。

第二章

消化系统疾病

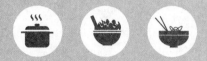

13. 口臭症

【症候】口臭，口腔黏腻，牙龈红肿，纳呆，渴不欲饮，小便短赤，舌红苔黄腻，脉滑数。

【中医辨证】湿热内阻于胃。

【治法】清化湿热。

【方名】甘露消毒汤加减。

【处方】茵陈 10 克，藿香 10 克，白豆蔻 6 克（后下），石菖蒲 10 克，连翘 10 克，黄芩 10 克，滑石 30 克（包煎），黄连 5 克，厚朴 10 克，薄荷 6 克（后下），生甘草 10 克。

【用法】水煎服，每日一剂。

【临床案例】

迟××，女，52 岁，2001 年 7 月 25 日初诊。患者于 1 个月前自感口腔异味，早起尤甚，伴有口苦咽干，曾口服药物（药物不详）治疗，效果时好时坏。故特来就诊。就诊时患者头昏如裹，口中秽臭黏腻，渴不欲饮，纳呆，胸闷，呕恶欲吐，腹胀便溏，舌苔黄腻浊厚，脉濡数。就诊后给以服上方 5 剂，症状减轻，口臭减弱，又续服 14 剂以善其后。

【按】本方主治湿温，邪留气分，湿热并重之证。湿热交蒸，则肢酸、倦怠；湿邪中阻，则胸闷腹胀；热毒上壅，故口渴、咽颐肿痛；湿热下注，则小便短赤；舌苔厚腻或干黄为湿热稽留气分之征。治宜利湿化浊，清热解毒。方中重用滑石、茵陈、黄芩，其中滑石利水渗湿，清热解暑，两擅其功；茵陈善清利湿热而退黄，黄芩清热燥湿，泻火解毒，三药相合，正合湿热并重之病机；黄连、厚朴皆入中焦，功能燥湿化浊，黄连苦寒，寒清苦降，直折内火，厚朴辛温，辛开温散，行气降气。两药合用，一以清热燥湿，一以行气化湿，俾湿开火降，清气得升而浊气得降，中焦气机得以调畅。湿热留滞，易阻气机，故以石菖蒲、藿香、白豆蔻行气化湿，悦脾和中，令气畅湿行；热毒上攻，颐肿咽痛，故佐以连翘、薄荷以清热解毒，散结消肿而利咽止痛。方中诸药合用清泻中焦之湿热，湿热清除，口臭自解。

14. 膈肌痉挛

【症候】呃逆连声，常因情志不畅而诱发或加重，胸胁满闷，脘腹胀满，纳减嗳气，肠鸣矢气，苔薄白，脉弦。

【中医辨证】肝阳上扰，胃失和降。

【治法】平肝和胃降逆。

【处方】石决明 20 克，党参 20 克，柿蒂 10 枚。

【用法】水煎服，每日一剂。

【临床案例】

老××，男，53 岁，于 2003 年 4 月 3 日就诊。患者于就诊前 2 月曾患中风，住院治疗后遗右侧肢体运动障碍，舌强语言不清。2 周前因生气突发呃逆，频频不断，伴有胸胁满闷，肠鸣，经服丁香、柿蒂之类药物，未能奏效。就诊后给以上方 5 剂服用，呃逆即止，未再复发。

【按】此方对各种呃逆均有较好疗效。方中石决明咸寒清热，质重潜阳，专入肝经，而有平肝阳、清肝热之功，为凉肝、镇肝之要药。党参性味甘平，主入脾肺二经，以补脾肺之气为主要作用，还能调整胃肠蠕动功能，纠正病理状态的胃肠蠕动功能紊乱，党参多糖可以促进双歧杆菌的生长，调节肠道菌群比例失调，党参提取物可以抑制胃酸分泌，降低胃酸酸度，并且能够促进胃黏液的分泌，可以保护胃黏膜，有较好的抗溃疡作用。柿蒂降逆止呕，用于胸满呃逆，柿子中的有机酸等有助于胃肠消化，增进食欲。方中诸药调肝降逆，舒畅气机，理气止呃。

15. 食管良性肿物

【症候】咽物梗阻，时有恶心，胸骨后疼痛，舌淡苔白滑，脉弦涩。

【中医辨证】痰瘀互结。

【治法】软坚散结，活血化瘀。

【方名】海藻 30 克，甘草 10 克，海浮石 15 克，连翘 20 克，王不留行 15 克，丹参 20 克，赤芍 15 克，山慈菇 20 克，穿山甲 10 克，皂角刺 10 克，陈皮 10 克。

【用法】水煎服，每日一剂。

【临床案例】

武××，女，42 岁，于 2001 年 9 月 5 日来诊。患者自诉咽物时有梗阻感 20 天，开始胸胁胀满不适，逐渐至有发噎感。曾在医院行钡餐检查，发现食管后缘 2cm×1.5cm 肿物。后经病理科检查诊为食管良性肿物。建议手术切除，因患者惧怕手术且肿物较小而求治中医。就诊后即给予上方服用，服用 50 剂后，诸症消失，继续服用 30 剂后，经医院检查，食管肿物已缩小，继续按照上方服用多剂后，钡餐检查肿物消失，病获痊愈。

【按】临床实践证明，此方对于治疗各种良性肿物都有较好的效果。多数良性肿物经服此药后均能收效，且有望完全消失。方中海藻、海浮石、皂角刺软坚散结；丹参、赤芍活血化瘀；连翘、山慈菇清热解毒，化痰散结；陈皮理气行气；王不留行、穿山甲通行经络；诸药合用，软坚散结，活血化瘀，消除痰瘀互结之疾，疾病可愈。

16. 胃炎

【症候】胃痛隐隐，喜暖喜按，食后胀满，呕吐清涎，纳食减少，腹泻便溏，四肢酸软，畏寒喜暖，面色不华，舌质淡红，苔薄白，脉细弱或沉细。

【中医辨证】中焦虚寒，健运失司，食积不化。

【治法】温中散寒，健脾化积。

【方名】黄芪建中汤加减。

【处方】黄芪 10 克，党参 10 克，白芍 10 克，白术 15 克，桂枝 10 克，茯苓 10 克，生山楂 25 克，枳壳 10 克，瓦楞子 20 克，甘草 6 克，生姜 10 克，大枣 5 枚。

【用法】水煎服，每日一剂，分三次服用。

【临床案例】

郝××，女，30 岁，于 1988 年 4 月 1 日来诊。主诉胃脘痛 1 个月，呕吐 4 天。患者 1 个月来每日晚饭后吐食，夜间加重，吐出物为饮食后酸水，因吐水过酸，而难以合牙，胃脘胀痛，且连肩背，若得嗳气，则觉舒服。近 4 日来每日呕吐，吐出为胃内容物。经某医院检查，两肺无异常，胃呈钩形，蠕动缓慢，胃内可见有明显的潴留液，胃黏膜粗糙，模糊，可见雪片状改变，十二指肠各段未见异常。中医辨证为中焦虚寒，健运失司，食积不化所致，就诊后服用上方，服用 10 剂后，吐酸已减，饮食已增加，舌尖红，苔薄白，脉沉。此为中焦阳气渐复，饮食积滞消除大半，然正气尚亏，邪未尽除。将原方去山楂、瓦楞子，加山药 30 克，当归 15 克，砂仁 6 克，又进 15 剂，诸症皆除。随访 2 个月一切良好，能参加正常劳动。

【按】方中黄芪、桂枝辛甘化阳，温阳助运；芍药、甘草酸甘化阴，清热除烦；佐生姜、大枣、白术、枳壳以加强健脾和胃之力；瓦楞子消痰软坚，化瘀散结，对治疗十二指肠溃疡有效，取其散瘀止痛之功；山楂消食化积，活血祛瘀；茯苓甘则能补，淡则能渗，平则无寒热之偏，故有利水渗湿之功，使湿无所聚，痰无由生。临床试验表明此方具有明显促进溃疡愈合的特点，甘草对幽门螺杆菌有直接杀灭作用；党参、黄芪可调节免疫系统功能，并能调整肠道菌群失调；瓦楞子含弱碱性磷酸钙，能中和过多的胃酸，其所含胶质与胃中有机质和胃液作用后，可在溃疡面上形成保护膜；山楂能增加胃中酶的分泌，促进消化，所含解脂酶善能促进脂肪类食物的消化。诸药合用使脾胃功能正常，阴阳调和，则久病得愈。

17. 胃炎

【症候】胃脘疼痛，连及胁肋，胀闷不适，痛有定处拒按，便血色黑，舌质黯红有瘀斑，脉细涩。

【中医辨证】久病入络，兼有瘀血。

【治法】行气止痛，活血化瘀。

【处方】木香10克，制香附10克，延胡索10克，当归10克，赤白芍各10克，炙甘草9克，陈皮10克。

【用法】水煎服，每日一剂。

【临床案例】

迟××，男，36岁，于2011年3月20日初诊。患者胃脘部疼痛1年，近半年来加剧，曾用多种西药治疗效果不明显，经X线光钡餐检查证实为慢性胃炎。现诊见：胃脘部疼痛，连及胁肋，胀闷不适，大便干燥，无嗳气泛酸，舌质红，脉细弦。就诊后即投以上方10剂，服用后胃部疼痛减轻，但仍有胀满感，大便已润，舌质红，脉细弦。上方加青皮10克、枳壳10克，嘱其再进10剂。服药后胃脘部闷胀感即减，排气增多，自觉较前舒服，大便已正常，睡眠佳，舌红，脉细。于前方中再加丹参10克续用，又进10剂，其病已基本治愈。为巩固疗效，又将上方略作加减，继续服用。服药后症状全无，随访1年未复发。

【按】胃炎当属祖国医学之"胃脘痛"范畴，其辨证关键在胃脘痛已久，痛有定处。此证不仅气滞作痛，已进而发展为瘀阻胃络。《临证指南医案》指出"初病在经，久病入络，以经主气，络主血，则可知其治血之当然也。……而辛香理气、辛柔和血之法，实为对待必然之理"。其方中所用木香、香附、陈皮、延胡索辛行苦泄，通理三焦，善理脾胃之气滞为行气止痛之要药；当归、赤芍、白芍辛柔活血，三药合用加强诸药温通血脉寒滞之功；炙甘草补脾健胃，益气和中。诸药合用使气机流畅，瘀血蠲除，病情逐减，而疼痛消失。

18. 急性胃炎

【症候】胃脘疼痛，胀满不适，恶寒喜暖，得温则舒，遇寒则痛增，口干不渴，舌质淡苔薄白，脉弦紧。

【中医辨证】肝郁气滞，胃中寒冷。

【治法】理气和胃，温中散寒。

【方名】良附汤加减。

【处方】高良姜15克，香附10克，青皮10克，郁金15克，砂仁10克。

【用法】水煎服，每日一剂。

【临床案例】

来××，女，25岁，于2015年10月3日就诊。患者于半个月前胃脘部隐隐不适，未服用任何药物。昨天因晚饭食物偏凉而诱发胃痛，伴见恶心，胀满不适，恶寒喜暖，得温则舒，遇寒则痛增，口干不渴，舌苔薄白，脉沉迟。患者急求中医治疗，中医辨证诊断为肝郁气滞，胃中寒冷所致，就诊后即给以上方服用，5剂后症状全无，已无任何不适。

【按】临床实践体会到，在临床上只要是苔白，而舌质不红，脉沉滞而不弦紧的肝胃气滞痛、寒痛，投以上方均可奏效。然而，肝胃郁火或胃阴亏竭，舌质红绛者忌用之。本方系温中散寒，行气止痛，疏肝调经之剂。方中高良姜味辛大热，温中暖胃，散寒止痛。香附疏肝开郁，行气止痛。两药相配，一散寒凝，一行气滞，共奏行气疏肝，散寒止痛之功。郁金具有活血止疼，行气解郁，清心凉血，疏肝利胆的作用，还具有调节免疫力，改善血液循环，抗自由基损伤的功效，主治胸腹胁肋诸痛等症。青皮疏肝破气，消积化滞，用治胸胁胀痛，调整胃肠功能。砂仁辛散温通，气味芬芳，其化湿醒脾，行气温中之效均佳，古人曰其："为醒脾调胃要药。"全方合用疏肝理气，温中和胃。

19. 慢性胃炎

【症候】胃痛隐隐，喜暖喜按，食后胀满，呕吐清涎，纳食减少，腹泻便溏，四肢酸软，畏寒喜暖，面色不华，舌质淡红，苔薄白，脉细弱或沉细。

【中医辨证】脾胃虚寒。

【治法】温中散寒，理气止痛。

【处方】桂枝 10 克，白芍 10 克，木香 5 克，茯苓 10 克，砂仁 5 克（后下），干姜 5 克，当归 10 克，延胡索 10 克，白术 15 克，红枣 5 枚。

【用法】水煎服，每日一剂。

【临床案例】

路××，男，51 岁，于 1997 年 9 月 6 日初诊。患者胃脘胀痛已多日，时发时止，胃痛隐隐，按之痛减，喜热畏寒，口吐清水，痛时肢冷，舌质淡，苔薄白，脉沉迟。在某医院做钡餐检查提示慢性胃炎。求治于中医，中医辨证属脾胃虚寒型胃痛，为感受外邪，脾阳不运，寒凝气滞所致。治宜温中散寒，理气止痛。采用上方治疗，共服药 10 剂，诸症皆除，唯食后有腹胀感，再嘱其服用香砂六君子丸，以善其后。

【按】慢性胃炎为现代医学诊断名称，属于中医之"胃脘痛"范畴。脾胃阳虚，脉络失于温养，故有胃脘隐隐；虚则喜按；寒则喜暖；脾虚运化迟缓，水饮停胃，故有食后胀满，呕吐清涎，纳食减少，腹泻便溏；脾主四肢，脾虚则四肢酸软；阳虚则生内寒，可有畏寒喜暖；面色不华，舌质淡红，苔薄白，脉细弱或沉细为中虚有寒，脾阳不振之征。此方主治脾胃虚寒型，脾胃虚寒乃中阳不运，感受寒邪，寒凝气滞而疼痛。故用此方温中散寒、理气止痛，其阳气得复，诸症自除矣。方中延胡索既能疏肝，又能止痛；干姜性温，能温脾阳，能散虚寒之邪；桂枝温阳气，祛寒邪；砂仁醒脾，又能化湿，主要针对虚寒型胃病患者容易气滞、湿邪内生的特点；酸甘之白芍养营阴，缓肝急，止腹痛；大枣既能调和药性，又能甘温健脾助阳。诸药合用，既能止痛散寒，又能补虚而调和脾胃，全方配伍得体，非常适合虚寒型胃痛患者。

20. 胃下垂

【症候】脘腹痞满，或坠胀不舒，劳累后尤甚，倦怠乏力，纳谷不馨，嗳气频频，面色少华，形体消瘦。苔薄白舌淡，脉濡细或缓弱。

【中医辨证】脾胃气虚，中气下陷。

【治法】升提固脱。

【处方】黄芪20克，白术15克，苍术10克，升麻15克，柴胡10克，枳壳15克，防风10克，木香10克。

【用法】水煎服，每日一剂。

【临床案例】

林××，女，45岁，于2017年8月24日就诊。患者患胃下垂1年多，现患者脘腹胀满，下坠，嗳气频多，纳呆，大便不爽，舌淡红，苔白腻，脉沉弦缓。中医辨证为脾虚气滞，升降失调所致。就诊后采用上方治疗，服用10剂后胃脘胀满减轻，继续服用20剂后诸症明显减轻。后改用补中益气丸调理，随访半年未复发。

【按】胃下垂属中医"胃缓""胃下"范畴。《灵枢·本藏·藏府应侯》曰："脾应肉者，肉䐃坚大者胃厚，肉䐃么者胃薄……肉䐃不坚者，胃缓。"胃下垂多表现为饭后上腹部饱胀，疼痛明显，恶心，厌食，嗳气不舒等症状与"痞证""胃脘痛"等病症相似，故也将胃下垂归属于上述病证范畴。胃下垂多以脾胃虚弱、中气下陷为主证，治疗以健脾和胃，补气升提为主要治法。方中苍术辛苦而温，芳香而燥，入太阴、阳明二经，功能强胃健脾，助脾散精，发散水谷之气，能径入诸经，疏泄阳明之湿，通行湿滞，解诸郁。白术除湿，长于扶正；苍术扶正，长于除湿，二术合用，扶正除湿，相得益彰。苍术、升麻合用，一以泄浊，一为升清，苍术质重厚味，可导胃气下行；升麻质轻味薄，能引脾气上腾，二味相配，脾清气升发，浊气下泄，升降复位。黄芪、枳壳为用，益气举陷，升降相因，升中寓降，降中寓升。现代药理证明，枳壳对平滑肌有很强的收缩作用，这和现代医学所谓内脏下垂是肌肉组织松弛的病机相吻合。枳壳既可疏导气滞，且又能恢复胃肌之张力，改善胃肌松弛状态。即使无明显气滞，纯属虚陷者，亦可用之。因为本品可以疏导益气之壅，既有疏补互施之意，又可收恢复胃肌张力，升提下陷之功，诚为治疗胃下垂之良品也。

21. 胃神经官能症

【症候】胃脘胀满，疼痛，烦躁易怒，头晕，气短，乏力，舌红苔薄，脉弦。

【中医辨证】气阴不足，肝阳上亢。

【治法】补气益阴，疏肝解郁。

【方名】三甲复脉汤加减。

【处方】龟板25克，生地20克，阿胶15克，麦冬15克，沙参15克，炙甘草10克，白芍20克，竹茹25克，佛手5克，郁金10克，陈皮15克。

【用法】水煎服，每日一剂。

【临床案例】

朱××，女，45岁，于2016年10月21日来诊。患者有胃痛史已2年多，曾多次行钡餐等检查，未见有胃溃疡及其他明显病理特征，诊断为胃神经官能症。其发作时疼痛明显，面色苍白，两手扪腹，呻吟不已，舌质偏红，苔黄白而浊，脉弦紧而细。曾以胃阴不足，肝胃不和常法治之，未收效果。仍诉其胃部上下窜痛，服过镇痛药，亦无济于事，进食少量米粥，觉痛暂缓。中医辨证为气阴不足以致肝阳上亢所致。就诊后即投以上方，服用15剂后，痛症大减，窜痛若失，浊苔渐退，脉转和缓。又以上方稍作加减继续服用 15 剂，诸症皆除。后改用丸剂继续调理多日，虽偶有发作，但症轻而易愈。

【按】此例胃神经官能症，发作疼痛较甚，有上下窜痛，得食暂缓，说明气阴两虚是其本，而肝郁气滞，窜犯胃络则是标。本方中阿胶滋阴养液；生地黄、白芍、麦冬滋阴柔肝；龟板滋阴潜阳；炙甘草补心气以复脉，与白芍配伍酸甘化阴，以增强滋阴熄风之力；郁金、陈皮疏肝解郁，行气化滞；竹茹凉而能降，使胃中上逆之气下行，故能治呕逆而安中；佛手辛行苦泄温通，能疏肝和胃，行气止痛；沙参甘寒救液，清养肺胃。诸药配伍，共奏滋阴益气、疏肝解郁之功，使上亢之肝气顺达，胃痛自复。

22. 神经性呕吐

【症候】饮食稍有不慎，或稍有劳倦，即易呕吐，时作时止，胃纳不佳，脘腹痞闷，口淡不渴，面白少华，倦怠乏力，舌质淡，苔薄白，脉濡弱。

【中医辨证】中焦虚寒。

【治法】益气温胃，祛寒降逆。

【方名】丁香柿蒂汤加味。

【处方】丁香 3 克（后下），柿蒂 10 克，党参 20 克，生姜 3 片，砂仁 10 克（后下），茯苓 20 克，制半夏 10 克，白术 10 克，甘草 5 克。

【用法】水煎服，每日一剂。

【临床案例】

吴××，女，32 岁，于 2017 年 5 月 6 日初诊。患者呕吐时作已半年余，初为胃部受凉时不适引发呕吐，未引起注意，数月后病情与日俱增，呕吐频繁，无定时，无规律。曾在某医院诊治，亦曾屡作钡餐等检查，未有异常发现，临床诊断为神经性呕吐。给予西药治疗，服药期间病情有好转，停药病情如故。故特来此诊治，患者呕吐之时并无明显痛苦，呕吐物无味无臭，多为稀水，吐物量少，胃脘部均无特殊不适，胃纳尚可，夜寐一般，二便通利，惟感全身乏力，记忆力差，气短懒言，舌淡苔少，脉沉缓。中医辨证为中焦虚寒所致，就诊后即投以上方，服药 5 剂，呕吐见止。效不更方，再投 15 剂，余症亦解，未再呕吐。

【按】方中丁香辛温，温胃散寒，降逆止呕，是治疗胃寒上逆之要药；柿蒂苦平，降逆止呃，两药相配，温胃散寒，降逆止呕；半夏辛温，燥湿化痰涤饮，又降逆和中止呕，生姜辛温，为呕家之圣药，降逆止呕，又温胃散饮，且制半夏之毒，二药相配，使痰祛饮化，逆降胃和而呕吐自止；白术与茯苓二药相伍，一补一渗，一燥一利，相反相成，使水湿除而脾气健，健脾气以运水湿，为平补平和之剂；更配党参甘温益气补其虚；砂仁辛温，有温中止泻之功。方中诸药合用，共奏温中益气，降逆止呃之功，使胃寒散，胃虚复，气逆平，则呃逆胸痞自除。

23. 胃溃疡

【症候】胃脘热痛，胸脘痞满，口苦口黏，头痛重着，纳呆嘈杂，肛门灼热，大便不爽，小便不利，舌苔黄腻，脉数。

【中医辨证】脾胃湿热，热伤血络。

【治法】燥湿清热，健胃理气。

【方名】平胃散加味。

【处方】苍术10克，厚朴10克，陈皮10克，甘草9克，五灵脂10克，蒲黄10克，丹参15克，煅瓦楞子15克，木香10克，紫草10克。

【用法】水煎服，每日一剂。

【临床案例】

顾××，男，55岁，于2003年1月8日就诊。患者于3年前无明显诱因出现胃痛，时好时坏，饥饱皆痛，时常呕酸水，大便色暗，有时为乌黑色，潜血试验经常为阳性。经某医院检查诊断为胃溃疡，经常服用西药治疗，效果不理想。现患者仍感觉胃痛痞满，口苦口黏，大便不爽，舌苔黄腻，脉数，特求中医诊治。中医辨证诊为脾胃湿热，热伤血络所致。给予上方治疗，服药20剂后，诸症均好转，饮食增进，大便正常。大便检查显示：潜血试验已转为阴性。后以上方加减继续服药，以巩固疗效。随访一年未见复发。

【按】方中苍术以其辛香苦温，入中焦能燥湿健脾，使湿去则脾运有权，脾健则湿邪得化。湿邪阻碍气机，且气行则湿化，故以厚朴行气除满，且可化湿，与苍术相伍，行气以除湿，燥湿以运脾，使滞气得行，湿浊得去。陈皮理气和胃，燥湿醒脾，以助苍术、厚朴之力。使以甘草，调和诸药，且能益气健脾和中。五灵脂、蒲黄、丹参活血祛瘀，通利血脉以止痛。瓦楞子能制酸止痛，木香行气止痛，调中导滞，二者合用善治胃脘疼痛，泛吐酸水。综合全方，燥湿化热与行气活血并用，燥湿以健脾，清热以和胃，行气以祛湿，使湿去脾健，气机调畅，脾胃自和。

24. 胃溃疡

【症候】胃脘胀满，攻撑作痛，脘痛连胁，嗳气则舒，情志不舒时加重，口苦泛吐酸水，胸闷喜太息，食少，舌苔厚腻，脉弦。

【中医辨证】气郁化火，腑气不通。

【治法】清热散郁。

【方名】小柴胡汤加味。

【处方】柴胡12克，黄芩9克，半夏10克，大黄5克，白芍10克，枳实10克，生姜10克，大枣4枚。

【用法】水煎服，每日一剂。

【临床案例】

连××，男，55岁，于2004年6月2日就诊。患者胃脘痛时有发作已2年，临床诊断为胃溃疡。近日因生气，又复发作，胃脘痛剧，呕吐酸苦，夹有咖啡色物，不能进食，脘痛连胁，嗳气则舒，大便已 2 天未解，后求诊治，舌苔厚腻，诊其脉弦滑有力。中医辨证为肝火郁于胃，灼伤阴络，则吐血，色如咖啡；火自肝灼胃，则呕吐酸苦；火结气郁则腑气不通而大便不下。就诊后急投上方治疗，患者服药 5 剂后，大便已解，排出黑色物及黏液甚多，胃脘疼痛大减，呕吐亦停止。但仍觉胃脘不适，又投以调养胃气之剂多剂而收功。

【按】小柴胡汤为和解少阳之主方，原就有若干加减法。本方之柴胡为少阳专药，轻清升散，疏邪透表，黄芩善清少阳相火，配合柴胡，一散一清，共解少阳之邪。半夏和胃降逆，散结消痞，助药攻邪之用。加入枳实畅胸膈之气，开发上焦。加芍药柔肝缓急止痛。大黄能荡涤肠胃，推陈致新，因其苦寒沉降，善能泄热，故对腑气不通之证尤为适宜。生姜、大枣益胃气，生津液，和营卫，既扶正以助祛邪，又实里而防邪入。如此配合，以祛邪为主，兼顾正气，清热散瘀，故可使三焦得通，胃气自和，诸症消除。

25. 十二指肠球部溃疡

【症候】胃脘隐隐作痛，绵绵不断，喜暖喜按，得食则减，时吐清水，面色无华，神疲乏力，手足欠温，大便溏薄，甚则便血，舌质淡苔白，脉细弱或沉缓。

【中医辨证】脾胃虚寒。

【治法】温补脾土。

【方名】黄芪建中汤。

【处方】黄芪 20 克，白芍 10 克，桂枝 10 克，炙甘草 10 克，生姜 10 克，大枣 5 枚，饴糖 50 克。

【用法】前六味水煎，煎完后加入饴糖摇匀，温服，每日一剂，早晚空腹下。服药过程中，禁食生冷，忌思虑过度和恼怒。

【临床案例】

闫××，男，48 岁，于 2001 年 9 月 13 日就诊。患者自诉胃脘隐痛已 3 年余，时好时坏，反复发作，经过多次治疗，但效果不甚明显。经胃镜和 X 线钡餐检查确诊为十二指肠球部溃疡。现诊见患者胃脘隐隐作痛，喜暖喜按，得食则减，时吐清水，面色无华，神疲乏力，手足欠温，大便溏薄，舌淡苔白，脉细弱，中医辨证为脾胃虚寒所致。就诊后即投以上方服用，服药治疗 4 周后，全身情况明显改善，胃脘胀痛及泛酸等症状消失，又继续巩固治疗 4 周，症状全无。后胃镜复查十二指肠球部溃疡已经完全愈合。经随访两年未复发。

【按】黄芪建中汤是由张仲景的小建中汤演变而来，即桂枝汤倍芍药加饴糖、黄芪而成，对虚劳里急、诸虚不足之证确有较好的疗效，十二指肠球部溃疡绝大多数属于中焦虚寒之证，多年屡用证明其疗效甚好。方中以黄芪、大枣、甘草补脾益气，桂枝、生姜温阳散寒，白芍缓急止痛，饴糖补脾缓急，全方重在温养脾胃，是治疗虚寒型胃痛的主方。诸药合用增强益气建中之力，阳生阴长，诸虚不足之证自除。

26. 十二指肠球部溃疡

【症候】胃脘胀痛，痛连两胁，胸闷嗳气，善太息，每因烦恼郁怒而痛作，甚则痛势急迫，心烦易怒，嘈杂吐酸，口干口苦，舌红苔黄，脉弦数。

【中医辨证】肝胃郁热。

【治法】泻热和胃。

【方名】加味芍药甘草汤。

【处方】白芍30克，甘草15克，地榆30克，黄连10克，党参10克，黄芪10克，陈皮15克，郁金10克，延胡索10克。

【用法】水煎服（勿久煎），每日一剂。

【临床案例】

李××，男，41岁，于2011年12月3日就诊。患者自诉胃脘部疼痛已2年，反复发作，胃镜检查诊为慢性十二指肠球部溃疡。近日病情有加重，胃脘部疼痛且有灼热感，口干，喜饮，但仅能进食稀饭面条少许，头晕眼花，大便黑色，大便潜血试验阳性，舌红苔黄，脉数。曾服用药物治疗而不显效。中医辨证为肝郁化火，横逆犯胃，损伤脉络。就诊后投以上方治疗，服药5剂后痛减，15剂后诸症消失，大便检查2次潜血试验均阴性。于原方稍作加减继服15剂，随访1年未再发作。

【按】在临床应用中，体会到加味芍药甘草汤，若能辨证适当加减，对于治疗十二指肠溃疡、慢性胃炎有较好的效果。加味芍药甘草汤主治津液受损，阴血不足，筋脉失濡所致诸证。方中芍药酸寒，养血敛阴，柔肝止痛；甘草甘温，健脾益气，缓急止痛。二药相伍，酸甘化阴，调和肝脾，有柔筋止痛之效。地榆性寒味苦而酸，有凉血泄热、收敛止血之功，其性收敛，既能清降，又能收涩，则清不虑其过泄，涩不虑其过滞。黄连清热燥湿，泻火解毒，泻心火，除脾胃中湿热，治烦躁恶心，郁热在中焦，温温欲吐。陈皮、郁金、延胡索开郁行气止痛。全方合用，清脾胃湿热，养血柔肝，清热凉血，达到治疗目的。

27. 急性肠炎

【证候】呕吐清水、恶心、腹泻如水，腹痛肠鸣，伴有恶寒发热，全身酸痛，面色不华，乏力倦怠，舌淡，苔薄白或白腻，脉濡缓。

【中医辨证】脾虚湿困，运化失常。

【治法】健脾化湿。

【方名】胃苓汤合三仁汤加减。

【处方】茯苓15克，猪苓9克，苍术9克，厚朴9克，泽泻9克，桂枝10克，甘草6克，薏苡仁9克，杏仁9克，白蔻仁6克，滑石9克，生姜6克，陈皮10克。

【用法】水煎服，每日一剂。

【临床案例】

方×，男，43岁，于1995年8月7日初诊。患者于1天前突患腹泻，泻下如水，日达十余次。

曾在某处就医，给予西药治疗，服药后泄泻次数有减少，约为6～7次，但仍觉脐腹发凉，腹胀，疼痛不减。请求中医治疗，舌质淡，舌苔白腻，其脉象濡缓。四诊合参，辨此病发生于夏暑季节，溽暑挟湿，伤及脾胃。脾为湿困，运化失常，暑湿下注则腹胀、食少脘闷。脾主四肢，故见肢体倦怠。其舌苔白腻，脉濡缓是湿重证候。舌淡而脉虚，是脾虚的佐证。综上之证，其病机为脾虚湿困。宜用健脾化湿之法为宜。投以上方治疗，服药3剂，腹胀痛减轻，腹泻每日为3～4次。继续服药3剂后，腹泻每日为1～2次，食欲增加，虽大便次数已接近正常，然便未成形。观其舌质淡，苔薄白，诊其脉沉细无力，可知暑湿已去大半，当助被困之脾阳，以健脾祛湿消胀法为治，上方加减后用之，其方为：党参9克，白术9克，茯苓9克，甘草6克，木香6克，陈皮9克，薏苡仁15克，桂枝9克，厚朴6克，再进3剂后，诸羌全无，精神大振，饮食佳。惟有倦怠，表虚自汗，守法又进3剂，而收全功。

【按】此例急性肠炎主要表现为水样腹泻。祖国医学则为暑湿暴泻，近于实，近于热，理应疏利。久泻偏于虚，偏于寒，须以固涩。本病者乃暴泻无疑，治疗须辨证得当，施治才能得法，不可不慎也。方中厚朴、苍术、甘草燥湿和中；泽泻、猪苓、茯苓健脾利水；桂枝能温化水湿，常与茯苓配伍，以温运脾阳，化湿利水；杏仁宣通上焦肺气，使气化有助于湿化；白蔻仁开发中焦湿滞，化浊宜中；薏苡仁益脾渗湿，使湿热从下而去；辅以厚朴等除湿消痞，行气散满；滑石清热利湿；陈皮行气以助水湿之运化。方中诸药合用，共成宣上、畅中、渗下之剂，而有清热利湿，宣畅混浊之功。

28. 慢性肠炎

【症候】腹痛腹泻，肠鸣即泻，泻后则安，形寒肢冷，腰膝酸软，舌淡苔白，脉沉细。

【中医辨证】脾肾阳虚。

【治法】温补命门，温脾涩肠。

【方名】四神汤加味。

【处方】补骨脂15克，吴茱萸6克，肉豆蔻6克，五味子6克，白术10克，茯苓10克，黄芪12克，党参12克，陈皮6克，乌梅10克，石榴皮6克，桂枝6克。

【用法】水煎服，每日一剂。

【临床案例】

岳××，男，48岁，于2013年2月12日就诊。患者自诉肠鸣、腹痛腹泻，每日便3～5次，已半年余。曾在某医院诊断为慢性肠炎，口服药物治疗未见明显效果。现患者仍时常腹痛腹泻，饮食稍有不慎即可发作，泻后腹痛则减，形寒肢冷，腰膝无力，舌淡苔白，脉沉细。辨其证属脾肾阳虚，命门火衰。就诊后投以上方治疗，服药5剂腹痛腹泻次数减少，继续服药10剂后，腹痛腹泻、腰膝无力好转，继续服药2个月后诸症皆除，病获痊愈。嘱其忌食油腻、辛辣之品。

【按】方中以补骨脂辛苦性温，补命门火壮肾阳以温养脾土，《本草纲目》谓其"治肾泄"；肉豆蔻温中涩肠，与补骨脂相伍，既可增温肾暖脾之力，又能涩肠止泻；吴茱萸温脾暖胃以散阴寒；桂枝、白术、党参、黄芪、陈皮、茯苓以温脾胃助其消化、升清降浊；五味子、乌梅、石榴皮以敛肠止泻，使久泻可止。诸药合用，温补脾胃，鼓舞运化，脾火旺土强，肾泄自愈。

29. 慢性肠炎

【症候】素有胸胁胀闷，嗳气食少，每因抑郁恼怒或情绪紧张之时，即腹痛，腹泻，舌淡红苔白，脉弦。

【中医辨证】肝郁脾虚，运化无权。

【治法】疏肝理气，健脾消食。

【处方】党参 15 克，白术 12 克，茯苓 10 克，神曲 12 克，麦芽 12 克，陈皮 10 克，砂仁 6 克，青皮 10 克，鸡内金 10 克，甘草 10 克。

【用法】水煎服，每日一剂。

【临床案例】

薛××，男，33 岁，于 1998 年 10 月 5 日就诊。患者腹痛腹泻 2 年余，患者于 2 年前年即开始有胃部、腹部胀痛，胀满少食，常常消化不良，大便次数多。曾经在某医院检查，诊断为慢性肠炎，口服药物治疗未见明显好转。现自觉脐下右侧腹部闷痛拒按，胃脘隐痛胀满食少，体质消瘦，皮肤粗糙不泽，两眼青黯，精神苦闷，大便次数增多，有腐臭味，舌质淡红，苔薄白，脉弦滑无力。此为肝气郁结，累及脾脏，运化无权宿食证。治宜疏肝理气，健脾消食。就诊后投以上方治疗，服药 20 剂后，患者腹部胀满减轻，腹泻次数减少。继续服药 20 剂后诸症基本消除，饮食转佳，脉转缓滑，此系脾运已复，惟大便微有腐臭味，乃宿食未尽，积久化热之故。于前方中再加入胡黄连 5 克，大黄 5 克，嘱其再进 10 剂，病获痊愈。

【按】根据脉证分析，该患者为肝郁脾虚之宿食证，脉弦滑无力是肝脏疏泄调达失司，肝郁乘脾，脾运无权，胃失和降，又兼尺脉弱是命门火衰不能腐熟水谷，以致胃肠功能紊乱。临床上除表现为胃部胀满，食少，消化不良外，还表现出脐周疼痛、大便失调等，"脾胃为后天之本""血者水谷之精气，若伤脾胃何以生"，精微不化，气血无源，脏腑形体失精灌溉，故体瘦形消，皮肤粗糙。治疗必须恢复脾胃运化之功能，方能获效。采用疏肝理气、健脾消食之剂，方中鸡内金消食化积，加入神曲、麦芽以增强消食和胃之功；党参、白术、砂仁补中益气，行气宽中；陈皮、青皮疏肝理气，消积化滞；茯苓祛湿健脾；最后加入大黄缓下之，以消宿积，最后残留宿积化热未尽，加入消疳化积厚肠胃之胡黄连，而得全功。

30. 溃疡性结肠炎

【症候】大便稀薄，夹有黏液，腹痛绵绵，以左侧为甚，肢倦乏力，纳食减少，面色晦滞，舌黯苔白，脉弦细。

【中医辨证】脾气虚弱，兼有血瘀。

【治法】益气健脾，活血化瘀。

【处方】黄芪 20 克，党参 15 克，白术 10 克，茯苓 15 克，薏苡仁 30 克，山药 15 克，丹参 20 克，赤芍 15 克，川芎 15 克，牡丹皮 15 克。

【用法】水煎服，每日一剂。

【临床案例】

来××，男，45岁，于2008年11月8日初诊。患者患慢性腹泻已达5年余，每于劳累后腹泻加重。近月余来，每日腹泻4～5次，便溏，无脓血，黏液较多，腹痛不喜按，腹痛以左下腹为甚。曾在多地医院诊治，做过直肠镜等检查，诊断为溃疡性结肠炎，服用过多种西药，也用过大量中药，如四神丸、参苓白术散等，均未见明显效果。因此前来求治，诊见其面色晦暗，左下腹轻度压痛，腹泻，肢倦乏力，纳食减少，未触及腹部包块，舌黯苔薄白，脉沉弦。此系脾气虚弱，兼有瘀血之证。投以上方服药10剂，其腹痛腹泻之症大见减轻，腹泻每天为3～4次。嘱其照方继续服用，又进30剂，诸症均除，大便正常，为巩固疗效，又服30剂。随访半年余未见复发。

【按】中医学中无溃疡性结肠炎病名，历代医籍中有"休息痢""久痢""滞下""肠澼"等相关记载。中医认为多由外感六淫之邪，内伤七情及饮食不节，劳倦过度所引起。《素问·太阴阳明论》说："饮食不节，起居不时者，阴受之。阳受之则入六腑，阴受之则入五脏……入五脏则䐜满闭塞，下为飧泄，久为肠澼。"其治疗，应按临床不同证型辨证施治，此病案为脾气虚弱，兼有血瘀所致，治宜益气健脾，活血化瘀。方中黄芪、党参、白术、茯苓益气健脾渗湿，配伍山药以健脾益气，兼能止泻；并用薏苡仁助白术、茯苓以健脾渗湿，更用丹参、赤芍、川芎、丹皮活血化瘀，行气止痛。综观全方，补中气，渗湿浊，行气滞，使脾气健运，湿邪得去，则诸症自除。

31. 慢性非特异性溃疡性结肠炎

【症候】腹痛腹泻，畏寒肢冷，疲乏无力，面色㿠白，腰膝冷痛，舌质淡，苔白滑，脉沉细无力。

【中医辨证】脾肾阳虚。

【治法】温阳固肾，补脾化湿。

【方名】四神汤加味。

【处方】黄芪20克，党参20克，干姜10克，炙甘草10克，五味子10克，苦参10克，吴茱萸15克，补骨脂10克。

【用法】水煎服，每日一剂。

【加减】寒甚者加附子10克；大便黏液多者加蒲公英20克、马齿苋10克，大便带血者加三七5克、槐花10克；腹痛明显者加延胡索10克。

【临床案例】

齐×，男，48岁，于2016年4月13日就诊。患者自诉腹痛腹泻已2年余。经纤维结肠镜及其他检查后诊断为慢性非特异性溃疡性结肠炎，大便每日3～4次，便溏带少量黏液，腹部不适，不耐寒冷，腹部或背部受寒则泻更甚，得热则减。饮食稍有不慎即胃脘痛，吃生冷则胃痛与腹痛俱增，腹泻次数增加，口淡不渴，多清涎，全身倦怠，面色黯滞无光泽，眼睑微浮肿，胃纳差，厌油腻，吃油腻后腹泻更甚。胃腹常觉胀满不舒，时有嗳气，但无吐酸。

舌色紫黯，苔白润，舌边齿印，脉沉细。曾经过多种方法治疗，而效果不明显。就诊后予以上方加减治疗，服药 30 剂后，腹胀腹痛明显减轻，大便减为每日两次，续服 30 剂，腹痛消失，大便未见黏液，胃部已无不适感。大便次数已基本恢复正常，但未成形。乃将原方中苦参除去，加入肉桂 3 克，再服 1 个月，大便每日 1～2 次，且已成形，无黏液。纤维结肠镜复查局部充血，糜烂减轻，溃疡变浅。后再服此方 3 个月，以使疗效巩固。随访 1 年余，未见复发。

【按】方中黄芪甘温，补气升阳，温分肉，实腠理，益卫固表；党参补中气，擅长止泻，黄芪固卫气，擅长敛汗，党参偏于阴而补中，黄芪偏于阳而实表，两药相配参合，一里一表，一阴一阳，相互为用，其功益彰，共奏扶正补气之功效。补骨脂善补命门之火，以温养脾阳，佐以吴茱萸以温中散寒，五味子敛酸固涩，干姜增强其温肾暖脾之力；苦参苦寒，能补肾，盖取其苦燥湿，寒除热也；炙甘草甘温补中益气，调和诸药。诸药合用，成为温肾暖脾、固肠止涩之剂，用于肾虚每获良效。

32. 肠功能紊乱

【症候】时溏时泻，水谷不化，纳呆食少，脘闷腹胀，腹凉喜温，形寒肢冷，面色萎黄或苍白，神疲体倦，腰膝酸软，舌淡，苔薄白，脉细弱。

【中医辨证】脾肾阳虚。

【治法】健脾补肾。

【处方】党参 25 克，茯苓 15 克，炒白术 15 克，炙甘草 10 克，鸡血藤 20 克，仙鹤草 20 克，红枣 10 枚，小茴香 10 克。

【用法】水煎服，每日一剂。

【临床案例】

辛××，男，50 岁，于 2017 年 12 月 30 日来诊。患者自诉腹胀腹泻 2 月余，于 2 月前过食生冷而出现腹胀腹泻，口服止泻药物后症状好转，后每于稍受寒凉即发作，脐周隐痛绵绵，喜暖喜按，伴有腰痛，大便溏薄，日达 2～3 次，舌淡苔白薄，脉沉细。临床诊断为肠功能紊乱。就诊后遂投以上方，服药 10 剂，诸症悉除。又续服 10 剂以巩固疗效。

【按】肠功能紊乱属中医"腹痛""泄泻""下利"等病症范畴。中医认为本病与饮食不节，过食生冷肥甘，劳倦太过，脾气受损，久病脏虚，以致脾胃功能障碍等有关。此病例乃素体气弱，又因过食寒凉损伤脾胃。脾不健运，升降失常，气机不调，不通则痛，故腹痛便溏，肾主二便，腰为肾之腑，肾亏则腰痛，溲便为之变。腹痛喜按、舌淡苔白脉沉细均为虚象。方中党参扶脾养胃，补中益气，有帮扶脾胃健旺，增强运化功能，养气血的作用；脾虚易生湿，炒白术既能补脾胃之气，又能健脾燥湿；茯苓甘淡利湿，可助炒白术利湿；炙甘草补中和胃；辅用鸡血藤、仙鹤草补肾止利，现代药理研究证实仙鹤草有抑制肠道致病菌繁殖的作用；小茴香散寒止痛；大枣健脾补中。诸药共有健脾补肾，行气镇痛之效，故服药后病获痊愈。

33. 消化不良性腹泻

【症候】黎明之前，脐周作痛，肠鸣即泻，泻后痛减，腹部畏寒，有时作胀，平时畏冷，舌淡苔白，脉细弱。

【中医辨证】脾肾阳虚。

【治法】补脾益肾。

【方名】理中汤加减。

【处方】附子10克（先煎），党参10克，白术10克，炮干姜10克，细辛3克，补骨脂10克，吴茱萸10克，鸡内金10克，山药20克。

【用法】水煎服，每日一剂。

【临床案例】

边××，男，67岁，于2011年11月30日就诊。患者近1年来多在晨起时腹痛腹泻，腹部寒凉，食谷不化，曾经多方治疗而效果不明显，往往服药后3～5天内可见好转，停药后复又作泻，迄今未能治愈。经某医院化验、肠镜等检查，未见明显异常，诊断为腹泻。查其舌淡苔白，脉细弱，辨证属脾肾虚寒型腹泻，就诊后投以上方10剂，服药后腹泻次数减少，继续服药20剂后病获痊愈。

【按】患者病程时间较长，曾服多种药物，只收暂时之效。方中补骨脂、吴茱萸予取四神丸之意，温肾暖脾，涩肠止泻；党参、白术益气健脾，与温中暖肠胃的熟附子、干姜、吴茱萸配合，运脾土，振奋中阳，中阳振复，升发运转，可使清升浊降，肠胃功能恢复正常；鸡内金消积化食；山药补脾固肾。诸药合用，脾肾两补，温中寓涩，调气导滞，使肠胃功能协调，则腹泻自可逐渐康复。

34. 肠梗阻

【症候】脘腹痞满胀痛，腹痛拒按，身热汗出，口臭，口干唇燥，大便不通或热结旁流，小便短赤，舌红苔黄，脉洪数或弦数。

【中医辨证】邪热内结，郁而化热。

【治法】峻下热结，肃清里热。

【方名】大承气汤加味。

【处方】大黄10克，枳实12克，芒硝10克（冲服），厚朴20克，茯苓15克，延胡索15克，白芍15克，甘草10克。

【用法】水煎服，每日一剂。

【临床案例】

楚××，女，46岁，于2011年7月24日就诊。患者突发腹部疼痛2天就诊，患者于2天前无明显诱因出现腹部疼痛，伴有恶心、呕吐，吐出为胃内容物，其疼痛呈阵发性加剧，腹胀，大便不通，在家口服药物治疗未见明显效果，急来就诊。检查于脐旁可触及索条状肿物。西医诊断为粘连性肠梗阻，患者要求用中药治疗，给予上方服用，于次日早晨解大便两次，量多，甚臭，随之腹痛缓解。早晨进食稀饭一碗。二诊改以小承气汤出入：枳壳 10 克，厚朴 15 克，大黄 10 克，白芍 18 克，茯苓 12 克，延胡索 15 克，甘草 10 克。用药 3 剂，诸症消失。

【按】方中大黄泻热通便，荡涤肠胃，芒硝助大黄泻热通便，并能软坚润燥，二药相须为用，峻下热结之力甚强；积滞内阻，则腑气不通，故以厚朴、枳实行气散结，消痞除满，并助硝、黄推荡积滞以加速热结之排泄。延胡索辛散、苦泄、温通，既入血分，又入气分，既能行血中之气，又能行气中之血，气畅血行，通则不痛，为中药中的止痛良药，对胃脘痛尤为效捷。白芍配甘草可以缓解各种胸腹疼痛。诸药合用既能消痞除满，又使胃肠气机通降下行，以泻下通便，共奏峻下热结，缓急止痛之功。

35. 便秘

【症候】大便干结，或不甚干结，欲便不得出，或便而不爽，肠鸣矢气，腹中胀痛，胸胁满闷，嗳气频作，食少纳呆，舌苔薄腻，脉弦。

【中医辨证】气机不畅，肠道失润。

【治法】顺气导滞，润肠通便。

【处方】大黄 10 克，玉竹 15 克，乌药 9 克，生首乌 20 克，陈皮 10 克，枳壳 15 克，青皮 10 克。

【用法】水煎服，每日一剂。

【临床案例】

连××，男，44 岁，于 2006 年 5 月 16 日初诊。患者大便秘结半年，半年前大便秘结，腹胀痛拒按，服用通便药后其大便秘结好转，但仍少腹胀痛，睡眠不安，特来就诊。现患者大便每 3 日一行，大便不爽，腹中胀痛，胸胁满闷，纳呆食少，舌红苔薄腻而黄，脉弦滑右较大。证系肠燥失润，气滞作胀。治当理气调中，和胃润肠。就诊后给予上方服用。其连进 5 剂，大便转润，腹胀作痛减轻过半。嘱其再进 20 剂，诸症皆除，适时服用通便类药物巩固疗效。

【按】此患者乃肺阴素虚，肠燥失润，气机郁滞，通降失司，致使大便秘结不行。方中以玉竹滋阴润燥，生津止渴；生首乌苦入大肠经，有解毒、润肠通便之功，其泻下作用缓和，有效成分为蒽醌衍生物，能促进肠管蠕动而通便；大黄苦寒，有较强的泻下通便、荡涤胃肠积滞作用，现代药理研究证实大黄能增加肠蠕动，抑制肠内水分吸收，促进排便；枳壳、陈皮、青皮、乌药等以破气消滞，使肠道滋润，气机通畅，则大便自通，症得以除。

36. 肝炎（谷丙转氨酶增高者）

【症候】右胁胀痛，脘腹满闷，恶心，厌油腻，身目黄或无黄，小便黄赤，大便黏腻臭秽，舌苔黄腻，脉弦滑数。

【中医辨证】肝经郁热，气滞血瘀。

【治法】疏肝清热，化瘀降酶。

【处方】柴胡 10 克，栀子 10 克，白芍 12 克，瓜蒌 12 克，丹参 10 克，焦山楂 12 克，甘草 10 克。

【用法】水煎服，每日一剂。

【临床案例】

患者朱××，女，49 岁，于 2012 年 3 月 26 日就诊。患者自诉肝功能异常半年余，患者于半年前体检发现肝功异常，身体未见其他明显不适，偶有脘腹满闷，疲乏无力。去某医院检查：谷丙转氨酶（ALT）：75U/L，谷草转氨酶（AST）：64U/L，其余检查正常，患者因当时无自觉不适，未予以重视。三个月前复查，谷丙转氨酶（ALT）：82U/L，谷草转氨酶（AST）：67U/L，乙肝表面抗原（HBsAg）阴性，抗丙肝病毒抗体（抗 –HCV）阴性。为治疗求治于中医。患者自发病以来，无发热，恶心呕吐，口腔溃疡，无黑便，无陶土样大便，偶有乏力，休息后可缓解，食欲睡眠尚可。就诊后给以上方服用，服药 1 个月后复查肝功能降至正常，以后定期复查肝功能结果均正常。

【按】中医认为肝病病机复杂，既有脾肾不足，气血亏损，又有湿热蕴结等因素。方中柴胡保肝利胆，其制剂对动物实验性肝损伤有显著的对抗作用，能减轻肝细胞变性、坏死，使肝细胞内蓄积的肝糖原和核糖核酸含量大部分恢复或接近正常，使血清转氨酶活力显著下降，并能抑制损伤肝脏的纤维增生，促进纤维吸收，减少肝硬化的发生。栀子清热泻火，除湿除烦。白芍味酸，养阴柔肝，调和营卫。甘草味甘，缓急止痛，且能补虚，酸甘化阴以养肝，肝得柔养，气急则平，故能解痉止痛。丹参能够明显抑制肝血清谷丙转氨酶的升高，使血流量增加接近正常，有利于改善肝功能。瓜蒌清热化痰，宽胸散结。焦山楂消食健胃，行气散瘀。全方合用疏肝清热，活血化瘀，有良好的降低转氨酶的效果。

37. 病毒性肝炎

【症候】胁肋胀满，精神抑郁，面色晦暗，食纳减少，口淡无味，脘痞腹胀，胁下隐痛或如针刺，入夜为甚，大便溏薄，舌质红或紫暗，有瘀斑，脉弦细涩。

【中医辨证】肝失疏泄，络脉瘀阻。

【治法】养肝降酶，疏肝解郁，温化活血。

【处方】丹参 15 克，当归 15 克，三棱 10 克，莪术 10 克，桂枝 10 克，柴胡 15 克，延胡索 10 克，白花蛇舌草 20 克，板蓝根 10 克，黄芪 10 克，鱼腥草 20 克。

【用法】水煎服，每日一剂。

【临床案例】

王××，男，39 岁，于 1995 年 11 月 28 日前来诊治。患者食欲不振，倦怠无力半年，患者于半年前出现纳差，倦怠无力，曾去某医院检查诊断为病毒性肝炎，口服保肝及抗病毒药物治疗，病情稍见好转，现患者求治于中医。诊见面色晦暗，疲乏无力，肝区不适，小便略赤，舌苔薄白腻，脉细涩。就诊后投以上方服用，坚持服用两个月后纳佳，肝区无明显不适，面色略暗，嘱其继续服药坚持治疗。

【按】肝郁之症以疏通气机为大法，故方用柴胡、延胡索疏肝解郁，理气止痛；三棱、莪术活血化瘀，破血行气；白花蛇舌草、板蓝根、鱼腥草清热解毒；黄芪补益正气，增强机体免疫功能；丹参、当归活血柔肝，改善微循环。诸药合用，共奏疏肝解郁、养血缓急之功，以消除临床症状，恢复肝功能，疗效显著。

38. 病毒性肝炎

【症候】面目及全身肌肤发黄，胁痛引背，可有发热或寒热往来，口苦咽干，纳呆腹胀，恶心呕吐，大便秘结，小便短黄。舌质红，苔黄腻，脉弦数。

【中医辨证】肝胆湿热，阻滞中焦。

【治法】清热化湿，和胃降逆，疏肝利胆。

【处方】茵陈 30 克，蒲公英 30 克，栀子 10 克，柴胡 10 克，银花 12 克，白芍 10 克，板蓝根 15 克，郁金 10 克，枳壳 10 克，大黄 5 克，茯苓 15 克，山楂 10 克，甘草 10 克。

【用法】水煎服，每日一剂。

【临床案例】

苗××，女，21 岁，于 1993 年 4 月 14 日初诊。患者面目发黄，倦怠乏力 2 个月，患者于 2 个月前出现面目发黄，疲乏嗜睡，体倦懒言，精神萎靡，口苦咽干，胸肋胀满，呕恶纳呆，小便短黄，曾在某医院就诊，诊断为病毒性肝炎，给予药物治疗，经治疗后症状较前减轻，患者自愿口服中药治疗。诊见面目偏黄，精神萎靡，体倦懒言，胸胁胀闷，口苦咽干，舌苔薄黄，脉弦而数。脉症合参，此乃湿热为患，内阻中焦，脾胃不和，升降失常，熏蒸肝胆所致。治当清热化湿，和胃降逆，疏肝利胆。投以上方治疗，先后辨证加减用药 60 余剂，诸症皆除。复查肝功能除谷丙转氨酶较正常值略高外，其他各项指标均已降至正常范围以内，获得临床治愈，嘱其注意调养，以求更快恢复。

【按】胁痛、黄疸之病，多因肝经郁热或肝胆湿热毒邪所致。肝经郁热，气机不畅，疏泄失调，肝病乃发。治疗此病重在清肝解毒，故用大量清肝解毒药物。方中蒲公英善于清热解毒，消肿散结，清利湿热，利尿通淋甚佳，现代药理研究证实对四氯化碳所致肝损伤均有显著降低血清丙氨酸氨基转移酶和减轻肝细胞脂肪变性作用。板蓝根、栀子、银花均有清热解毒利湿的作用，对急慢性肝炎均有一定疗效，能缓解或消退症状，促进肝功能改善。茵陈味苦性平，微寒，具有清热利湿、利胆退黄、抗菌抗病毒等作用，为治疗湿热黄疸、寒湿黄疸等肝胆疾病的要药；柴胡味苦性微寒，有疏肝理气、解郁散火之功，用于肝气郁滞所致之肝病；枳壳辛行苦降，善行气宽中而除胀；郁金味辛能散，味苦能泄，既能活血，又能行气，主要用于治疗气血瘀滞导致的各种疼痛。大黄泻下攻积，清热泻火，凉血解毒，逐瘀通经，利湿退黄。白芍、甘草补脾益气，清热解毒，缓急止痛。诸药合用使热清毒解，脾健肝和，功能复常。

39. 早期肝硬化

【症候】腹部胀满，胁痛腰酸，面黑唇紫，口干心烦，面热掌红，时有低热，小便短少，舌红绛少津，脉细弦数。

【中医辨证】肝经郁热，伤阴化火。

【治法】养阴柔肝，疏肝和络。

【方名】加味一贯煎。

【处方】生地黄 15 克，沙参 15 克，麦冬 15 克，当归 10 克，枸杞子 20 克，川楝子 10 克，丹参 15 克，郁金 10 克，麦芽 15 克，生鳖甲 15 克，猪苓 10 克，黄连 10 克。

【用法】水煎服，每日一剂。

【临床案例】

狄××，男，55 岁，于 2012 年 12 月 11 日就诊。患者肝区疼痛不适已有 3 年，自述无明显肝炎史，呈慢性肝病面容，面部有蜘蛛痣，巩膜无黄染，肝掌，腹部软，肝于肋下 2 指，质中，无结节，脾未扪及，腹水征（-）。肝功能化验无明显变化，临床诊断为早期肝硬化。中医会诊：症见肝区疼痛，食欲欠佳，腹胀，口干恶心，心烦不宁，下肢轻度浮肿，小便黄赤，舌质红少津，苔黄，脉细弦小数。治宜养阴柔肝，疏肝活络。投以上方治疗，随症略作加减，服药 30 剂后，食欲好转，无腹胀、心烦不宁等症，继续服药治疗。前后共用药 105 剂，同时配合用以西药保肝药物，用药后自觉症状基本消失，面色由黧黑转为有神采，肝质变软，蛋白电泳正常。以后间断服用药物巩固疗效，后随访 1 年，身体状况保持稳定，病情未再有发展。

【按】方中沙参、麦冬甘寒滋阴养胃，意在佐金平木，扶土制木；生地甘苦微寒，通心、入脾、归肾；当归、枸杞子养血入肝肾，可济肝之急，理肝之郁以助血海，使血流行；丹参苦降行血，微寒除热；郁金苦凉入肝，可行气解郁，通化血瘀；川楝子疏肝泄热，理气止痛，复其条达之性；麦芽消积除胀；鳖甲咸寒入肝肾，能滋肝肾之阴而潜肝阳；猪苓甘淡渗泄以利水。诸药合用，共奏滋肾养肝，活血养血，疏肝解郁之功，使肝体得养，肝气得疏，则诸症可解。

40. 脂肪性肝硬化

【症候】肝区不适，乏力，食欲减退，腹胀，尿黄，尿少，面部可见毛细血管扩张，蜘蛛痣，手掌发红，面色晦暗，巩膜黄染，腹壁静脉曲张，腹水，双下肢水肿，舌淡苔黄边有瘀点，脉弦滑。

【中医辨证】肝脾阳虚，痰湿瘀阻。

【治法】疏肝化瘀，健脾化湿。

【方名】胃苓汤加味。

【处方】焦山楂 30 克，炒麦芽 20 克，炒神曲 15 克，苍白术各 15 克，猪苓 15 克，茯苓 15 克，青皮 10 克，陈皮 9 克，厚朴 12 克，泽泻 15 克，桂枝 10 克，香附 15 克，丹参 15 克，甘草 10 克。

【用法】水煎服，每日 1 剂。

【临床案例】

王××，男，45 岁，于 2014 年 10 月 24 日就诊。患者肝区不适 2 年余，患者于 2 年前曾有过脘胁疼痛，胸闷气短，食少倦怠，心悸畏寒，苔白厚腻之证。经某医院检查诊断为慢性肝炎，并有动脉硬化症，服用药物治疗，未见明显好转。后患者身胖如肿，腹大如瓮，皮肌如棉，头晕目眩，乏力懒言，面色㿠白，两目色黯，舌质胖嫩，灰青瘀点，苔白厚腻，脉弦滑。曾反复住院治疗，体重增加，肝大肋下四指，血压 140/100mmHg。虽仍不断治疗，但病情未见减轻，又在某医院检查，诊断为脂肪性肝硬化并高血压病。辨证系肝瘀脾湿，阳气不足，痰脂瘀结之病变。治宜疏肝健脾，化湿消脂，祛痰助阳。方用上方治疗，服药 7 剂后，矢气频臭，尿多混浊，泻下如酱之便，腹鸣胀减，苔化食增，身觉清爽。治则同前，继服上方 7 剂，服后体胖减轻，腹大缩小，四肢及腹背变温，尿多便畅，舌淡苔退，脉象沉缓，此乃消导太过，恐伤中气，宜加用扶正祛邪之法。服药 7 剂后，精神大振，行动有力，头晕已瘥，心悸气短消失，血压 120/80mmHg，皮肌转健，睡眠佳，舌淡红，瘀点化，脉象浮缓。继续原方稍作加减继续服用 3 个月，饥渴食增，面色转润泽，舌红苔尽，脉象缓弱，除有乏困，诸症皆消。后用益气养血之剂服用以善其后。

【按】方中用炒麦芽、焦山楂、焦神曲均能消积化滞，焦麦芽有很好的消化淀粉类食物的作用；焦山楂善于治疗肉类或油腻过多所致的食滞；焦神曲则利于消化米面食物；三药合用，能明显地增强消化功能。白术、苍术燥湿，白术偏于健脾，苍术偏于醒脾，二药相伍，一散一补，互为促进，中焦得健，脾胃纳运如常，水湿得以运化；厚朴、陈皮理气，厚朴偏于下气，陈皮偏于调中；茯苓、猪苓、泽泻利湿，茯苓偏于健脾，猪苓、泽泻偏于清热；桂枝辛温通阳，解表化气；丹参活血化瘀；青皮、香附行气止痛。方中诸药相互为用，以祛湿和胃，行气利水为主，使体内湿浊得化，气机调畅，脾胃得健，升降适度，则诸证可除。

41. 肝硬化腹水

【症候】腹大坚满，胁腹疼痛，右胁触之有疤块，质偏硬，脉络怒张，面色黧黑，面颈胸臂有血痣，呈丝纹状，手掌赤痕，唇色紫褐，渴不欲饮，牙宣鼻衄，大便色黑。舌质紫黯或有瘀斑，脉细涩。

【中医辨证】肝郁气滞血瘀。

【治法】理气化瘀，清热通腑。

【处方】瞿麦 30 克，防己 15 克，葶苈子 15 克，大黄 15 克，莪术 10 克，枳壳 10 克，蒲黄 10 克，五灵脂 10 克，桃仁 10 克，丹参 15 克，川厚朴 10 克。

【用法】水煎服，每日一剂。

【临床案例】

荣××，男，50 岁，2016 年 10 月 4 日初诊。患者自诉患肝硬化 1 年余，现腹部胀满，胁痞嗳气，纳食不振，口渴喜饮，肌肤灼热，口苦头晕，少寐乏力，目微黄，尿黄短少，大便秘结，下肢呈凹陷性水肿，脉沉而弦，舌苔白边有紫瘀。辨证属肝失条达，气血郁滞，经络瘀阻，水气停留。治宜理气化瘀，清热利水。投以上方 10 剂，服药后浮肿见退，尿量增多。照原方略作加减再进 10 剂，服药后腹胀已瘥，纳食增加，病势大有起色。后加入补气疏肝类药物继续调理，如此续进 1 个月余，腹水消尽，精神好转。

【按】方中瞿麦苦寒降泄，能清心与小肠之火而利尿，又有破血通经作用；蒲黄行血消瘀，五灵脂活血行气、化瘀止痛，二者相配有活血行瘀、散结止痛的功效；大黄泻热通便，厚朴行气散满，枳壳破气消痞，诸药合用，可以轻下热结，除满消痞；丹参、桃仁活血化瘀，行血止痛，祛瘀生新；莪术入肝、脾经，活血化瘀，行气止痛，消癥化积；葶苈子苦寒而沉降，功能为泻肺下气，肺为水之上源，肺气通则水道利，所以又能行水；防己苦寒降泄，味辛能散，既能利水清热，又能散风疗痹。方中诸药合用温阳利水，清热通腑，活血化瘀。

42. 肝硬化腹水

【症候】腹大胀满，撑胀不甚，朝食暮急，面色苍黄或苍白，畏寒肢冷，浮肿，神疲无力，小便短少不利，大便易溏，舌淡胖，苔白滑，脉沉细无力。

【中医辨证】脾肾阳虚，水湿内停。

【治法】健脾温肾，化瘀行水。

【方名】桂附理中汤加减。

【处方】党参 15 克，白术 10 克，白芍 10 克，猪苓 10 克，茯苓 10 克，附子 10 克，生姜 5 克，丹参 15 克，鸡血藤 20 克，当归 10 克，车前子 10 克，泽泻 10 克。

【用法】水煎服，每日一剂。

【临床案例】

匡××，男，51 岁，于 2015 年 8 月 23 日就诊。患者患肝硬化腹水半年余，曾服用多种西药治疗，效果不甚理想，现求治于中医。症见腹部胀满，青筋暴露，形如蛙腹，腹围 87cm，上肢不肿，下肢浮肿，按之凹陷，面色苍白，神疲乏力，纳谷少进，多进则胀，四肢欠温，胁不痛，口不渴，小便短少，大便正常，舌质淡，苔薄白，脉弦滑。辨证属脾肾阳虚，水湿内停而诸症丛生。治宜健脾温肾，化瘀利水以消肿胀。给以上方 10 剂服用，服药后小便显著增加，腹部肿胀亦减，纳谷稍进，药中病机，守方再进。前后共服药 50 剂，症状已明显好转，腹部肿消，腹围减至 69cm，下肢浮肿退净，纳食转正常，精神亦佳。照原方每周间断服用，以求疗效巩固。并嘱注意饮食，加强营养。

【按】肝硬化腹水的病机是气血水相因为患，以气虚为本，血瘀为标，腹水为标中之标，其病变以肝脾肾三脏为中心，治疗以养正消积为大法。方中附子辛热下温肾阳，使水有所主；党参、白术燥湿健脾，使水有所制；生姜宣散，佐附子以助阳，是主水之中而又有散寒之意；猪苓、茯苓淡渗利湿，佐白术以健脾，是制水之中而又有利水外出之功；白芍一举数用，一可敛阴和营，二可制附子之刚燥，三可利尿去水；鸡血藤、丹参、当归补血活血；车前子、泽泻二药都能利水消肿，清泄湿热，相须为用，效果更好，可治水肿胀满、小便不利。全方养正祛邪，健脾温肾，化瘀利水，对改善肝功能有一定疗效。

43. 急性胆囊炎

【症候】右上腹胀痛，连及右肩，平素性情急躁，遇怒加重，不能忍耐，语音高亢，独断专行，嗳气频作，胸闷善太息，大便秘结，舌红苔黄，脉弦大。

【中医辨证】肝胆气滞，气火交阻。

【治法】疏肝利胆。

【方名】小柴胡汤加减。

【处方】柴胡25克，大黄10克，白芍10克，枳实15克，黄芩10克，半夏10克，郁金15克，生姜10克。

【用法】水煎服，每日一剂，两煎分三次服用。

【临床案例】

丁××，女，48岁，于2012年3月23日就诊。患者自诉突发右上腹疼痛而掣于胃，痛连右肩，大汗淋漓，急来就诊。诊见患者形体肥胖，两颊绯红，舌红苔黄，问其平素性情急躁，嗳气频作，善太息，口苦，大便秘结，舌红苔黄，脉弦。西医诊断为急性胆囊炎。中医认为此症乃为肝胆气郁火结，横逆于胃，而使腑气不利，故大便秘结不通；肝胆气火交阻，而气血为之不利，是以疼痛难忍而口苦。诊后投以小柴胡汤加减，服药5剂后，疼痛减轻，大便通畅，继服5剂，疼痛等症皆除。为巩固疗效，又继续服用10余剂。

【按】本病例由肝郁气滞，经气不利，郁而化热所致。治疗以疏肝利胆，清热和解为主。本方中柴胡苦平，入肝胆经，透解邪热，疏达经气；大黄、黄芩清泄邪热；半夏和胃降逆；枳实、郁金行气解郁；白芍柔肝止痛；生姜和胃气，生津。使用以上方剂后，可使邪气得解，下焦得通，津液得下，胃气得和，有郁解热清之功效。

44. 急性胆囊炎

【症候】持续性右上腹胀痛或绞痛，痛引肩背，发热畏寒，胸闷纳呆，泛恶呕逆，口苦咽干，舌苔黄腻，脉弦紧。

【中医辨证】肝胆湿热蕴结。

【治法】清肝利胆，除湿止痛。

【处方】虎杖30克，郁金15克，川楝子10克，柴胡15克，半夏10克。

【用法】水煎服，每日一剂。

【临床案例】

郝××，女，43岁，于2007年10月15日就诊。患者突发右上腹部疼痛，疼痛拒按，呕吐不纳，大便不下，舌苔厚而干，脉弦濡。经西医检查诊断为急性胆囊炎。患者自求用中药治疗。中医辨证为肝胆湿热蕴结。投以上方5剂，服后呕吐即止，疼痛减轻。又连进5剂，服药后病获痊愈，随访亦未见复发。

【按】湿热蕴结于肝胆，肝络失和，胆不疏泄，故有持续性右上腹胀痛或绞痛；胆经行于身体之侧，故痛引肩背；湿热内结，邪热炽盛，故有发热畏寒；湿热中阻，脾胃受困，故见胸闷纳呆、泛恶呕逆、口苦咽干；舌苔黄腻、脉弦紧是为肝胆湿热之象。方中虎杖清热解毒，利胆退黄，祛风利湿，常用于湿热黄疸；川楝子味苦性寒，善入肝经，疏肝气，泻肝火；柴胡疏肝解郁，和解少阳，郁金行气解郁、活血止痛，二者合用其疏肝解郁之功更显著；加入半夏降逆止呕。诸药合用清利肝胆湿热，降逆止呕。

45. 急性胆囊炎

【证候】右胁腹部胀痛，或有阵发性加剧，痛引肩背，伴沉重感，口苦，食欲不振，右上腹有轻度压痛，大便秘结，舌质红，舌苔黄腻，脉弦滑而数。

【中医辨证】湿热气滞阻于肝胆。

【治法】清里泄热，疏肝解郁。

【方名】大柴胡汤加味。

【处方】柴胡15克，黄芩10克，大黄10克，枳实10克，制半夏10克，白芍12克，郁金10克，延胡索10克，蒲公英30克，甘草5克，生姜5克，大枣5枚。

【用法】水煎服，每日一剂。

【临床案例】

柴×，女，49岁，于1998年12月26日初诊。患者近5天来右上腹阵发性疼痛，累及胸胁前后，并向肩背部放射，最近1天病情加重。经医院B超检查确诊为急性胆囊炎（单纯性），特寻求中医治疗。症见患者右胁腹部胀痛，痛引肩背，黄疸不明显，口苦咽干，食欲不振，时有恶心呕吐，且有恶寒发热感觉，大便干燥，睡眠不佳，舌红嫩，苔淡黄，脉弦数。投以大柴胡汤加味，服药3剂后，胁痛减轻，尚有恶心，苔淡黄稍厚，大便正常。仍以上方去大黄、黄芩，加黄连3克，竹茹10克。继服3剂，服药后病情进一步转佳，饮食增进。上方去竹茹、枳实，嘱其再进3剂。服后诸症基本消失。继续服药5剂调治，病获痊愈。

【按】急性胆囊炎当属祖国医学胁痛的范畴。此病例属湿热气滞郁阻肝胆，应用大柴胡汤加味治疗，而收全功。方中重用柴胡疏肝解郁，配以黄芩和解清热，以除少阳之邪；轻用大黄配枳实以内泻阳明热结，行气消痞；芍药柔肝缓急止痛，与大黄相配可治腹中实痛，与枳实相伍可以理气和血，以除心下满痛；半夏和胃降逆，配伍大量生姜，以治呕逆不止；郁金、延胡索行气解郁，治腹中气滞之痛，延胡索意在活血理气以加强通滞止痛之力，因其"能行血中气滞，气中血滞"，功在"活血、理气、止痛"；大枣与生姜相配，能和营卫而行津液，并调和脾胃。诸药合用，切中其证，故收良效。

46. 慢性胆囊炎

【症候】右上腹部胀痛，以胀满为主，可放射至右肩背，每因情绪波动而加重，纳呆，大便秘结，小便短少，舌淡苔黄，脉弦。

【中医辨证】肝气郁结而犯胃。

【治法】疏肝利胆，消滞和胃。

【处方】白术 10 克，陈皮 10 克，山楂 30 克，大黄 10 克，黄连 10 克，柴胡 15 克，枳壳 10 克，白芍 20 克，甘草 10 克。

【用法】水煎服，每日一剂。

【临床案例】

连××，女，52 岁，于 2013 年 3 月 15 日就诊。患者平素常感腹部胀满疼痛，曾在医院检查诊断为慢性胆囊炎，未服用药物治疗。近几日自感腹部胀满疼痛明显，纳差，特来就诊。诊见：面色无华，嗳气连连，纳差，肠鸣，大便秘结，小便短少，舌质淡红，苔厚腻，脉弦缓，证系肝气郁结，郁而阻胃。六腑以通为用，故治当以疏肝解郁，消滞和胃。就诊后给予上方服用，连进 20 剂后，症状好转，饮食恢复正常，又进 20 剂，诸症皆除。

【按】慢性胆囊炎临床表现多右上腹隐痛或刺痛，常伴有胃胀、嗳气、恶心、呕吐等消化不良症状。属祖国医学"胁痛""胆胀"等范畴。祖国医学认为，胆附于肝，其经脉络肝，与肝相表里，又称为"奇恒之腑""中清之腑"。胆有司相火之功能，以确保胆汁正常疏泄，协调脾胃，促进饮食的消化吸收，以通降和顺为贵。若肝气郁结，失于疏泄，胆失通降，不通则痛，肝胃不和，则嗳气、纳呆，脘腹胀闷。利胆离不开疏肝，肝胆升降，相依则和，治疗原则为疏肝利胆，和降通腑，故常用柴胡、陈皮、枳壳理气疏利肝胆；山楂健胃消食；白术健脾燥湿引湿热之邪从小便而出，大黄有泻热通腑，凉血解毒，逐瘀通经之功，黄连功擅清热燥湿，泻火解毒，二药同为苦寒之品，相须为用，清泄胃肠实热之力增强。总之，在治疗慢性胆囊炎尤其要把握正确的辨证，结合体质特点，灵活运用，方能收到良好的治疗效果。

47. 胆囊炎合并胆石症

【症候】胁肋痛或绞痛时牵掣背部疼痛，口苦咽干，心烦易怒，脘腹胀满，不欲饮食，或呃逆嗳气，舌暗红苔薄白，脉弦。

【中医辨证】肝郁气滞。

【治法】疏肝解郁，理气止痛。

【处方】柴胡 10 克，枳壳 10 克，白芍 10 克，生甘草 10 克，大黄 10 克，鸡内金 10 克，郁金 10 克，陈皮 10 克，金钱草 30 克，茵陈 30 克，川楝子 12 克，延胡索 10 克。

【用法】水煎服，每日一剂。

【临床案例】

米×，女，45 岁，于 2011 年 10 月 26 日初诊。患者右上腹剧痛，恶心呕吐，畏寒怕冷，并有发热 2 天。经医院检查诊断为"慢性胆囊炎急性发作，胆管炎。"患者 3 个月前曾因肝胆疾患确诊为胆囊炎并胆石症，时有发作，近几日来发作频繁，此次入院后建议其手术治疗，因有顾虑，请求用中西药物保守治疗。经给以抗炎、利胆等药物治疗 1 周后，病情见好转，但仍右上腹隐痛，不思饮食，口苦咽干，渴而不饮，形寒肢冷，巩膜及皮肤轻度黄染，大便结，小便黄，苔黄腻，舌质红绛，脉弦滑。证系肝郁气滞，湿热内蕴所致，给予上方加减治疗。

服药 10 剂后，诸症亦见明显减轻，再进 20 剂，服后诸症消失，诉其惟大便稍稀而次数较多。后又以上方改为丸剂，坚持服用半年余，预后良好，未见发作。

【按】急慢性胆囊炎的临床表现颇似中医的"胆胀"证，究其发病原因，多因湿热内蕴，致使肝失疏泄，胆失通降所致。治疗应注重肝、胆、胃三经。湿热郁蒸日久，易结为砂石。此方用柴胡、枳壳、陈皮、郁金疏肝行气；金钱草、茵陈清热利湿，利胆排石退黄，对结石有非常好的治疗和预防效果；大黄化瘀消积，清热燥湿；鸡内金不仅能消积助运，且有磨化结石之功；白芍、延胡索、川楝子疏肝理气止痛，治疗肝郁气滞之疼痛。本方临床应用多年，无论急、慢性胆囊炎均有效，如伴有胆结石，小的可以排出，体积大的不能排，可消除炎症，使结石成静止状态。此外，运用本方时，应注意勿食油腻、荤腥一类的食物，应以素食为宜。

48. 胆石症

【症候】胁肋及脘腹灼热疼痛，痛连肩背，口苦咽干，恶心，便干，或有黄疸，舌红苔黄干，脉弦滑或弦数。

【中医辨证】肝气郁结，久郁化火。

【治法】疏肝理气，清热化滞，利胆排石。

【处方】柴胡 10 克，延胡索 10 克，金钱草 25 克，川楝子 10 克，黄芩 10 克，郁金 15 克，通草 10 克，蒲公英 15 克，茵陈 20 克。

【用法】水煎服，每日一剂。

【临床案例】

迟××，男，52 岁，于 2009 年 5 月 13 日就诊。患者上腹部疼痛已五月余，疼痛多发生于饭后，开始呈持续性钝痛，以后逐渐加剧并向肩胛处放射，遂去医院检查，B 超提示胆囊结石，结石大小为 0.2cm×0.2cm，给以消炎利胆药物治疗后症状减轻。后病情仍反复发作，常口苦、恶心、呕吐，食纳不佳，腹部胀气，小便短赤，痛发时腹部拒按，舌质红，苔黄厚，脉弦数。证属肝气郁结，木郁化火，治宜疏肝理气，清热化滞，利胆排石，投以上方 10 剂，服药后胁痛大减，亦未见大痛发作，小便稍长，肝气得疏，火有下行之象。嘱前方再进 10 剂，药后疼痛全消。惟仍有胃脘胀闷，纳少，加入健脾化湿之茯苓 10 克，白芍 10 克，党参 12 克，麦芽 10 克。服药 10 剂后食纳增进，脘闷亦减，症状全无。

【按】方中金钱草、通草、黄芩、蒲公英、茵陈清热化湿；柴胡、川楝子、郁金、延胡索疏肝理气止痛。全方配伍，湿化热清，肝胆疏泄有司，结石变小，有利于排出。

49. 急性胰腺炎

【症候】持续的腹部、两胁钻痛或剧痛，阵发性加剧，胸闷、恶心、呕吐、发热或寒热往来，口苦、目黄、身黄、尿黄，舌红苔黄腻，脉弦滑或弦数。

【中医辨证】肝胆湿热内蕴。

【治法】疏肝清热，利湿，通腑攻下。

【处方】生大黄 15 克，厚朴 10 克，枳壳 10 克，木香 10 克，蒲公英 30 克，柴胡 15 克，黄芩 15 克，白芍 10 克，茵陈 30 克，竹茹 10 克，半夏 10 克，川楝子 10 克。

【用法】水煎服，每日一剂。

【临床案例】

边××，女，56 岁，2001 年 11 月 23 日就诊。患者上腹持续性疼痛，并阵发性加剧 2 天。时伴有呕吐，呕吐物为水样，疼痛向背部牵引，呕吐后腹痛稍减轻，大便已 2 日未解，起病后进食甚少，口干苦，既往无类似病史。就诊后可见：患者急性痛苦病容，呈轻度失水貌，巩膜无明显黄染，苔黄微腻，舌质偏红，两肺未闻及啰音，心率 90 次 / 分，心律齐，无明显病理性杂音，腹部平坦，腹式呼吸存在，剑突下脐上之间压痛明显，偏左上腹压痛较显著，无反跳痛，肠鸣音较活跃，四肢活动正常，其他未见明显异常。化验检查：白细胞：20.0×10^9/L，血清淀粉酶 271U/L，尿淀粉酶 756U/L。临床诊断为急性胰腺炎，给以上方两剂煎服，服药两剂后呕吐止，腹痛减轻，但大便仍未解。又服用两剂后开始泻下稀便，腹痛逐渐停止，有饥饿感，能进少许流食。再服药两剂后腹痛止，精神好转，呕吐、恶心感消失，食欲较好，已能进食少量半流食，病情基本稳定，后继续服药调理治疗。

【按】胰腺炎历代中医文献有不同的见解，多属中医的"腹痛""胃脘痛""脾心痛""胁痛"等范畴。如《杂病源流犀烛·心病源流》："腹胀胸满，胃脘当心痛，上支两胁，咽膈不通，胃心痛也。"从文献对胃心痛症状的描述来看，与急性胰腺炎的临床表现还是比较符合的。《三因极一病证方论》卷九："脾心痛者，如针锥刺其心腹，蕴蕴然气满。"似与急性胰腺炎上腹部的剧烈疼痛更为吻合。本例患者为肝胆湿热内结所致，治宜疏肝清热，通腑攻下。方中柴胡、川楝子、厚朴、枳壳疏肝利胆，理气解郁以畅通津液之道；茵陈、生大黄、蒲公英清热泻下，荡涤肠胃痰浊以开达津门，使津液得以下泻；白芍、黄芩柔肝清热；半夏、竹茹降逆护胃，有益肝脏功能恢复。方中诸药合用，可促进胃肠蠕动，清除肠内毒素，减少小肠分泌促胰酶素，抑制胰腺分泌和活性，同时松弛奥狄氏括约肌，防止胆汁逆流，促进胰液或坏死胰腺组织排出，有利于胰腺的炎症修复。

第三章

内分泌系统疾病

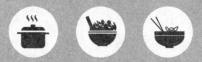

50. 甲状腺肿

【症候】颈前肿物，质软不痛，颈部感觉胀满，胸闷，气短，自觉乏力，舌淡苔薄白，脉弱。

【中医辨证】气虚痰阻。

【治法】补气消肿，化痰散结。

【处方】黄芪 20 克，党参 15 克，茯苓 15 克，香附 10 克，夏枯草 15 克，海藻 15 克，昆布 15 克，桔梗 10 克。

【用法】水煎服，每日一剂。

【临床案例】

张 ×，女，35 岁，于 1998 年 10 月 16 日就诊。患者颈部肿物半年余，患者于半年前发现颈部肿物，伴有头晕、心悸、气短、多汗、全身无力，经某医院检查诊断为甲状腺肿大，口服药物治疗，症状较前好转，现寻求中医治疗。诊见颈部肿大，心悸气短，四肢疲乏，舌淡苔薄白，脉虚数。查体颈部肿物质软，随吞咽动作上下移动。中医辨证此系气虚痰阻之甲状腺肿大，治宜补气消肿，化痰散结。就诊后即给以上方 10 剂，服药后自觉疲乏无力症状好转，继续采用上方稍作加减治疗 3 个月后肿物消失，疾病痊愈。

【按】甲状腺肿大相当于中医之瘿病，多与情志内伤和饮食及水土失宜有关，但病久虚耗，致气虚痰郁引发此证。治疗时当以补中益气兼以化痰散结。方中采用黄芪、党参补益气血，使正气足则祛邪外出；香附理气解郁，《本草纲目》曰："香附之气平而不寒，香而能窜，其味多辛能散，微苦能降，微甘能和"。生则上行胸膈，外达皮肤，熟则下走肝肾，外彻腰足，得参、芪则补气。香附能推陈致新，故诸书皆云益气，气行则无疾。夏枯草、昆布、海藻三者均能消肿散结，昆布、海藻均消痰软坚而利水。三药合用有散结、消痰软坚之功效。桔梗辛散苦泄，开宣肺气，祛痰利咽，凡外邪犯肺，咽痛失音以及咽喉肿痛等症均可应用。方中诸药合用，补益气血，消肿散结，使正气存内而邪不可干也。

51. 甲状腺肿

【症候】颈前肿物，可触及结节，质软不痛，颈部胀感，胸闷不舒，精神抑郁，善太息，或伴乳房亦有结节肿块，舌质淡，苔薄白，脉弦。

【中医辨证】肝郁气滞，凝津成痰，痰气郁结。

【治法】化痰软坚，理气散结。

【处方】海藻15克，海浮石15克（先煎），柴胡10克，陈皮15克，郁金10克，木香15克，当归10克，川芎10克。

【用法】水煎服，每日一剂。

【临床案例】

张××，女，41岁，于1995年12月23日就诊。患者自诉颈部肿物9个月，于9个月前出现颈部肿物，质软不痛，颈部胀感，胸闷不舒，精神抑郁，善太息，遂去某医院检查，确诊为"单纯性结节型甲状腺肿"，经药物治疗效果不明显，遂来就诊。诊见：颈部增粗，触之质软无压痛，平素性情急躁易怒，经常胸闷口苦，舌苔黄腻，脉弦滑。中医辨证属肝郁气滞，津液不得运行，凝液成痰，气滞日久，导致血瘀，气痰瘀互结于颈前，渐成瘿肿。治以化痰软坚，疏肝解郁为宜。就诊后给予上方10剂口服，服药后精神好转，胸闷好转。继续服药20剂后，性情急躁明显改善。服药2月后，肿大之甲状腺已明显缩小。前方既合病机，效不更方，再以原方继续服用。服药5个月后，甲状腺肿大已完全消失，外观及颈部触诊无任何异常，自觉症状全部消失。

【按】甲状腺肿大属中医"瘿病"范畴，瘿病一名，首见于《诸病源候论·瘿候》。《诸病源候论·瘿候》指出瘿病的病因主要是情志内伤及水土因素，谓："瘿者由忧恚气结所生，亦曰饮沙水，沙随气人于脉，搏颈下而成之。"《千金要方》及《外台秘要》记载了数十个治疗瘿病的方剂，其中常用到海藻、昆布等药，表明此时治疗此类疾病已有相当认识。故方中用海藻、海浮石化痰软坚，为治瘿瘤的主药；柴胡、陈皮、木香、郁金疏肝理气，解郁散结；当归、川芎活血以通经脉，配合理气药使气血调和，促进瘿瘤消散。诸药合用，共收化痰软坚，行气活血之功。

52. 甲状腺功能亢进

【症候】颈部肿大，质地柔软，表面光滑，眼球突出，面红目赤，烦躁易怒，口干舌燥，食欲亢进，或皮肤瘙痒，舌红苔微黄，脉弦。

【中医辨证】肝郁气结，阴虚火旺。

【治法】养阴解郁，软坚散结。

【处方】沙参15克，麦冬15克，生地黄15克，昆布15克，海藻15克（先煎），龙胆草10克，牛蒡子10克，栀子10克，龙骨15克（先煎），牡蛎15克（先煎），夏枯草15克，山药10克。

【用法】水煎服，每日一剂。

【临床案例】

马××，男，42岁，于2001年11月4日初诊。患者主诉心悸多汗，手指震颤已1年余。患者于1年前出现消谷善饥，每日进大量主食仍感饥饿，面红目赤，身热多汗，烦躁易怒，消瘦乏力，说话时自觉气短，大便溏薄，去某医院检查诊断为甲状腺功能亢进症，给予药物治疗，症状好转但仍有诸多不适，遂来治疗。就诊后可见：发育正常，体质消瘦，眼裂增宽，眼球稍突出，甲状腺轻度肿大，双手有细速震颤，血压150/80mmHg，心率94次/分，面红目赤，身热多汗，气短乏力，舌质红，苔薄黄，脉细数。化验检查：T_3、T_4、FT_3、FT_4明显升高，中医辨证系肝气郁结，阴虚火旺所致，治宜疏肝解郁，软坚散结。就诊后即给以上方20剂服用，服药后心悸、多汗、口渴、乏力等均明显好转，虽每餐进食仍多，但已无饥饿感，手震颤明显减轻，血压148/85mmHg，心率92次/分，舌稍红，苔薄白，脉弦细。嘱按原方再服45剂，服药后患者自觉症状消失，无明显不适反应，后又服数剂以巩固疗效。

【按】中医临床学中无甲亢的病名，根据其发病原因、临床症状及体征，本病与中医学中的"瘿病"很类似。此病是因为甲状腺激素释放过量而导致人体机能代谢亢进，引起交感神经兴奋而出现一系列症状的疾病。该病与情绪的变化有很大的关系，此案为肝气郁结，郁久化火，从而致使甲状腺激素释放异常，出现甲亢。方中沙参、麦冬、生地黄味甘性寒，沙参补五脏之阴，尤以补肺胃之阴最为明显，麦冬润肺清心，益胃生津，生地黄凉血清热，三药合用养阴清热，补血理气。海藻、昆布软坚散结，利水消肿，两药合用长于消痰软坚散结，为治瘿瘤瘰疬之要药；夏枯草味辛能散结，苦寒能泄热，常配昆布用治瘿瘤；生龙骨、生牡蛎均入于肝、肾二经，都有重镇安神、平肝潜阳之功效，但生龙骨又偏入心经，以重镇安神为主，而生牡蛎以软坚散结为长；栀子、龙胆草清泻肝胆之火；山药补脾养胃，生津益肺，补肾涩精；牛蒡子疏散风热，消肿解毒。全方诸药合用共奏软坚散结，益胃生津，养阴理气之功。

53. 甲状腺功能亢进 ●

【症候】甲状腺肿大，眼周酸胀，眼球突出不能完全闭合，脘腹满闷，易饥，消瘦，胸闷不舒，失眠多梦，手指震颤，舌质红，苔黄腻，脉弦滑。

【中医辨证】痰结颈部，痰火内扰。

【治法】清热化痰，降火消肿。

【方名】二陈汤加味。

【处方】制半夏15克，茯苓15克，陈皮10克，龙胆草10克，昆布20克，海藻15克，白芥子10克，竹茹10克。

【用法】水煎服，每日一剂。

【临床案例】

李××，女，36岁，于1998年10月26日来诊。患者自诉心慌乏力，手指震颤1年，患者于1年前出现心慌乏力，活动易汗出，易烦躁，易饥，消瘦，眼球稍突出，手指震颤，甲状腺稍肿大，心率92次/分，经某医院诊为甲状腺功能亢进症，经口服西药治疗，效果不明显，遂求治于中医。经辨证本症属痰火郁结于颈部所致，治宜清热化痰。就诊后即给以上方30剂服用，服药后心慌乏力、烦躁易饥症状减轻。继续服药30剂，自觉症状明显好转。共治疗5月余，临床症状消失，疾病痊愈。

【按】方中半夏具开泄滑降之长，能荡涤痰浊，向被誉为消痰主将。《珍珠囊》说半夏"治寒痰及形寒饮冷伤肺而咳，消胸中痞，膈上痰，除胸寒，和胃气，燥脾湿，治痰厥头痛，消肿散结"。又气结成痰，治痰须利气，气利痰自愈，陈皮横行散结，直行下降，为利气要药。《医林纂要》说陈皮"主于顺气、消痰、去郁。"《药性本草》也说陈皮"消痰涎，治气上咳嗽，开胃。"又水泛为饮，凝饮成痰，痰以水为本，因湿而动。茯苓健脾补中，行水利湿，标本兼顾。李士材论述二陈汤说："半夏之辛，利二便而祛湿；陈皮之辛，通三焦而理气；茯苓佐半夏共成燥湿之功，共致调和之力。"罗谦甫说："应用二陈汤治一切痰饮，加竹茹以清热……"白芥子辛温无毒，善于治疗寒痰引起的咳喘胸满，古时称其能治"皮里膜外之痰"。龙胆草、海藻、昆布消肿散结，为治疗瘿瘤的主药。全方合用能燥湿化痰，消肿散结。

54. 甲状腺腺瘤

【症候】甲状腺肿块，随吞咽上下移动，质硬不痛，颈胀，胸闷不舒，常因情绪变化而加重，舌苔白腻，脉弦滑。

【中医辨证】痰凝气聚。

【治法】疏肝理气，化痰散结。

【处方】柴胡10克，青皮10克，当归15克，夏枯草10克，皂角刺10克，僵蚕10克，海藻15克，贝母10克，制半夏10克。

【用法】水煎服，每日一剂。

【临床案例】

秦××，女，38岁，于2007年2月5日来诊。患者自诉颈部肿块，咽部不适感1月余。患者于1月前无意中触摸颈部发现一肿物，扪之质软，随吞咽上下移动，后逐渐感觉咽部不适，特来就诊。就诊后经B超检查甲状腺肿物1.2cm×2.1cm大小，其他检查无异常。中医辨证属"瘿病"范畴，证属痰凝气聚，予以上方服用，服药15剂后，咽部不适感消失，继续服药30剂后检查肿物已缩小，再继服15剂肿物全消而愈。

【按】甲状腺腺瘤属于中医学的"瘿病"范畴，中医认为多是由于忧思郁怒、痰浊凝结而成。因情志内伤，肝气郁结，肝失调达遂使肝旺气滞，横逆犯脾，脾失健运，饮食入胃，不能化生精微，而形成痰湿内蕴，酿热滞气遏血，结于颈前，积久聚而成形，从而导致本病的发生。方中皂刺、夏枯草、海藻、僵蚕等药均有不同程度的抗肿瘤作用，甲状腺瘤亦能消之；柴胡、青皮疏肝解郁，理气止痛；贝母、半夏化痰散结；当归养血补血。诸药合用疏肝解郁，化痰散结，可有效消除肿物。

55. 甲状腺腺瘤

【症候】颈前肿块，有时胀痛，咳嗽多痰，舌质灰黯，苔厚腻，脉弦滑。

【中医辨证】痰郁气结。

【治法】疏肝理气，化痰散结。

【处方】柴胡15克，莪术10克，三棱10克，桃仁10克，红花10克，牡丹皮15克，栀子15克，郁金10克，夏枯草30克，鳖甲30克，煅牡蛎30克。

【用法】水煎服，每日或两日一剂，分两次服用。

【临床案例】

李××，女，38岁，于1995年10月18日来诊。患者于1个月前发现颈部有肿块，质中，随吞咽活动上下移动，稍有压痛，经穿刺送病理检查诊断为甲状腺腺瘤。伴有头晕、口苦、尿黄，早晨喉中有痰，舌尖红，苔黄厚，脉细弦。就诊后投以上方，每日一剂，服药20剂后，感觉症状减轻，继续服药20剂，肿块已消失大半。后以养阴补血药以善其后。

【按】本例是由于情志抑郁，肝失调达，遂使肝郁气滞，肝旺侮脾，脾失健运，饮食入胃，不能化生精微，形成痰浊内蕴，湿痰留注于任督二脉，汇集于结喉，聚而成形，遂成本病。方中采用柴胡、郁金疏解肝郁；三棱、莪术、桃仁、红花、牡丹皮活血化瘀；夏枯草、鳖甲、牡蛎化痰散结；栀子清泻三焦之火。方中诸药合用，清泻肝郁之火，疏肝解郁，理气化痰散结，消除痰凝所聚之瘿瘤。

56. 甲状腺腺瘤

【症候】颈前肿块，咳嗽黄痰，声音嘶哑，咳喘面红，时有小便黄，舌质红绛，舌苔黄，脉滑数。

【中医辨证】痰凝气滞，气郁化火。

【治法】散郁软坚，清热化痰。

【处方】夏枯草25克，香附20克，昆布20克，海藻20克，牡蛎20克，射干20克，连翘20克，龙胆草15克，海浮石30克。

【用法】水煎服，每日一剂，分两次饭后服。

【临床案例】

孙××，男，54岁，2005年12月18日初诊。患者发现颈部肿物已半年多，如杏核大小，曾在某医院就诊，确诊为甲状腺腺瘤。因患者血压增高，未能做手术治疗，特寻求中医治疗。现患者头晕，颈部疼痛且有压迫感，并伴有食欲不振，精神忧郁，脉弦有力。检查颈部有圆形肿块一个，约2.8cm×3.3cm大小，质稍硬，随吞咽可上下移动。中医诊断为瘿瘤，就诊后给以上方治疗，服药20剂，头晕、颈痛等症均减，颈肿块见软且缩小。继续照方服用20剂，诸症均消失，肿块亦消失，已触不到，为巩固疗效继续服药多剂。

【按】本方夏枯草、香附疏肝理气，消肿散结；海藻、昆布、牡蛎、海浮石化痰软坚消瘿；

射干为"喉痹咽痛要药"，以其降气降火降痰也；配伍连翘散结清热；龙胆草清热燥湿，泻肝火。方中诸药配伍降火散结，清热化痰。

57. 糖尿病

【症候】 咽干口燥，口苦，口渴多饮，消谷善饥，腰膝酸软无力，急躁易怒，五心烦热，或心烦失眠，形体消瘦，尿频量多，舌质干少津，舌苔薄黄，脉细数或滑数。

【中医辨证】 阴虚火旺。

【治法】 滋阴降火，补肾益精。

【方名】 消渴方加减。

【处方】 党参15克，石膏30克，茯苓10克，黄连5克，黄芩10克，知母10克，天花粉15克，天冬15克，麦冬10克，杜仲15克，鸡内金10克，佩兰10克，石斛10克，菟丝子15克。

【用法】 水煎服，每日一剂，分两次服用。

【临床案例】

马××，男，55岁，于2003年10月21日就诊。患者主诉口渴多饮伴疲乏无力半年。患者于半年前出现口渴多饮，伴疲乏无力，曾在某医院检查血糖9.6mmol/L，诊断为糖尿病，给以服用"消渴丸"，每日两次，开始空腹静脉血糖能控制在正常范围内，2个月后复查血糖又见升高，现寻求中医治疗。诊见：面色潮红，五心烦热，急躁易怒，口渴喜饮，食欲旺盛，腰膝酸软无力，周身疲乏，小便色黄，大便偏干，舌红，苔薄黄略腻，脉虚弦数。化验：空腹血糖12.0mmol/L，餐后2小时血糖14.70mmol/L，糖化血红蛋白升高，尿糖（+++）。就诊后即给以上方服用，服药30剂，血糖降低至10.0mmol/L，尿糖由（+++）减为（++），原方又略作加减，稍加滋阴补肾之品，又进30剂，口渴多饮、疲乏无力、五心烦热等症状消失。嘱其再进数剂，以求疗效巩固，后化验各项指标正常。嘱其坚持饮食控制，适当运动，保持心理平衡，适时服药。

【按】 中医将糖尿病称为"消渴症"。我国最早的医书《黄帝内经·素问》及《灵枢》中就记载了"消渴症"这一病名。汉代名医张仲景《金匮要略》之消渴篇对"三多"症状亦有记载。消渴症的成病机理主要是素体阴虚，五脏柔弱，复因饮食不节，过食肥甘，情志失调，劳欲过度，而导致肾阴亏虚，肺胃燥热；病机重点为阴虚燥热，而以阴虚为本，燥热为标；病延日久，阴损及阳，阴阳俱虚；阴虚燥热，耗津灼液使血液黏滞，血行涩滞而成瘀；阴损及阳，阳虚寒凝，亦可导致瘀血内结。常见的防治中成药有恒济悦泰胶囊等，其主要原料由玉竹、山茱萸、葛根、苍术、山药、麦冬、知母、人参等26味中药组成。糖尿病是临床常见多发病，其发生与体质因素和饮食失节、情志失调、劳倦过度等因素有关，此"消渴方加减"乃由《丹溪心法》消渴方、《景岳全书》玉女煎等方加减化裁而成。方中重用石膏、天花粉、知母清热生津止渴，佐黄芩，黄连清热降火，加天冬、麦冬以加强生津止渴的作用。若烦渴不止，小便频数，而脉数乏力者，为肺热津亏，气阴两伤，以党参、茯苓益气。腰膝酸软、疲乏无力加杜仲、菟丝子补肾益精。全方共用以达到滋阴降火，补益肝肾之功。

58. 糖尿病

【症候】咽干口燥，口苦，口渴多饮，消谷善饥，五心烦热，或心烦失眠，形体消瘦，尿频量多，舌质干少津，舌苔薄白或无苔，脉细数或滑数。

【中医辨证】阴虚阳亢，津液亏耗。

【治法】养阴生津，益气固本。

【处方】生地黄30克，山茱萸15克，山药15克，玉竹15克，女贞子15克，枸杞子15克，麦冬15克，天花粉15克，制首乌15克，地骨皮30克，乌梅10克，玄参20克，甘草15克。

【用法】水煎服，每日一剂。

【临床案例】

吕××，女，52岁，于2015年9月23日就诊。患者自诉多饮多尿3月余，患者体质丰腴，3个月前突然发生口干思饮，虽多饮亦不解渴，每天大量饮水，小便频繁，消谷善饥，体倦神萎。去某医院检查确诊为糖尿病，空腹血糖11.3mmol/L，尿糖（+++），口服降糖药物治疗，症状减轻，但自感体倦乏力明显，前来要求服用中药。诊见精神倦怠，疲乏无力，口干思饮，尿频量多，舌红少苔，脉浮大而虚。中医辨证属阴虚阳亢，津液亏耗之证。采用上方治疗，服用20剂后，口干思饮明显减轻，饮水量已减少，自觉精神亦好转，且无其他不适。效不更方，嘱其又进30剂，症状又进一步改善，化验血糖8.1mmol/L。继续服用60剂，饮食皆恢复正常，精神倍增，再作化验，尿糖转阴，血糖6.6mmol/L。病已基本痊愈，嘱其原方隔日服用一剂，以使疗效得以巩固。

【按】糖尿病属中医消渴范畴，《外台秘要》："消渴饮水多小便数……甜者，皆是消渴病也。"《外台秘要》又云："虽能食多，小便多，渐消瘦。"叶天士认为："三消一症，虽有上中下之分，其实不越阴亏阳亢，津涸热淫而已。"治疗以滋阴止渴，益气固本为主。糖尿病现代医学认为系终身疾病，缠绵难愈，通过中医中药治疗，能获得满意的临床效果。方中生地黄、玄参二药都能滋阴清热凉血，相配常用于阴亏火旺的咽干心烦、手足烦热、舌红、脉细数等症；山药健脾益肾，养阴止渴；枸杞子配何首乌，平补肝肾，益精补血，乌发强筋，配麦冬，用于热病伤阴，阴虚肺燥，消渴瘅中之候，有协调作用；女贞子、山茱萸补益肝肾，既补精，又助阳；天花粉、玉竹同用，有滋阴止渴、生津降火之效；乌梅味酸，酸能生津，有生津止渴之效。临床经验证明，要治疗糖尿病，除认真服药外，且应重视宜忌事项，方能得到事半功倍之效，否则徒费药饵，劳而无功。故服药治病期间必须少进肥甘膏粱之品及淀粉类食物，春夏秋冬，适从寒暖。

第四章

心血管系统疾病

59. 高脂血症

【**症候**】头晕目眩，健忘失眠，耳鸣如蝉，咽干口燥，胁痛，腰膝酸软，五心烦热，性情急躁易怒，胸闷而喜太息，胸胁胀满，少腹疼痛，或月经不调，痛经，或咽中如梗，吞之不下，吐之不出。舌红少苔，舌质紫暗，或有瘀斑，脉细数或弦涩。

【**中医辨证**】肝肾阴虚，气滞血瘀。

【**治法**】补益肝肾，疏肝解郁，活血化瘀。

【**处方**】枸杞子 10 克，制首乌 15 克，决明子 15 克，山楂 20 克，丹参 20 克，荷叶 15 克，陈皮 20 克。

【**用法**】文火水煎，取汁约 1500 毫升，作茶频饮。

【**临床案例**】

张××，男，45 岁，于 2011 年 1 月 29 日就诊。患者头晕目眩、胸闷气短 3 个月，患者于 3 个月前无明显诱因出现眩晕，急躁劳累时更甚，未予治疗。近日出现咽干口燥，胸闷气短，胸胁胀满之症，且食欲旺盛，便秘，体重增加，速来就诊，测血压 145/88mmHg，舌质黯红，脉弦涩。化验检查：胆固醇（Ch）6.5mmol/L，高密度脂蛋白（HDL）1.85mmol/L，甘油三酯（TG）2.01mmol/L。确诊为高脂血症，给以上方煎汤服用。连续服用 1 个月，并坚持适量运动，头晕较前有所减轻，舌脉正常。继续服药 1 个月后患者感觉眩晕及胸闷症状均已消除，血压 132/79mmHg，胆固醇降至 5.8mmol/L，高密度脂蛋白降至 1.78mmol/L，甘油三酯降至 1.6mmol/L。嘱其按上方继续服药，余症全无。患者停药后半年随访，未再出现眩晕、胸闷、气短等症状，除偶见有便秘外，血压正常，血脂生化检查正常，别无其他不适。

【**按**】高脂蛋白是动脉粥样硬化的主要原因，动脉粥样硬化可引起心、脑血管疾病，危害很大。中医无此病名，可从肝、肾、脾三脏论治。此病案为肝阴暗耗，肝阳偏亢，上扰清空，脾虚化源衰少，则五脏之精少而肾失所藏，致使肾水不足，肝失滋荣，而致肝肾阴虚。治以养肝、补肾、滋阴之法，常可达到降低血脂的目的。方中枸杞子滋补肝肾，益精明目，能显著降低血清胆固醇和甘油三酯的含量，减轻和防止动脉硬化；制首乌有补肝肾，益精血，强筋骨，化浊降脂的功效；丹参活血化瘀，调经通络；山楂活血化瘀，健脾除湿，能降低血清胆固醇及甘油三酯，扩张血管，降低血压和胆固醇，预防动脉粥样硬化；决明子补益肝肾，润肠通便；

加入荷叶利水消肿,陈皮苦辛性温,理气调中,燥湿化痰。全方补益肝肾,活血化瘀,祛湿消浊,降脂去浊。

60. 高脂血症

【症候】头晕目眩,耳鸣,头痛,肢麻,腰膝酸软,口咽干燥,五心烦热,健忘难寐,舌红少苔,脉细数。

【中医辨证】肝肾阴虚。

【治法】滋补肝肾。

【处方】丹参 15 克,何首乌 15 克,黄精 15 克,泽泻 15 克,山楂 15 克,天麻 10 克,杜仲 20 克,女贞子 15 克,墨旱莲 10 克。

【用法】水煎服,每日一剂,分两次饭后服。

【临床案例】

梅××,女,49 岁,于 2017 年 9 月 12 日就诊。患者主因头晕、肢体麻木 1 月余就诊。患者于 1 月前无明显诱因出现头晕耳鸣,肢体麻木,未进行检查治疗。近几日自感上述症状加重,现特来医院求治。检查:血压 138/90mmHg,总胆固醇(TC)7.1mmol/L,甘油三酯 3.3mmol/L,高密度脂蛋白 2.1mmol/L,低密度脂蛋白(LDL)4.1mmol/L。心肺正常,肝脾未触及,心电图正常,血尿常规正常,肝肾功能正常。临床诊断为高脂血症,中医辨证属肝肾阴虚型,治疗给以上方口服,服药 30 剂后,患者感觉头晕、肢体麻木减轻,继续服药 2 个月后,症状消失,身体无不适感。复查:血压 122/80mmHg,总胆固醇 5.1mmol/L,甘油三酯 2.3mmol/L,高密度脂蛋白 1.7mmol/L,低密度脂蛋白 2.1mmol/L。嘱其继续服药巩固疗效,同时注意饮食清淡,少食膏粱厚味。

【按】方中泽泻化痰泻浊祛湿;丹参活血通络化痰;山楂行气化痰,健胃消食;何首乌补肝肾,益精血,化浊降脂,润肠通便;黄精补气养阴,健脾益肾;杜仲、天麻平肝潜阳、熄风止痉;女贞子、墨旱莲长于益肝肾之阴,滋而不腻,补中兼清,育阴平阳。现代药理研究证实黄精有增加冠状动脉流量及降压作用,并能降血脂和减轻冠状动脉粥样硬化程度;山楂中的金丝桃苷和熊果酸两种成分均能显著降低小鼠血清 TC 和升高 HDL/TC 的比值,其作用与其升高 HDL 百分比值和超氧化物歧化酶(SOD)活性有关;何首乌明显降低高脂大鼠血清甘油三酯和胆固醇水平;丹参可降低肝脏中脂类含量。诸药合用,补而不腻,祛瘀而不伤正,标本兼治,补泻并施,痰瘀同治,行滞通脉,有较好的降血脂、改善血液黏滞度的作用。

61. 心律失常

【症候】心慌气短,乏力,失眠健忘,口干欲饮,自汗怕风,易感冒,劳累及感冒后心律失常加重,舌质淡,苔薄白或舌质偏红少苔,脉沉细或结代。

【中医辨证】气虚阴亏,心神不宁。

【治法】益气养阴，安神宁心。

【方药】生脉饮加减。

【处方】太子参15克，黄芪20克，党参20克，五味子10克，麦冬10克，丹参15克，炙甘草10克，磁石20克（先煎）。

【用法】水煎服，每日一剂，分两次服用。

【加减】阴虚火旺，心烦失眠加黄连10克，栀子10克；肾阴不足、腰膝酸软加龟板10克，枸杞子10克；失眠者加炒酸枣仁15克，柏子仁10克；怕风易感冒者合玉屏风散。

【临床案例】

闫××，女，40岁，于2005年2月25日初诊。主诉心悸2个月，患者于2个月前自感心慌，活动后心跳、气短，且轻度头昏，心跳时有胸闷感，四肢乏力，近几天症状加重，夜间睡眠欠佳，有时盗汗，食欲减退，初病时有感冒发生。检查：一般情况尚好，咽部不红，扁桃体不大，苔薄白微黄，舌质略红，两肺呼吸音清晰，心率75次/分，心律不齐，可闻及早搏3～5次/分，未闻及明显病理性杂音，心前区第一心音稍减低，心浊音界在正常范围。腹平软，肝脾不大，腹部无其他异常体征。四肢关节活动正常，无肿胀，皮肤未见异常皮疹。心电图报告提示：房性早搏。中医辨证系气阴不足，心神不安所致。治宜益气养阴，安神宁心。投以生脉饮加减方，连续用药15剂，心慌、气短、胸闷乏力等症状较前减轻，心脏听诊偶有早搏，心率中等，未闻及其他病理性杂音，心电图复查：偶发房性早搏。嘱患者续服上方20剂，心慌、气短症状消失，已无其他不适，继续服药巩固疗效，以后多次心电图复查均正常。随访一年，心脏一直正常，未再发现早搏。

【按】本方是生脉饮加味而成，适用于因阴血不足而发的惊悸、怔忡。方中用太子参补肺气，益气生津，麦冬养阴清肺而生津，五味子敛肺止咳、止汗，三味药合用，共成补肺益气，养阴生津之功。党参补中气，擅长止泻，黄芪固卫气，擅长敛汗，党参偏于阴而补中，黄芪偏于阳而实表，两药相配参合，一里一表，一阴一阳，相互为用，其功益彰，共奏扶正补气之功效。磁石质重沉降，入心经，能镇惊安神；味咸入肾，又有益肾之功；同时性寒清热入心肝，从而清泻心肝之火。诸药合用标本并治，以期复阴使心宁，邪去而正安。据现代药理试验证实：生脉饮具有增加冠状动脉血流量、改善心肌供血的作用。黄芪补气养阴，改善心肌营养，增强心肌收缩力，提高肌体对疾病及外界环境的抵抗力和适应性，以利心律的恢复；丹参养血活血化瘀，扩张血管，增加冠状动脉的血流量，改善心肌代谢；磁石镇静宁心除烦，能抑制心脏异位兴奋灶的应激性，有利于心律的恢复；炙甘草有补益心气之功；全方合用有调整心肌细胞代谢、提高心肌耐缺氧能力和改善微循环的作用，对心动过速、心脏神经官能症等疾患引起的心悸难宁有较好的疗效。

62. 心动过速

【症候】心悸不安，胸闷气短，面色㿠白，形寒肢冷，或心悸伴眩晕，泛恶，胸脘痞满，渴不欲饮，小便短少，下肢浮肿。舌苔白滑，脉沉细或结代。

【中医辨证】阴亏阳浮，心肾不交。

【治法】补肾益精，养心安神。

【处方】熟地黄 15 克，山茱萸 15 克，茯神 15 克，石菖蒲 15 克，琥珀 20 克，酸枣仁 30 克，黄芪 15 克，炙甘草 10 克，龙骨 30 克（先煎），当归 20 克，枸杞子 15 克，肉苁蓉 10 克。

【用法】水煎服，每日一剂。

【临床案例】

田××，女，46 岁，于 2015 年 10 月 14 日就诊。患者于 1 年前无明显诱因出现心悸，怔忡，失眠健忘，眩晕，倦怠，颜面苍白，表情苦闷不安，口唇舌质淡，无苔，呼吸急促，脉急数无力，心率 130 次 / 分。经某医院检查后诊断为窦性心动过速。中医辨证属阴亏阳浮，心肾不交之心悸证。治宜补肾益精，养心安神。给以上方服用，服药 10 剂后，患者自觉心慌气短症状好转。继续服药 20 剂后症状大减，心率减为 98 次 / 分。后继续服药巩固疗效。

【按】阵发性室上性心动过速根据其临床症状可归属于中医学"心悸""怔忡"等范畴。中医药在心悸治疗方面有其独到之处，积累了丰富的经验，治疗应重用益气养阴、活血化瘀之品。此患者所患心动过速症，乃肾阴亏耗不能上济于心，阴阳不交泰，神不守舍所致。方中以甘酸咸温性平之熟地黄、山茱萸、枸杞子、肉苁蓉滋阴益精以补肾；当归、黄芪补血益气以养心；甘酸微辛性平之龙骨、酸枣仁、石菖蒲、琥珀滋阴潜阳，养心安神。方中诸药同用肾阴充盈，水火既济则病愈。

63. 心房纤颤

【症候】心悸，气短，胸闷刺痛，心烦易怒，体倦乏力，苔薄黄，舌红紫，脉结代。

【中医辨证】气阴不足，心血瘀阻。

【治法】益气养阴，活血化瘀。

【方名】生脉汤加味。

【处方】党参 30 克，玉竹 30 克，麦冬 15 克，酸枣仁 10 克，五味子 10 克，白芍 15 克，炙甘草 10 克，丹参 30 克，赤芍 10 克，龙骨 15 克，琥珀 10 克，延胡索 15 克，桂枝 10 克，郁金 15 克。

【用法】水煎服，每日一剂。

【临床案例】

唐××，男，66 岁，于 2011 年 7 月 26 日来诊。患者自诉有高血压病多年，常觉胸闷，心悸，夜寐不宁，头晕目眩，视物模糊。近月来更觉怔忡无有宁时，并觉神志恍惚，步履蹒跚，舌红紫，苔薄黄，脉弦细而数，伴有结代。在某医院检查眼底：双侧眼底动脉硬化 2～3 期。心电图提示：心房纤颤。中医辨证系气阴不足，心血瘀阻之证。治宜益气养阴，活血化瘀。给以上方服用，服药 40 剂，诸症明显好转，脉象已无结代。心电图复查为：窦性心律，心电图大致正常。此后，依上方略作加减，共服药 90 剂，心悸胸闷等诸症消失。

【按】方中以党参、炙甘草益气养阴；玉竹、麦冬、白芍等清热养阴；酸枣仁养心安神；五味子收敛肺气以朝百脉；丹参、赤芍活血化瘀；龙骨、琥珀质重，入心、肝经，能重镇安神；郁金味辛、苦，性寒，功能行气解郁、凉血清心、祛瘀止痛；延胡索有活血散瘀，利气止痛的功效；桂枝辛甘温通血脉、助心阳。诸药合用，益气养阴，活血生脉。而从现代医学的药理实验证实，本方亦有强心、镇静、改善心脏血流的作用。故此方再随证加减，对症用药，治疗心房纤颤属于气阴不足，心血瘀阻的患者有较好的疗效。

64. 心房纤颤

【**症候**】心悸怔忡不已，头晕乏力，面色㿠白，形寒肢冷，咳吐痰涎，伴面浮肢肿，渴不欲饮，小便短少，舌苔白腻或白滑，脉弦滑。

【**中医辨证**】心气不足，兼有脾湿。

【**治法**】补益心气，健脾化痰。

【**处方**】制半夏10克，茯苓15克，橘红10克，炙甘草10克，酸枣仁15克，远志10克，石菖蒲10克，党参15克，枳实10克。

【**用法**】水煎服，每日一剂。

【**临床案例**】

谭××，男，52岁，于2013年12月8日初诊。患者自诉心悸9个月，于9个月前出现心悸，多在饭后发生，伴有头晕乏力等症，后经治疗后好转。近日因情绪激动而诱发，心悸怔忡不已，头晕乏力，面色㿠白，形寒肢冷，咳吐痰涎，且见有下肢轻度浮肿，晨起常吐少量痰液，大便溏，一般日行2次，舌淡苔薄白，脉弦滑。中医辨证此系心气不足，兼有脾湿，治当补益心气，健脾化痰。就诊后即投以上方20剂，心悸次数减少，下肢浮肿已减，吐痰亦少，舌脉同前。继续按上方服用10剂后，心悸已基本消失。然下肢仍有轻微浮肿，易汗出，夜寐微烦，纳食稍减，余如前，舌淡无苔。原方去石菖蒲，枳实，加浮小麦9克，大枣3枚，白术10克，又进15剂后，诸症再减。为巩固疗效，稍作加减继续服药。

【**按**】本病根据临床表现及病机变化属祖国医学"胸痹""心悸""怔忡"等病范畴。方中党参益气健脾，茯苓甘淡渗湿健脾，二药合用有健脾渗湿之功效；制半夏辛温降逆止呕，燥湿化痰，消痞散结，作用全面，痰之生由于津液不化，痰之结由于气机不运，治痰者不治其痰而治其气，气顺，则一身之津液亦随之而顺；配橘红芳香醒脾，疏利气机，使脾阳运而湿痰去，气机宣而胀满除，逆气降而呕恶止；远志、石菖蒲二药合用，相济奏效，使气自顺而壅自开，气血和畅不复上逆，痰浊消散不蒙清窍，神志自可清明；酸枣仁与甘草两者相伍，一肝一脾，补中有泻，泻中有补，相互促进，共奏养肝血、宁心神之功。方中诸药合用益心通痹，活血化瘀，补养心血，使病获愈。

65. 心脏神经官能症

【**症候**】心悸胆怯，心神不安，心慌，胸闷气短，少寐，坐卧不安，头晕，健忘，舌苔薄白，脉虚或弱。

【**中医辨证**】肝气郁结，心虚胆怯。

【治法】镇心安神，疏肝解郁。

【处方】丹参 15 克，党参 15 克，香附 12 克，佛手 10 克，远志 10 克，龙骨 15 克（先煎），牡蛎 15 克（先煎），柏子仁 10 克，炒酸枣仁 15 克，茯神 10 克，琥珀 5 克（冲服）。

【用法】水煎服，每日一剂。

【临床案例】

田××，女，50 岁，于 2009 年 3 月 22 日就诊。患者心慌、胸闷不舒 1 年，于 1 年前时常自觉心慌，胸闷不舒，曾多次去医院检查未见明显器质性病理变化。现患者仍时觉心慌气短，胸闷不舒，伴有心烦易怒，失眠多梦，乏力，纳差，舌质红，苔薄黄，脉细数。西医诊断为心脏神经官能症。中医辨证为肝气郁结，心虚胆怯所致。投以上方 10 剂后，自觉诸症大减，自此增强信心，锻炼身体，又服用 20 剂，服后精神、体力均基本恢复，后又嘱其常服柏子养心丸以巩固疗效。

【按】临床实践证实此类患者按冠心病治疗，效果不著，改用此方治之，往往收到明显疗效。《内经》谓"心藏神"，神既以心为主，即以心中之气血为保护，有时心中气血亏损，失其保护之职，心中神明遂觉不能自主而怔忡之疾作焉。故方中用党参以补心血，酸枣仁、柏子仁以补心气，更用龙骨入肝以安魂，牡蛎入肺以定魄；佛手、香附辛行苦泄温通，能疏肝解郁，行气止痛；茯神、远志交通心肾，安神益志；琥珀镇惊安神；心以行血为用，心体常有舒缩之力，心房常有启闭之机，故又加丹参流通气血以调和之。

66. 冠心病

【症候】心胸满闷，隐痛阵发，痛有定处，时欲叹息，情志不畅时容易诱发或加重，或兼脘腹胀闷，得嗳气则缓解，舌苔薄或薄腻，脉细弦。

【中医辨证】气滞血瘀，瘀阻心脉。

【治法】理气化瘀，活血止痛。

【方名】失笑散加味。

【处方】蒲黄 15 克，五灵脂 15 克，延胡索 15 克，生山楂 25 克，丹参 25 克，瓜蒌皮 15 克，葛根 15 克，枳壳 15 克，郁金 20 克，牛膝 15 克。

【用法】水煎服，每日一剂，分两次服。

【临床案例】

潘××，女，49 岁，于 1998 年 5 月 17 日就诊。患者胸部间断闷痛 3 年，于 3 年前晨起时突感心前区刺痛，牵引左肩背疼痛，含服硝酸甘油片后稍觉缓解，遂去某医院化验及心电图检查，诊断为冠状动脉硬化性心脏病，后住院治疗一段时间后，病情好转出院，但仍时常出现胸前区闷胀不适。近几日因生气后又感觉胸前区闷痛，脘腹胀满，体倦乏力，舌淡苔薄边有瘀点，脉细弦。中医辨证属气滞血瘀所致，治宜理气导滞，化瘀止痛。就诊后采用上方服药 15 剂后，自感心中舒畅，闷痛感减轻，面色红润。嘱其再照原方进 15 剂，并注意休息，胸闷感基本消失，自觉已无任何不适。嘱其继续服药巩固疗效，并嘱其注意生活起居，饮食调理，精神愉快。后随访半年未见有复发。

【按】对于冠心病治疗，以上方为主，结合辨证，稍加增减，在临床应用中收到满意效果。方中五灵脂、蒲黄相须合用，活血祛瘀，通利血脉以止痛；延胡索走而不守，活血行气，善止一身疼痛；郁金为血中之气药，活血祛瘀之中兼能行气解郁，枳壳本气分药，宽胸理气功纯，郁金合枳壳，理气郁而散结气，活血瘀而除血滞，有双调气血之功；丹参、山楂补益气血，活血化瘀，能改善微循环，改善冠状动脉循环，改善血液流变性，抑制凝血、激活纤溶，抑制血小板功能和抗血栓形成，稳定红细胞膜促进组织的修复与再生作用，降血脂和抗动脉粥样硬化。丹参配山楂"化瘀血而不伤新血，开郁气而不伤正气"。瓜蒌皮质轻力薄，偏于宽胸利气、润燥化痰；牛膝活血通经；引血下行，走而能补，故入肝肾。盖补肝则筋舒，下行则理膝，行血则痛止，逐血气，犹云能通气滞血凝也。方中诸药共用，活血行气之力强，效果显著。本方组成以西医辨病中医辨证为理论基础，如方中之丹参、葛根、瓜蒌皮等经现代药理研究证实均有扩张冠状动脉血管的作用。据大量病例观察证明，冠心病属于气滞血瘀型的占绝大多数，基于"不通则痛""气行则血行"的中医理论，选用活血理气为主的中药，对改善冠心病的临床症状是比较理想的。

67. 冠心病

【症候】胸闷胸痛，面红，烦躁，气喘，不得平卧，多痰，腹胀，大便燥结，舌紫暗，舌苔黄腻，脉弦滑细数。

【中医辨证】胸阳不振，痰瘀阻络。

【治法】宣痹通阳，豁痰祛瘀。

【方名】温胆汤加味。

【处方】茯苓10克，制半夏10克，陈皮10克，竹茹10克，枳实15克，瓜蒌20克，薤白10克，丹参15克，川芎15克，桂枝15克，白术15克，檀香10克。

【用法】水煎服，每日一剂。

【临床案例】

赵××，男，62岁，于2001年1月5日就诊。患者近半个月来每于劳累后即感心前区疼痛，每次能持续3～5分钟，休息后能缓解，并伴有头昏，咳嗽，痰多气喘等症。住院后经检查确诊为冠心病，给予硝酸甘油等药物对症治疗，7天后患者病情好转出院。近几日又因劳累后出现胸前区不适，自愿口服中药治疗。现患者面色㿠白，偶有胸闷胸痛，气喘多痰，舌质淡红，边有瘀斑，苔黄腻，脉象弦滑。既往有慢性支气管炎病史。中医辨证属胸阳不振，痰浊瘀阻所致，治宜宣痹通阳，祛痰化浊，活血化瘀。投以上方治疗，服药10剂后，胸痛减轻。又服药10剂后咳嗽减轻，黄腻苔减退。后在治疗过程中出现气短、夜寐多梦等症，守上方加入益气安神之品远志10克，酸枣仁10克，夜交藤20克，服药20剂后夜能安眠。守方加减服药3个月余，病情稳定。

【按】冠心病大致属中医"真心痛""厥心痛""胸痹心痛"等范畴。多由于心阳不振，气滞血瘀或痰浊阻塞心络所致。在临床收治冠心病的患者中，常发现痰浊乃是导致冠心病发生的重要病因之一，特别是南方，多雨潮湿，痰浊为患屡见不鲜，临床上凡遇有心悸、胸闷痛、头昏、痰多、恶心、苔厚腻、脉弦滑或结等，皆认为属"痰"，对这类患者均采用上方加减治疗，每收良效。方中半夏辛温，燥湿化痰，和胃止呕；竹茹取其甘而微寒，清热化痰，除烦止呕，半夏与竹茹相伍，一温一凉，化痰和胃，止呕除烦之功备；陈皮辛苦温，理气行滞，燥湿化痰；枳实辛苦微寒，降气导滞，消痰除痞，陈皮与枳实相合，亦为一温一凉，而理气化痰之力增；佐以茯苓，健脾渗湿，以杜生痰之源；瓜蒌利气宽胸，祛痰散结，薤白温通胸阳，行气散结止痛，二药相配，一除痰结，一通气滞，相辅相成，为治胸痹之要药；丹参、川芎活血通络，改善冠状动脉血液循环；桂枝辛温振奋阳气，开发腠理，通调水道，助三焦之阳，其辛可通行，温能助阳，为温通胸阳、祛痰利水必用之品。综合全方，温凉兼进，全方不寒不燥，理气化痰以和胃，胃气和降则胆郁得舒，痰浊得去则胆无邪扰，胸阳振奋，如是则复其宁谧，诸症自愈。

68. 冠心病 ●

【症候】心胸隐痛，心悸，气短，动辄加剧，伴倦怠乏力，声息低微，面色白，易汗出，舌质淡红，苔薄白，脉虚细缓或结代。

【中医辨证】阳气不足，瘀阻心脉。

【治法】温阳行气，通经活络。

【方名】复方丹参饮。

【处方】丹参15克，降香15克，砂仁15克，黄芪10克，党参12克，三七6克（分两次冲服）。

【用法】水煎服，每日一剂。

【临床案例】

郑××，男，53岁，于2015年11月21日初诊。患者时常发生胸痛、心慌、气短已有3月余。曾在某医院诊断为冠心病，服用药物效果不明显。现患者心胸隐痛，心悸，气短，动辄加剧，伴倦怠乏力，面色白，易汗出，舌质淡红，苔薄白，脉虚细缓。检查：营养中等，表情苦闷，皮肤湿润，面色苍白，心脏听诊心音弱而速，心率106次/分。中医辨证为阳气不足，瘀阻心脉所致。即投以上方10剂，服后自觉症状减轻，胸痛减轻，心音仍弱，心率为99次/分，脉细弱。嘱其再进20剂后，胸部疼痛已消，无压迫感，唯稍觉四肢乏力。又继续服用20剂，服药后自觉一切症状皆除，已如往常。随访观察，未见复发。

【按】本方可扩张冠状动脉，使冠状动脉流量增加，对周围血管也有扩张作用，从而降低血压。当心功能不全时，可以改善心收缩力，促进侧支循环及体内血液的再分配，这样可降低冠心病患者的血浆黏度，加速红细胞电泳率，改善红细胞比容，进而改善微循环，对于冠心病患者血液的"黏、聚、滞"倾向有很好的治疗作用。方中丹参能活血祛瘀，消癥散结，为活血化瘀之要药，降香有活血理气定痛之功，二药合用，有活血祛瘀，行气止痛之效；三七活血散瘀，更擅定痛，其止血而不留瘀，活血而不出血，《本草纲目》首载其药，谓其有"止血，散血定痛"的功效；砂仁行气化瘀；党参补中气，黄芪固卫气，党参偏于阴而补中，黄芪偏于阳而实表，两药相配参合，一里一表，一阴一阳，相互为用，其功益彰，共奏扶正补气之功效。结合临床的随症加减，使冠状动脉供血明显改善，症状减轻、消失，心功能得到改善，提高了治疗效果，使患者的生活质量得到提高。

69. 风湿性心脏病

【症候】心悸，形寒怯冷，咳嗽喘满，气短，四肢逆冷，面色虚浮，全身浮肿，自汗尿少，舌质青紫，脉细弱或迟虚。

【中医辨证】脾肾阳虚，水气凌心。

【治法】温阳行水，祛风活络。

【处方】熟附片 30 克（先煎），茯苓 20 克，桂枝 15 克，白芍 10 克，白术 10 克，山茱萸 10 克，五味子 10 克，干姜 10 克，威灵仙 15 克，全蝎 9 克，黄芪 30 克，薤白 15 克，夏枯草 15 克，桑枝 15 克，甘草 10 克。

【用法】水煎服，每日一剂。

【临床案例】

贺××，女，38 岁，于 2002 年 9 月 30 日就诊。患者平素关节肿痛多年，现心悸，面色苍白，气紧形寒，尿少，食差，浮肿，腹胀，腹痛，耳鸣，精力疲乏。曾在某医院检查，诊断为风湿性心脏病，服用西药治疗无效而前来求治。就诊后投以上方服用，连进 20 剂后，心悸渐缓，气息平静，饮食转佳，腹胀浮肿及关节痛显著减轻。原方稍作加减继续服用 20 剂，症状基本消失，病情稳定，继续服药巩固疗效。

【按】根据临证表现应属于中医"惊悸""怔忡""心痹"范畴。早在《素问·痹论》中就有："风寒湿三气杂至合而为痹也。脉痹不已，复感于邪，内舍于心。心痹者，脉不通，烦则心下鼓，暴上气而喘，嗌干善噫，厥气上则恐。"《素问·五脏生成篇》有："心痹，得之外疾，思虑而心虚，故邪从之。"方中附子、干姜温阳散寒；茯苓、白术健脾利水；桂枝、白芍调营卫，益心阳；黄芪益气补心；夏枯草、薤白疏胸止痛：全蝎祛风活络；五味子、山茱萸酸收以制心动不宁；在姜桂附诸温药中而用夏枯草清寒之品，温中兼清，乃取《内经》"阴平阳秘，精神乃治"之义；威灵仙、桑枝活络止痛，通行经络。方中诸药合用使阳温则水化，血行则风去。

70. 肺源性心脏病

【症候】咳嗽气短，活动后加重，甚则张口抬肩，不能平卧，痰白而稀，无力咯出，胸闷心悸，汗出，舌淡或黯，脉沉细数或有结代。

【中医辨证】肺肾气虚，肾不纳气。

【治法】温肾培元，纳气平喘。

【处方】制附子 10 克（先煎），党参 20 克，黄芪 20 克，熟地黄 15 克，山茱萸 15 克，山药 30 克，五味子 15 克，茯苓 10 克，白术 10 克，磁石 15 克（先煎），杏仁 10 克。

【用法】水煎服，每日一剂。

【临床案例】

柳××，女，68岁，于2010年12月11日就诊。患者咳喘咯痰、气短已多年，活动后加剧。近1年来休息时亦觉气促，已不能劳动。经X线检查及肺功能测定，诊断为肺源性心脏病。诊见：呼吸急促，口唇青紫，下肢浮肿，舌质淡，苔白腻，脉细数。中医辨证诊为肺肾气虚，肾不纳气所致。就诊后给以上方服用，服用20剂后，咳喘、胸闷减轻。继续服药20剂后，病情明显好转，咳喘已明显减轻，呼吸平稳，气息均匀。又继续服用20剂，病情基本控制。其后每月嘱其间断服用10剂以巩固疗效。

【按】祖国医学认为肺为五脏之华盖，其气贯百脉通它脏，所以肺病不但可累及它脏，其他各脏的病变亦可累及肺脏，正如古人所言："肺不伤不咳，肾不伤咳而不喘。"肾为先天之本，主摄纳肺气，其阳温煦五脏，故有"肺为气之主""肾为气之根""五脏之气生于肾"之说。肺气下行归于肾，肾主摄纳，二者相互协调共同完成呼吸功能，肾虚不能摄纳则上逆而喘。方中附子入心、肾，温补护阳，既温肾阳，又温脾阳，黄芪、党参入肺、脾，健脾利水，益气固表，三药合用，心肺双补，脾肾同治，补火生土，有温阳利水之功；熟地黄滋阴补肾，填精益髓；山茱萸补养肝肾，并能涩精；山药补益脾阴，亦能固精，三药相配，滋养肝脾肾；茯苓淡渗脾湿，并助山药之健运；磁石质重沉降，味咸入肾，能纳气平喘。诸药合用，共奏其功效。

71. 高血压病

【症候】头痛且胀，头晕目眩，胸闷，恶心，食少，烦躁易怒，夜眠不宁，或兼胁痛，面赤口苦，舌红，苔薄黄，脉弦有力。

【中医辨证】肝阳上亢，痰浊中阻。

【治法】清肝熄风，活血散瘀。

【处方】丹参20克，川牛膝15克，夏枯草25克，牡丹皮15克，钩藤15克，刺蒺藜15克，代赭石20克，白术15克，黄芪10克。

【用法】水煎服，每日一剂。

【临床案例】

周××，男，55岁，于2014年5月29日就诊。患者发现血压升高5年余，曾在某医院检查确诊为原发性高血压病，并患有慢性胃炎及胃溃疡等病，经多种药物治疗效果不佳，特来就诊。现患者头昏，胸闷，耳鸣，视物模糊，有时手足不自觉地蠕动，胃脘部隐痛。望诊见面部红赤，目珠暗黄，唇微发青紫，饮食尚可，惟食饱后气逆，上腹部隐痛，夜梦烦扰，舌红，苔薄黄，左脉沉细而数，右则洪大而数。测血压185/105mmHg，就诊后投以上方服药10剂，血压已降至170/100mmHg，胃病亦好转，并觉有饥饿感。惟额部汗出较多，此乃患者体虚，又兼瘀血痹阻，郁滞已久，络脉未能通畅，再进10剂，诸症均见明显好转，血压降至170/94mmHg。其后，以上方为主方加减，共服药60剂，血压降至140/90mmHg。为使疗效巩固，再行标本兼治，以治本为主加入当归、川芎、何首乌等药补益肝肾，活血通络，以防血压复升。

【按】此方适合各类型之长期血压不降的原发性高血压病患者，如能坚持服用之，可使顽固不降之血压明显下降，自觉症状明显减轻，获得比较理想的疗效。方中丹参活血祛瘀、清热除烦，据动物实验证实，此有扩张外周血管而降低血压的作用；牛膝散瘀止痛，引血下行，能减轻头部充血，且补益肝肾；夏枯草清肝火、平肝阳，本品煎剂、水浸出液、乙醇-水浸出液及乙醇浸出液均可明显降低实验动物血压，茎、叶、穗及全草均有降压作用，但穗的作用较明显；牡丹皮凉血、散瘀、清热，含有丹皮酚及糖式，水煎剂有明显的降血压作用；钩藤平肝清热、熄风止痉，有镇静和降压的作用；刺蒺藜为肝经开郁散结、祛风明目之要药，其作用可降压、镇静；代赭石善治肝阳上亢、头晕耳鸣、目眩脑胀。本方乃选用力专效宏的药味组成，可以活血消瘀，清肝熄风，故能收血压下降之功。

72. 高血压病

【症候】眩晕，头痛，头重脚轻，耳鸣，健忘，五心烦热，心悸失眠，舌质红，苔薄白，脉弦细而数。

【中医辨证】阴虚阳亢。

【治法】滋阴潜阳，平肝熄风。

【方名】镇肝熄风汤加减。

【处方】生龙骨15克（先煎），生牡蛎15克（先煎），白芍10克，玄参15克，天冬20克，茵陈20克，牛膝10克，丹参10克，代赭石10克，生地黄20克，夜交藤10克，地龙15克，蜈蚣1条。

【用法】水煎服，每日一剂。

【临床案例】

马××，男，50岁，于1999年7月5日就诊。患者主诉头晕已2年，右半身麻木1年。自2年前开始头晕、头胀、头痛，当时血压多波动于165～175/90～100mmHg左右，口服降压药物治疗，血压仍时有波动。1年前又感到右侧肢体麻木，就诊时血压为175/105mmHg，查眼底视神经乳头界清，黄斑区中心反射（＋），周围可见色素沉着，心电图报告：左心室高电压。患者自觉头痛头晕，头重脚轻，心悸失眠，乏力，肢体麻木，舌质浅红，苔薄白，脉弦。中医辨证为阴虚阳亢所致。即给以上方治疗，服药10剂后自述头晕、头痛减轻。继续服药20剂后，肢体麻木减轻，血压降至150/90mmHg。再服15剂后，头痛、头晕消失，其他诸症好转，血压130/88mmHg，病情稳定。

【按】方中牛膝最善引血下行，重用牛膝，可以将随风上逆的血引而下行，令血不致瘀阻于上，代赭石色赤而入血，体质重而下行，善于平定上逆之挟血肝风，二药相伍，一刚一柔，主治血逆之标实。地龙、蜈蚣均归经于肝，具有通经活络、熄风止痉之功效，但地龙又具走窜通络止痛之功能，故善治气虚血滞，半身不遂。龙骨、牡蛎两药，最善滋阴潜阳。龙牡皆水中之物，而入药皆用其骨，故善将浮越之阳潜降于水中。白芍养血柔肝而缓肝风之急，生地、玄参、天冬善养阴而清热。方中主以重镇之药为主，意在压制肝风，是逆肝之性，肝脏受制，可形成"反动之力"，从而令病情加重，茵陈为青蒿之嫩者，得初春少阳生发之气，与肝木同气相求，泻肝热兼疏肝郁，实能将顺肝木之性。

73. 高血压病

【症候】头部隐痛，目眩耳鸣，五心烦热，腰腿酸软，舌红少苔，脉细或细数。

【中医辨证】肝肾阴虚。

【治法】滋补肝肾，降压熄风。

【处方】决明子15克，枸杞子10克，菟丝子20克，女贞子15克，金樱子10克，钩藤10克，白芍10克，桑寄生10克。

【用法】水煎服，每日一剂。

【临床案例】

余××，女，51岁，于2015年4月30日就诊。患高血压已5年余，血压时常持续在180～160/110～100mmHg之间。经常头昏、头痛，性情急躁易怒，失眠多梦，腰膝酸软，四肢麻木，面色潮红，五心烦热，舌红，苔薄黄，脉弦细数。曾服用多种降压药物治疗，效果不理想，而求用中药治疗。中医辨证系肝肾阴虚所致，故投以上方，服药10剂，症状明显好转，血压稍有下降，血压175/95mmHg。药已见效，守前方再进15剂，服后诸症基本消失，血压稳定在150～140/90～85mmHg，原方稍作加减，又服3个月，巩固疗效。

【按】方中各子类药物其质柔润，其性平和，其中菟丝子、金樱子补肝肾之阳，枸杞子、女贞子补肝肾之阴，决明子清肝热，合而用之为补肝肾熄风之平剂。现代药理研究证实决明子有降血压的作用，金樱子有降血胆固醇的作用，枸杞子有减少脂肪在肝细胞内沉积的作用，子类诸药还都含有丰富的维生素。钩藤清热平肝、熄风止痉，通心包于肝木，风静火熄，则诸症自除。桑寄生补肝肾，强筋骨，该品的水浸出液、乙醇－水浸出液、30%乙醇浸出液，均有降低动物血压的作用，重复给药无急速耐受现象。白芍养血柔肝，平抑上亢之肝阳，扩张冠状动脉，降低血压。诸药合用，平抑肝阳，养血柔肝，降低血压。

74. 低血压病

【症候】头晕目眩，胸闷气短，遇劳则甚，甚则眼矇仆倒，精神萎靡，口干咽燥，面色萎黄，心悸失眠，纳差，舌红少苔，脉细弱。

【中医辨证】气阴两虚。

【治法】补气养血，滋阴润燥。

【处方】党参15克，黄芪20克，白术10克，当归10克，酸枣仁20克，麦冬15克，生地黄15克，五味子15克，炙甘草10克，阿胶10克（烊化兑服）。

【用法】水煎服，每日一剂。

【临床案例】

魏××，女，44岁，于2017年5月28日就诊。患者平素血压较低，一般保持在90～70/60～50mmHg之间，劳累或活动剧烈时自觉头晕、心慌、气短。近1个月来上述症状加重，特来就诊。检查：一般情况尚好，身体消瘦，面色萎黄，心率94次/分，律齐，舌质淡，尖红、苔正常，脉细弱，血压 86/56mmHg。中医辨证诊为气阴两虚所致，就诊后即投以上方，服药 20 剂，诸症明显减轻，血压升至 96/70mmHg。原方再进 10 剂，诸症基本消失，血压已升至 110/74mmHg，为巩固疗效，继服 20 剂，随访 1 年未复发。

【按】根据临床症状和体征，本病属于中医"眩晕""虚劳"的范畴，其发病机理和临床表现虽有虚实之分，但以气虚为基本病机，临床表现亦多以虚证为主。血为阴，气为阳，气能生血，血能载气，气为血之帅，血为气之母，二者相互依存，相互为用。《素问·阴阳应象大论》载"气归精，精归化"，脾为气血生化之源，精血依气而生，而气之不足，则血无以生化；且脾主生血，津血同源，若心脾气虚日久，致使生化乏源，则阴血渐虚。故方中以党参、黄芪、白术、甘草大量甘温之品补脾益气以生血，使气旺而血生；当归补血养心；酸枣仁宁心安神；麦冬、生地黄养阴生津，清热凉血，又能防大量甘温补气药温燥伤阴，使补而不燥，滋而不腻；阿胶为血肉有情之品，甘平质润，为补血要药。全方共奏益气补血，滋阴润燥之功。

75. 病态窦房结综合征

【症候】头晕乏力，胸闷心悸，气短，活动后加剧，或畏寒，四肢欠温，面色㿠白，舌质淡，苔薄白，脉迟缓。

【中医辨证】阳虚阴寒，心阳不振。

【治法】温阳散寒，益气通脉。

【处方】制附子 20 克（先煎），干姜 10 克，当归 15 克，肉桂 10 克，党参 20 克，炙甘草 10 克。

【用法】水煎服，每日一剂。

【临床案例】

曲××，女，37 岁，于 2010 年 10 月 25 日就诊。患者近半年来经常自觉胸闷憋气，胸痛，头晕，怕冷，心率每分钟 40 多次，经某医院诊断为病态窦房结综合征。曾用阿托品、麻黄素、异丙嗪肾上腺素等药物治疗，效果不明显。就诊后投以上方 10 剂，服药后自觉症状好转，头晕减轻。服药 20 剂后，症状明显减轻，心率也逐渐上升，坚持服药 40 剂后，诸症消失，心率达 50 余次，继续服药治疗巩固疗效。

【按】四肢者，诸阳之本，阳气不足，阴寒加之，阳气不相顺接，是致手足不温，四肢逆冷。方中附子、肉桂辛温大热，能够祛寒回阳；干姜辛温守中，助附子温肾阳而祛寒，即"附子无姜不热"之意。炙甘草甘温，以其味甘能守之特性，则与姜附作用相得益彰。加入党参补益气血，当归活血通经，全方合用具有温阳散寒，益气通脉的功效。

76. 病态窦房结综合征

【症候】心胸憋痛，时时欲仆，甚至昏厥，心悸气短，动则尤甚，面色晦滞，头昏耳鸣，腰酸膝软，小便清长，舌质淡胖边有齿印，脉沉细迟。

【中医辨证】心肾阳虚，气血不足。

【治法】温通阳气，补益气血。

【方名】四逆汤加味。

【处方】附子 30 克，干姜 10 克，炙甘草 15 克，当归 15 克，赤芍 15 克，川芎 15 克，红花 10 克，丹参 30 克，黄芪 30 克，淫羊藿 30 克，细辛 5 克。

【用法】水煎服，每日一剂。

【临床案例】

钱××，男，49 岁，于 2007 年 5 月 23 日就诊。患者头晕目眩、心前区已闷胀 4 个月。患者于 4 个月前散步时突然昏倒，经人扶起很快苏醒，当时心率 43 次 / 分。经某医院检查诊断为病态窦房结综合征，给以药物治疗，病情好转，但仍时感心前区不适。现患者可见眩晕，昏厥，心悸不适，畏寒，神倦，腰胀痛，小便清长，舌淡苔白，脉沉无力等症。医院检查：心率 47 次 / 分，血压 116/70mmHg，心电图示窦性心动过缓，律不齐。中医辨证为心肾阳虚，气血不足之证，治用上方，连服 50 剂，其食纳增加，身有热感，心率增至 56 ～ 60 次 / 分，脉缓有力。此后仍采用此方常服，坚持用药，心率常维持在 56 ～ 62 次 / 分，诸症均无。

【按】本方为治疗阴盛阳衰或阳气将亡而见吐利、脉微肢厥之证的常用方剂。曾有人对四逆汤之名作这样的解说："四逆者，四肢逆而不温也……此汤中发阳气，却散阴寒，温经暖肌，是以四逆名之。"足可见仲景立方名之中寓治厥之义。方中附子大辛大热，为回阳祛寒要药，其力迅速，走而不守；干姜温中补阳，既能助附子破阴回阳，又能挟制其走散，减低其毒性；甘草益气温中，既助干姜、附子回阳，又可缓和二者之燥烈；在本方的基础上加入当归、赤芍、川芎、红花、丹参以活血化瘀，黄芪以温补气血，淫羊藿以温补肾阳，细辛辛温，芳香走窜，气盛味烈，达表入里，入肺经散在表之风寒，又入肾经除里之寒邪。诸药协同，共奏回阳救逆、温里祛寒、补益气血之功。

第五章

血液系统疾病

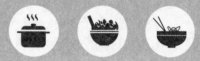

77. 阵发性睡眠性血红蛋白尿

【症候】面色萎黄，头晕耳鸣，心悸气短，腹胀纳呆，便溏，晨起尿如深茶，腰膝酸软，疲乏无力，四肢欠温，甚则畏寒肢冷，舌淡而胖大，苔白，脉沉细。

【中医辨证】脾肾两虚。

【治法】健脾益肾，益气养血。

【处方】黄芪20克，党参20克，远志10克，白术10克，当归15克，阿胶10克（烊化兑服），茯苓15克，熟地黄15克，墨旱莲15克，甘草10克，大枣5枚。

【用法】水煎服，每日一剂。

【临床案例】

何××，男，55岁，于2014年5月16日就诊。患者自诉小便如酱油色1年左右，反复发作，每周数次，伴全身乏力、头晕、心慌、气短，饮食减少，腰背酸痛，精神困惫，舌质淡，脉虚弱。患者曾在北京某医院确诊为阵发性睡眠性血红蛋白尿，服用多种药物久治无效，前来求治。查体：发育中等，营养欠佳，慢性病容，贫血貌，精神萎靡不振，心率100次/分，律整，心尖区未闻及病理性杂音。双肺偶可闻及散在性干性啰音。肝在右锁骨中线肋缘下3cm，触痛不明显，质韧。脾在左锁骨中线肋缘下2cm，质软。实验室检查：血红蛋白85g/L，红细胞3.1×10^{12}/L。中医辨证此系脾肾两虚，脾虚固摄无权，脾失统摄，肾虚则虚火妄动，损伤血络而致尿血。治宜健脾益肾，益气养血，凉血止血。服用上方30剂后，疲乏无力、心慌气短症状减轻，尿色亦由酱油色变为淡黄色。效不更方，继续服用三月余，小便尿血，头晕，心慌，腰背酸痛，精神萎靡等症状逐渐消失，体力渐增，检查：血红蛋白100g/L。为巩固疗效继续服药3月余。

【按】此病属中医的虚劳和黄疸范畴，中医认为本病的基本病机在于脾肾两虚，湿热毒邪蕴结。脾为后天之本，气血生化之源，脾失健运，水湿内停，感受热毒，湿热毒邪互结，熏蒸肌肤则出现黄疸，流注膀胱，则出现血红蛋白尿。"肾藏精、主骨、生髓""精血同源"，肾精亏虚，血化无源而见贫血，卫外不固，感受外邪，邪毒内侵骨髓，迫血妄行则见出血，离经之血为瘀血，瘀血不祛，新血不生，形成恶性循环，治疗上以健脾补肾，化湿通络为大法，可以调整机体免疫功能。方中党参、黄芪、白术、茯苓益气升阳，健脾化湿；熟地、墨旱莲滋阴补血；当归、阿胶甘温质润，长于补血，为补血之圣药；远志辛散、苦泄、温通，既能开心气而宁心安神，又能通肾气而强志不忘。诸药合用，共奏补脾肾，补气血，化湿浊之功。

78. 血小板减少症

【症候】皮肤紫斑，反复发作，稍劳即发，头晕耳鸣，形寒肢冷，腰膝酸软，纳呆便溏，舌质淡，苔白滑，脉沉细弱。

【中医辨证】脾肾两虚，气血双亏。

【治法】滋肾填精，佐以潜阳。

【方名】杞菊地黄汤加减。

【处方】枸杞子 15 克，菊花 10 克，熟地黄 15 克，山药 15 克，制首乌 15 克，菟丝子 20 克，党参 15 克，黄芪 20 克，龟板 15 克，鸡血藤 30 克，仙茅 10 克，小蓟 15 克，大枣 5 枚。

【用法】水煎服，每日一剂。

【临床案例】

张××，女，30 岁，于 2002 年 5 月 5 日初诊。患者全身紫癜伴有牙龈出血 1 个月。患者于一个月出现全身散在出血点，牙龈出血，去某医院化验检查血小板 50×10^9/L，其余检查均正常，口服激素类药物治疗。近日开始感觉头晕，全身无力，心慌，胸闷气短，视物不清，腰痛，尿频，复去医院检查，血红蛋白 97g/L，红细胞 3.2×10^{12}/L，白细胞 3.8×10^9/L，血小板 60×10^9/L，临床诊断为血小板减少症。中医辨证为脾肾两虚，气血不足所致。即给以上方治疗，并逐渐减停激素药物，服药 20 剂后，全身出血点减少，疲乏无力感减轻。将上方加入当归 15 克，继服 20 剂，此时自觉症状已消失。又将上方去山药、菊花，加入丹参 10 克，服用 15 剂，饮食增加，精神佳，检查血红蛋白 105g/L，红细胞 3.8×10^{12}/L，白细胞 4.2×10^9/L，血小板 103×10^9/L。嘱其今后经常以当归煮大枣，食其枣饮其汤，以巩固疗效。患者体力恢复后已能正常上班工作，随访 1 年余未见异常变化。

【按】方中枸杞子、菊花、菟丝子滋肾养肝，清热明目；熟地黄质润入肾，善补肾填精益髓，古人谓其"大补五脏真阴"；山药味甘性平，归脾、肺、肾经，补脾养胃，生津益肺，补肾涩精；制首乌甘温入肝肾，善补益肝肾，《本草纲目》谓："能养血益肝，固精益肾，健筋骨，为滋补良药"，此三药合用能滋补诸脏之阴，尤以补肾阴为主；党参、黄芪一里一表，一阴一阳，共奏扶正补气之功效；龟板甘寒入肾，长于滋补肾阴，兼能养肝；仙茅辛热燥烈，既善补命门而兴阳道，又能除寒湿而暖腰膝，故有温肾壮阳，祛寒除湿之功；鸡血藤活血行血，通行经络；小蓟凉血止血。诸药相合，补而不滞，共奏滋肾潜阳、凉血止血、清热养肝之功。

79. 血小板减少症

【症候】病前有外感风热病史，起病较急，紫癜红润鲜明，常密布成片，伴鼻衄、齿衄，可有发热，面红心烦，口渴欲饮，或尿色红，大便秘结，舌质红，苔黄，脉浮数。

【中医辨证】风热之邪伤及营血，热毒内盛，灼伤血络。

【治法】清热凉血，滋阴解毒。

【方名】犀角地黄汤加味。

【处方】生地黄30克，牡丹皮10克，赤芍10克，白薇10克，紫草10克，知母10克，沙参10克，槐花30克，大青叶10克，板蓝根15克，侧柏叶15克。

【用法】水煎服，每日一剂。

【临床案例】

李××，女，31岁，于2012年2月28日就诊。患者时常鼻出血、牙龈出血，后全身皮肤可见出血点及紫癜，午后自感身热，口干咽燥，全身乏力，食欲差，尿黄，便秘。化验检查红细胞4.0×10^{12}/L，血红蛋白112g/L，白细胞5.9×10^9/L，血小板60×10^9/L。临床诊断为血小板减少性紫癜。其舌质红，苔黄少津，脉沉细略数。脉症合参，系风热毒邪，伤其血络。治宜清热凉血，滋阴解毒。投以"犀角地黄汤加味"。服药10剂，鼻出血已止，牙龈出血亦减。但口渴喜冷饮，便秘仍不解，是其胃火亦盛，阳明燥结之症。上方中又加黄连10克，火麻仁10克，嘱其再进10剂。服药后鼻、牙龈出血全止，口干舌燥亦减，大便通顺，紫斑渐退，未见新斑出现，舌质红，脉沉细。检查血小板已升至78×10^9/L。效不更方，又进10剂，食欲增加，精神好。唯下午有五心烦热，口干，舌少津，淡苔黄，脉沉细无力。此为病久不愈，火热内炽，耗伤阴液，阴虚内热之证，仍以前方加减，当重用滋阴清热药为主，其方加入麦冬10克，石斛10克，生龟板15克，墨旱莲10克，连服20剂后，诸症得除，紫斑皆退，未见新起。化验检查各项指标正常。

【按】本证多由热毒炽盛于血分所致，治疗以清热解毒，凉血散瘀为主。方中生地黄、沙参凉血滋阴生津，恢复已失之阴血；赤芍、牡丹皮清热凉血、活血散瘀；大青叶、板蓝根清热解毒；白薇、紫草、侧柏叶、槐花凉血止血消斑；知母滋阴清热。全方诸药合用，共奏清热凉血、解毒消斑之功。

80. 过敏性紫癜

【症候】起病较缓，见皮肤紫斑，伴关节肿痛灼热，肢体困倦、酸软，脘腹闷痛，纳呆口腻，或身热不扬，尿黄，便秘或溏而不爽，舌淡苔黄腻，脉滑。

【中医辨证】湿热蕴结。

【治法】清热祛湿，化瘀通络。

【方名】二妙丸加味。

【处方】苍术20克，黄柏20克，续断15克，薏苡仁10克，鸡血藤20克，板蓝根15克，连翘10克，桑枝10克，滑石20克，小蓟10克，甘草10克。

【用法】水煎服，每日一剂。

【临床案例】

李××，女，25岁，于2003年7月5日就诊。患者于1周前无明显诱因出现关节疼痛，腹痛，低热，服用退热药后体温降至正常，但全身出现成片疙瘩，痒甚，浮肿，腹痛、关节痛依旧，双下肢散在出血斑，皮肤多处搔痒痕，舌质红苔薄黄，脉滑数。西医诊断为过敏性紫癜。辨证此系湿热毒邪留滞而为患，治宜清热化湿，祛风通络。用二妙丸加味汤治疗，15剂后皮疹大部分消退，但关节仍有痛感。继服上方加减调治，经服药50剂后关节疼痛消失，出血点消退，病获痊愈。

【按】中医学文献中没有过敏性紫癜的病名记载，根据其临床表现和发病特点，在紫癜阶段可归属于中医"斑疹""肌衄""葡萄疫""紫癜风"等范畴，病因病机可归为风、热、湿（毒）、瘀、虚等方面。本例患者发病正值暑热季节，热盛之中又有湿邪为患，湿热蕴结伤及脾胃，运化失司，阻碍气机，致湿停中焦。治疗上应该脾胃与气血同治，故治宜祛邪，清热解毒，凉血化瘀。临床上中西医结合治疗过敏性紫癜可缩短疗程，提高疗效，降低复发率，减少西药副作用及药量，且易被患者接受。方中苍术、黄柏是二妙丸的组方，二妙丸是中医用于燥湿清热的基础名方，广泛应用于湿热下注引起的炎症、红肿、渗出等症。只要是辨证为湿热证，尤其是湿重于热证，均可使用；薏苡仁性味甘淡微寒，有利水消肿、健脾去湿、舒筋除痹的功效；板蓝根、连翘清热解毒；小蓟凉血止血；桑枝、鸡血藤祛风湿而善达四肢经络，通利关节，痹证新久，寒热均可使用；续断补肝肾，强筋骨；滑石甘淡性寒，质重而滑，淡能渗湿，寒可清热，质重能降，滑可利窍；甘草和中，缓滑石之寒，相配有清暑利湿作用。诸药合用祛邪解毒，凉血化瘀，清热燥湿。

81. 再生障碍性贫血

【证候】起病缓慢，心悸，气短，周身乏力，面色苍白，纳呆便溏，腰膝酸软，或潮热盗汗，或畏寒肢冷，舌质淡，苔薄，脉虚弱。

【中医辨证】脾肾阳虚，气血亏损。

【治法】补气养血，扶阳益阴。

【方名】八珍汤加减。

【处方】党参30克，炒白术15克，黄芪30克，白芍20克，当归15克，熟地黄30克，茯苓15克，甘草10克，仙鹤草30克，鸡血藤30克，阿胶10克（烊化冲服），何首乌15克。

【用法】水煎服，每日一剂。

【临床案例】

丁××，女，30岁，于1994年12月19日就诊。患者半年前无明显诱因出现疲乏无力，少气懒言，后经某医院检查，诊断为再生障碍性贫血，长期治疗而效果不佳。此前来求治，希望配合中药治疗。症见面色㿠白，头晕，神疲乏力，腰膝酸痛，寐艰多梦，怕冷，午后低热，口燥咽干，大便时溏，小便黄，下肢轻度浮肿，四肢皮肤有瘀点，舌质淡，苔白腻，脉弦细数无力。实验室检查血红蛋白60g/L，白细胞2.0×10^9/L，血小板50×10^9/L。辨证属脾肾虚弱，气血亏损所致，急投以八珍汤加减，服药30剂后疲乏无力、腰膝酸痛减轻。其后又连续服药6个月，方中之药前后略作加减，服药后诸症明显消失，血常规检查基本正常，嘱其继续服药巩固疗效。

【按】再生障碍性贫血属中医"虚劳""血虚""血枯""髓枯"等范畴。早在《灵枢·决气》篇中就有"脱血"的记载。《金匮要略·血痹虚劳病脉证并治》云："男子面色薄者，主渴及亡血，卒喘悸。""面色白，时瞑目，兼衄，少腹满。"这些论述与再障的症状颇为相似，并认为"此为劳使之然"，对后世有较大的影响。古代医家通过临床实践，也已发现本病治疗困难，如明代戴原礼说："诸失血而发热者，难治。"中医认为，因影响到这些脏腑的造血功能时，均可发生再障。此证乃脾肾虚弱，气血亏损为主要病机，方用党参、白术、茯苓、甘草、黄芪温而不燥，补而不峻，益后天之本，补先天之气；白芍、熟地黄、当归补而不滞，滋而不腻，养血活血；鸡血藤、仙鹤草消瘀凝血，活血通经；何首乌甘温入肝肾，善补益肝肾；阿胶育阴，填精益髓，同时补阳药借补阴药为基础，确有阳生阴长之妙，共奏温阳实脾、滋阴养液、导滞生新之功。

82. 白细胞减少症

【症候】头晕，心悸，失眠多梦，健忘，倦怠乏力，纳少便溏，腰膝酸软，畏寒肢冷，舌淡，苔薄，脉细或结代。

【中医辨证】心脾两虚，肾气不足。

【治法】健脾益气，养心和血，补肾。

【处方】黄芪 15 克，党参 15 克，山药 20 克，白术 15 克，茯苓 10 克，砂仁 15 克，柏子仁 15 克，炒酸枣仁 25 克，枸杞子 20 克，菟丝子 25 克，当归 15 克，丹参 20 克。

【用法】每日一剂，水煎两次，混合分两次服用。

【临床案例】

常××，女，43 岁，于 2006 年 3 月 28 日初诊。患者于 1 年前时有不明原因头晕，疲惫，两腿自觉沉重，乏力，腰酸，食欲不振，于半年前体检发现白细胞减少，检查为 $3.0 \times 10^9/L$，曾多次复查多在 $3.0 \times 10^9/L$ 左右，最低时仅为 $1.6 \times 10^9/L$。服用各种升白细胞药物，均无明显效果。时伴有肢体麻木不适，失眠，面色黯黄无光泽，舌质淡红，苔薄白，脉沉细无力。就诊后随即投以上方，患者服药 60 余剂后，自觉症状减轻，白细胞化验已升至 $4.0 \times 10^9/L$ 左右。又间断服药 3 个月，多次复查白细胞均在 $4.8 \times 10^9/L$ 以上，其后恢复工作，随访 1 年后情况稳定，未复发。

【按】方中重用黄芪，味甘微温，入脾、肺经，补中益气，升阳固表，配伍党参、山药、白术补气健脾，与黄芪合用，以增强其补益中气之功。砂仁辛散温通，气味芬芳，化湿醒脾，行气温中。血为气之母，气虚时久，营血亦亏，故用当归养血和营，协党参、黄芪以补气养血；柏子仁、酸枣仁养血安神；枸杞子、菟丝子补肾益精，助精生血；丹参活血化瘀。诸药合用，使气血虚弱得补，肾气不足得养，则气血调和，肾气充足，诸症自愈。

83. 慢性粒细胞性白血病

【症候】面色苍白不华，指甲不荣，倦怠乏力，头昏失眠，心悸气短，自汗盗汗，舌质淡苔白，脉细弦无力。

【中医辨证】肾气不足，气血虚弱。

【治法】补肾益精，补益气血。

【处方】生地黄 15 克，熟地 15 克，枸杞子 15 克，杜仲 20 克，五味子 10 克，山药 20 克，山茱萸 15 克，党参 15 克，茯苓 20 克，蒲公英 15 克，紫花地丁 15 克，半枝莲 15 克，白花蛇舌草 20 克，当归 20 克，菟丝子 15 克，女贞子 15 克，甘草 10 克。

【用法】水煎服，每日一剂，分两次服用。

【临床案例】

荣××，男，42 岁，于 2007 年 8 月 28 日初诊。患者近 1 年来自感体弱易患感冒，平日常感疲乏无力，腰背酸痛，饮食睡眠尚可，心悸气短。近 2 个月来自觉上述症状加剧，但无发热等症，亦无出血倾向，舌淡苔白，脉细弱。经医院血常规及骨髓穿刺检查证实为慢性粒细胞性白血病。中医根据脉证，辨证为肾气不足兼有气血亏虚。治当以补肾为主，补益气血。就诊后给以上方服用，连服 60 剂，服药后症状明显好转，行血常规及骨髓检查，证明疗效确在，病情好转。然患者仍睡眠梦多，腰时有酸痛，饮食状况一般，疲乏无力，别无其他不适。仍予原方为主加减，嘱其继续服用，以巩固疗效。又服用 90 剂，后随访病情趋于稳定，继续服药调理治疗。

【按】祖国医学记载中无"慢性粒细胞白血病"病名，但根据本病骨髓粒细胞恶性增殖，中性粒细胞明显增高（可高达数十万，甚至超过百万），以及发热、贫血、乏力、消瘦、肝脾肿大等临床表现，现代学者认为该病多属于中医古代文献中的"虚劳""积聚"等范畴。如《诸病源候论》中有这样的论述："虚劳之人，精髓萎竭，气血虚弱，不能充盈肌肤，故此羸瘦也。"后代医家对慢性粒细胞性白血病的病因病机的认识有所不同，大多数中医学者认为慢性粒细胞性白血病的发生是由于先天禀赋不足或后天失养引起脏腑功能亏虚，或由于外感六淫，内伤七情等引起的气血功能紊乱，脏腑功能失调，致使邪毒乘虚而入，邪毒入里蕴于骨髓，耗气伤血，使气血亏虚，邪与营血相搏结使气血流通不畅，脉络瘀阻，久而成积。此病的治疗目前尚无特效疗法，无论西药或中药，都可使部分患者的病情缓解，患者生命得以延长。然多种西药均有明显的副作用，而配合中药治疗，施法得当，能达到较好的效果，副作用较小。本病例治法以补肾生精生髓为主，佐以解毒驱邪为辅。方中以熟地黄、山药、山茱萸补肾阴，以补骨生髓；党参补气养血；枸杞子、杜仲、五味子、菟丝子、女贞子补肾益精生髓；蒲公英、紫花地丁、半枝莲、白花蛇舌草清热解毒；生地清热凉血；茯苓利水健脾；当归补血养血；甘草调和诸药。方中诸药合用补益气血，滋养肝肾，调和脏腑阴阳。

第六章

泌尿系统疾病

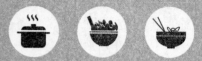

84. 特发性浮肿

【**症候**】面目浮肿，晨起轻傍晚加重，长时间站立或活动后下肢逐渐出现肿胀，平卧减轻，按之凹陷，不易恢复，伴有不同程度的畏寒肢冷，小便短少，腰膝酸软，神疲乏力，纳呆，腹胀便溏，舌淡苔白，脉沉缓或沉弱。

【**中医辨证**】脾肾阳虚。

【**治法**】温阳利水。

【**处方**】淫羊藿 10 克，巴戟天 10 克，厚朴 15 克，枳实 10 克，猪苓 10 克，泽泻 10 克，川芎 10 克，郁金 10 克，苍术 15 克。

【**用法**】水煎服，每日一剂。

【**加减**】神疲乏力，纳少便溏者加黄芩 15 克、党参 15 克、山药 15 克，以助益气健脾；头面肿甚者，加麻黄 10 克、赤小豆 30 克以升阳发表，利水消肿。

【**临床案例**】

柴××，女，48 岁，于 2001 年 3 月 15 日就诊。患者双下肢浮肿 1 年。患者于 1 年前出现长时间站立后脚踝部水肿，按之凹陷不起，晨起可消退，未进行治疗。近 1 个月来下肢浮肿加重，休息后亦不能减轻，并出现头面浮肿，头痛头晕，心悸耳鸣，腰膝酸软，失眠多梦，夜尿频多等症状，现求治于中医。诊见：面色㿠白，头面浮肿，下肢浮肿，按之凹陷不起，畏寒肢冷，腰膝酸软，小便短少，舌质胖润，苔白略腻，脉沉缓。中医辨证诊为脾肾阳虚所致之水肿，治宜温阳利水。即给以上方服用，服药 20 剂后下肢水肿减轻，其余症状亦好转。继续服药 20 剂后，病情明显好转，浮肿基本消退。又坚持服药 30 余剂而获痊愈，随访达 1 年余未再复发。

【**按**】特发性浮肿是以中年女性为多发的原因不明性浮肿，本症以浮肿单独存在为特征，而不伴有其他疾病，长时间站立时浮肿加重，在卧位时浮肿减轻。本病属中医"水肿"范畴，病理变化为肝、脾、肾三脏功能失调，即"其本在肾，其标在肺，其制在脾。"临床治疗应遵循此三脏立法，并加入活血化瘀药以取得满意疗效。此病案为脾失温运，肾阳随之受损，不能化气行水，水湿泛溢肌肤而致。治宜温补脾肾，利水消肿为主。方中淫羊藿、巴戟天温肾阳，补肾精；川芎行气活血，两者相伍，行气化瘀，共奏活血破瘀之功以祛瘀利水；猪苓、泽泻为利水之主药,性味甘淡,利水效果可靠,其有效成分天门冬酰胺,能抑制肾小管对钾、钠、氯等电解质的重吸收机能,增加尿素、氯化物的排出;枳实、厚朴相须为用,辛开苦降温通,枳实行气消痞,厚朴行气除满,从而使气机畅,痞满消;苍术、泽泻同用,以健脾燥湿,利小便而实大便;郁金行气解郁,凉血破瘀。全方合用温阳补肾,利水消肿,迅速缓解临床症状。

85. 低蛋白水肿

【症候】全身水肿,下肢为甚,按之没指,不易恢复,伴有胸闷腹胀,身重体倦,面色不华,纳少泛恶,小便短少,舌苔白腻,脉沉缓。

【中医辨证】脾虚湿浊,水湿内泛。

【治法】健脾化湿,通阳利水。

【处方】当归 30 克,苍术 25 克,厚朴 10 克,陈皮 15 克,木香 15 克,大腹皮 15 克,半夏 15 克,青皮 10 克,茯苓 20 克,紫苏叶 15 克,黄芪 20 克,白术 15 克,泽泻 15 克,大枣 5 枚。

【用法】水煎服,每日一剂。

【临床案例】

梁××,女,49 岁,于 2002 年 12 月 24 日就诊。患者全身浮肿已 2 个月,近日加重。患者于 2 个月前两侧踝关节出现水肿,约 1 个月左右波及膝关节,继而发展至全身水肿,行动不便,身重体倦,食欲减退,小便量少,晚上视力模糊。曾服用西药治疗效果不理想。就诊后可见患者面部稍浮肿,腿部浮肿明显。化验检查:血红蛋白 97g/L,红细胞 3.3×10^{12}/L,总蛋白 55g/L,白蛋白 36g/L。尿常规:尿蛋白(++)。肝肾功能无明显异常。辨证后给以上方服用,服用 10 剂后水肿渐渐消退。继续服药 20 剂后水肿全消,饮水如常,继续调整后服药巩固治疗。

【按】方中苍术、厚朴均可苦温化湿,苍术苦温性燥主升,善除湿运脾;厚朴苦温辛散主降,可温中下气,化湿除满;苍术燥湿走表,表湿用苍术,厚朴行气走里,里湿用厚朴;二药为伍,升脾气,降胃气,化湿浊,健脾胃。配以白术甘温性缓,健脾力强,补多于散,善于补脾益气,则中焦得健,脾胃纳运如常,水湿得以运化,不能聚而为患,人则康复无恙。茯苓味甘淡性平,泻中有补,甘能和中益脾,淡能渗湿利水;泽泻味甘淡性寒,泻而无补,淡能利水渗湿,寒能泄肾及膀胱之火,二者相伍,泻重于补,共收利水消肿止泻之功。半夏味辛性温而沉降,有燥湿化痰,降逆止呕,散结消痞之功;陈皮味辛苦性温,气芳香入脾、肺,辛以行气,苦以降气、燥湿,故为行气健脾,燥湿化痰,降逆止呕要药;半夏得陈皮之助,则气顺而痰自消;陈皮得半夏之助,二药配伍,共奏燥湿化痰、健脾和胃、理气止呕之功。黄芪补益脾肺元气,鼓舞气化;当归养血,和血活血,气旺血生;二药合用,补气以生血,气血双调。大腹皮辛散行气,能宣通肺气,通调水道,利水消肿。青皮苦辛温,其性峻烈,沉降下行,行散降泄,有消积化滞作用;木香辛苦温,善通行脾胃之滞气,有良好的行气止痛作用。方中诸药合用健脾利湿,温阳利水,使阳行水化而湿自去,水肿可消。

86. 低蛋白血症

【症候】身肿，腰以下为甚，按之凹陷不易恢复，脘腹胀闷，纳呆便溏，面色萎黄，神倦肢冷，小便短少。舌质淡，苔白腻或白滑，脉沉缓或沉弱。

【中医辨证】脾肾阳虚。

【治法】补肾健脾，利水消肿。

【处方】党参15克，山药15克，茯苓15克，车前子10克，白术10克，补骨脂10克，菟丝子10克，制半夏10克，诃子肉10克，肉桂10克，炙甘草10克。

【用法】水煎服，每日一剂。

【临床案例】

贾××，女，34岁，于2011年3月20日初诊。患者自述于6个月前无明显诱因出现眼睑、下肢浮肿。当时未引起注意，后水肿逐日加重，尿量减少，大便呈糊状或水样，身体甚感乏力，无明显发热、咳嗽、呕吐等症状。遂求治于中医，诊见：面色苍白，眼睑浮肿，毛发稀疏，两下肢浮肿，心肺无病理性体征，其舌质鲜红，苔净，脉象沉细。检查：血压110/72mmHg，血红蛋白104g/L，红细胞3.9×10^{12}/L，总蛋白50g/L，白蛋白35g/L。尿常规：尿蛋白（++）。肝肾功能无明显异常，大便培养未见致病菌生长，胃肠钡餐检查无异常发现。此乃属脾肾阳虚，治当补火生土。即投以上方10剂，服药后其大便已成形，次数亦如常人，尿量增多，口涎稍减，舌仍鲜红，此乃病获转机，其治当循前法。其方略作加减再进10剂，舌红转淡，薄苔微生，口涎减少，颜面及下肢尚有轻度浮肿。此遵上法继续用药10剂，症状显著转好，舌质苔色均转正常，饮食基本正常，后继续服药调理治疗。

【按】此症为血浆蛋白过低，出现食欲不振及腹胀腹泻等症状。此病例见舌质鲜红，属阴虚之象；而面浮肢肿，口泛清涎，腹泻连绵，又为脾肾阳虚之证。证见矛盾，辨必求详。方中选补命火之药补骨脂温补下焦之阳，且有暖脾止泻之效；故用其配伍肉桂以补命火，并佐白术而温中健脾；党参、山药健脾补肾；茯苓、车前子利水消肿；半夏辛温而燥，为燥湿化痰、温化寒痰之要药，善治脏腑之湿痰；菟丝子性平，味辛而甘，其柔润而多液，不温不燥，祛而不腻，是一味平补阴阳的药物，不论肾阴虚，还是肾阳虚都可应用。治疗慢性疾病，辨证既确，守法不移，多服久服，方能收效。

87. 急性泌尿系感染

【症候】发病较急，小便频数短赤，甚则尿血，尿道灼热疼痛，尿下淋沥混浊，常伴恶寒发热，舌质红苔黄腻，脉数有力。

【中医辨证】膀胱湿热。

【治法】清热解毒，燥湿化淋。

【处方】大青叶15克，蒲公英15克，连翘10克，川续断15克，怀牛膝10克，黄柏10克，知母10克，滑石10克，栀子10克，甘草10克。

【用法】水煎服，每日一剂。

【临床案例】

荣××，女，45岁，2016年8月6日就诊。患者主诉尿频、尿痛3天，患者于3天前出现尿急、尿频、尿痛，发热恶寒，尿色深红，伴有腰痛倦怠，曾服西药无效，故要求服中药治疗。现患者小便频数短赤，尿道灼热疼痛，尿下淋沥混浊，舌苔黄腻，脉滑数。化验：尿常规红细胞（＋）、蛋白（＋）。中医辨证属淋证范畴，按其脉证为湿热内蕴，下注膀胱，引起一系列泌尿系症状。因其病程短，发病急，应以"急则治其标"为治则，首先以清热化湿解毒，采用上方治疗。服药5剂后复诊，泌尿系症状显著好转，尿常规检查：红细胞少数，蛋白（＋）。又进5剂，全身症状消失，尿常规转阴性。再进5剂后病获痊愈。

【按】中医淋证范围甚广，所谓五淋即膏淋、石淋、气淋、血淋、劳淋。皆为热结膀胱，当包括现代医学之泌尿系感染、结石和前列腺疾患等。各种淋证均有其共同特征，也有其独有特征。若能按其病情辨证施治，灵活加减，均能收到理想效果。方中大青叶、蒲公英、连翘清热解毒，利湿通淋；滑石善能滑利窍道，清热渗湿，利水通淋，《药品化义》谓之："体滑主利窍，味淡主渗热"；黄柏上清心火，下利湿热，使湿热之邪从小便而去。栀子清泄三焦，通利水道，以增强清热利水通淋之功；川续断、牛膝补益肝肾；甘草调和诸药，兼能清热、缓急止痛，是为佐使之用。全方共用，清热化湿，利水通淋，补益肝肾，使湿热之邪从小便而解。

88. 急性泌尿系感染

【症候】起病较急，尿频，尿急，尿道灼热涩痛，尿色红赤，伴发热头痛，面浮肢肿，舌苔黄腻，脉数。

【中医辨证】湿热注于下焦，蕴结膀胱。

【治法】清热解毒，利湿通淋，行气活血。

【处方】蒲公英30克，金银花20克，金钱草30克，丹参15克，香附10克，小蓟15克，白茅根15克，大腹皮10克。

【用法】水煎服，每日一剂，分四次服。

【临床案例】

单××，男，22岁，于2008年2月26日就诊。患者主诉尿频、淋沥涩痛5天，患者于5天前尿频，尿急，排尿时感觉灼热涩痛，排尿时疼痛难忍，日数十次，尿色红赤，伴发热头痛，面浮肢肿，按之凹陷，久久不起，饮食少进，询之病史半月前曾患腮腺炎。检查：急性病容，心肺（－），肝脾未及，舌苔黄腻，脉象滑数。尿常规：蛋白（＋＋＋），红细胞（＋＋），细胞管型（＋）。辨证系湿热下注，邪毒内蕴，气血瘀滞，水道不利，溢于皮肤而水肿。治宜清热解毒，利水通淋，佐以凉血化瘀止血。采用上方治疗，药进5剂，小便通畅而量多，尿次减少，浮肿减去八九，胃纳已展，小便肉眼观察呈淡黄色，检查：蛋白（＋），红细胞（＋）。药合病机，又进5剂，患者浮肿全消，食纳颇佳，尿常规查转阴性，病告痊愈。嘱其调其饮食，适其寒暖，务必防止感冒。

【按】本方具有清热解毒，利湿通淋，行气活血之功。据现代药理研究，证实具有广谱抗生素的作用。如在本方的基础上，结合辨证加减，治疗泌尿系感染疾患，往往收效甚捷。方中金银花、蒲公英都能清热解毒，金银花入肺胃，可解中上焦之热毒，蒲公英兼能利水通淋，泻下焦之湿热；金钱草利水通淋、清热解毒、散瘀消肿、清利湿热，有良好的利湿退黄及排石通淋作用；香附、丹参行气解郁，活血止痛；小蓟是治疗血淋的要药，白茅根善于发散脏腑郁热，可以治疗小便淋涩作痛，或者因热导致的小便短少、浑身水肿，二者均有止血不留瘀之特点，小蓟用治血热夹瘀的尿血等，白茅根除用治血热妄行的多种出血症外，尚治肺热气逆咳嗽及热淋等证，两药配伍，相须为用，凉血止血力增，常可用于血热妄行的多种血证，尤以血热尿血为佳；大腹皮行气宽中，利水消肿，消除体内多余水分。采用此方为基本方进行加减，治疗泌尿系感染多例，一般服药 5～10 剂，症状明显好转，均获满意效果。

89. 急性肾炎

【症候】面色㿠白，形寒肢冷，遍体悉肿，按之没指，甚则可伴胸腹水，乃至胸闷气急，小溲短少，大便溏薄，尿常规有蛋白，舌淡且胖，苔薄或腻，脉沉细。

【中医辨证】肾阳虚衰，阳虚水泛。

【治法】宣降肺气，温阳利水。

【处方】厚朴 15 克，枳壳 15 克，青皮 10 克，陈皮 15 克，大腹皮 15 克，猪苓 20 克，泽泻 15 克，云苓 15 克，车前子 30 克，莱菔子 15，茯苓 20 克，竹叶 10 克。

【用法】每日一剂，早晚分服。

【临床案例】

劳 ××，男，38 岁，于 2006 年 5 月 23 日就诊，自诉头面及全身浮肿 3 天。患者于 3 日前无明显诱因出现头面及全身浮肿，按之没指，全身酸软无力，腰痛，小便不利，尿常规蛋白（++++），胸闷，气短，不欲饮食，舌质淡，舌苔白腻，脉滑数。特求中医诊治，中医辨证为肾阳不足，阳虚水泛所致，就诊后给以上方服用，服用 10 剂头面及全身浮肿消退大半，后继续服用 20 剂，肿消症除，尿化验恢复正常，病获治愈，为巩固疗效，又服 30 余剂。

【按】应用此方进行治疗水肿疾患，多收到良好的效果。根据肾病的发病机理和临床表现，肺脾肾三脏相互影响。如肾虚水泛，逆于肺，则肺气不降，失其通调水道之职，使肾气更虚而加重水肿。方中以行气、降气、温阳、利水之法来调畅气机、解郁通结、和胃降逆、肃肺逐郁，达到升清降浊，三焦气顺，水行正道的目的，使症消疾除。但理气之品性急躁，用之太过易耗液伤阴。肿消之后应予减去，加养阴之药当归，温煦肾脾之阳的附子、肉桂、干姜等以善其后。本方中厚朴、枳壳、陈皮、青皮多辛、苦，性温，气味芳香，具有理气健脾、疏肝解郁、行气止痛、破气散结等功效；大腹皮、猪苓、泽泻、云苓、车前子都可利水渗湿，茯苓味甘而淡，甘则能补，淡则能渗，药性平和，既可祛邪，又可扶正，利水而不伤正气，用治寒热虚实各种水肿。猪苓甘淡渗泄，利水作用较强，用于水湿停滞的各种水肿，单味应用即可取效。泽泻利水作用较强，善治痰饮眩晕，兼泄肾及膀胱之热，又可化浊降脂。三药相配以加强利水渗湿作用，亦善渗水湿以化痰饮。莱菔子降气化痰，消积散结。诸药合用有行气、降气、利水消肿、消积散结之功，使湿邪祛除，正气自安。

90. 急性肾炎

【症候】面浮肢肿，少气乏力，易患感冒，腰脊酸痛，小便量少，伴有咳嗽流涕，头痛发热，咽痒或干痛。舌质淡或红，舌苔薄白，脉浮滑。

【中医辨证】风寒束表，卫气被郁。

【治法】疏风发表，宣肺利水。

【方名】麻黄汤加味。

【处方】麻黄 10 克，杏仁 10 克，浮萍 5 克，桂枝 10 克，紫苏叶 10 克，防己 15 克，桑白皮 15 克，葶苈子 15 克。

【用法】水煎服，每日一剂。

【临床案例】

黄××，男，44 岁，于 2016 年 4 月 15 日就诊。自诉颜面浮肿伴头痛 10 天。患者于 10 天前因受凉后出现颜面浮肿，伴有头痛、肢酸、寒热、胸中痞满，不能平卧，自行服用感冒药（药名、用量不详）效果不明显，特来进一步诊治。就诊时患者面部浮肿，咳嗽气喘，化验小便常规：红细胞（++）、蛋白（++），颗粒管型（+），白细胞少许，诊断为急性肾炎。曾用西药而疗效不佳，改用中药治疗。投麻黄汤加味 5 剂，服药后微微汗出，肿消减，余诸症悉减。二诊，见喘肿虽轻，平卧仍不能久，咳嗽时作，舌苔白腻，脉浮。按腰以上肿当发其汗的原则而发汗利水，使表里分消。用上方加入厚朴 10 克，服 5 剂后肿消大半，咳嗽已止，仍守前方，续服 10 剂，病获痊愈。

【按】方中麻黄苦辛性温，归肺与膀胱经，善开腠发汗，祛在表之风寒；宣肺平喘，开闭郁之肺气，由于本方证属卫郁营滞，单用麻黄发汗，只能解卫气之闭郁，所以又用透营达卫的桂枝解肌发表，温通经脉，既助麻黄解表，使发汗之力倍增；又畅行营阴，使疼痛之症得解。二药相须为用，是辛温发汗的常用组合。杏仁降利肺气，与麻黄相伍，一宣一降，以恢复肺气之宣降，加强宣肺平喘之功，是为宣降肺气的常用组合。桑皮、葶苈子泻肺平喘，利水消肿，防己用于治一身悉肿，小便短少。诸药配伍，表寒得散，营卫得通，肺气得宣，水肿得消，则诸症可愈。

91. 急性肾炎

【症候】面色浮黄，晨起眼睑浮肿，恶寒发热，神疲肢倦，纳少，腹胀便溏，下肢浮肿，按之凹陷。舌淡苔白润，有齿印，脉细弱。

【中医辨证】脾虚湿困，外感风寒。

【治法】解表祛湿利尿，行气消水。

【处方】蒲公英 15 克，鱼腥草 15 克，生黄芪 20 克，白术 10 克，桑白皮 10 克，陈皮 10

克，大腹皮 10 克，莱菔子 15 克，玉米须 15 克。

【用法】水煎服，每日一剂。

【临床案例】

高××，男，35 岁，于 2011 年 9 月 5 日就诊。患者于 5 天前偶发感冒而出现恶寒发热，眼睑浮肿，继则四肢及全身皆肿，来势迅速，肢节酸重，小便不利。在某医院尿常规检查：蛋白（+++），管型（++），白细胞略见，红细胞（+++），诊断为急性肾炎。特寻求中医治疗。诊见：全身浮肿，眼睑尤甚，面色萎黄，恶寒发热，头目眩晕，精神倦怠，四肢沉重，腰膝疼痛，尿量减少，舌胖苔腻，脉象濡数。给以上方 10 剂服用。服药后，浮肿明显消退，恶寒发热减轻，头痛、腰痛亦较前减轻，尿量增多，脉象和缓，舌苔较薄。血压 130/70mmHg，体温 37℃，尿常规：蛋白（+），管型偶见，白细胞少许，红细胞（+）。上方既效，守法不变，原方加山药 10 克，又服 10 剂，服上药后，诸症皆除，尿常规正常，遂以济生肾气汤加减善后，并嘱忌盐，清淡饮食，后无复发。

【按】急性肾炎根据其临床表现在中医上归属于"水肿""尿血"等范畴。其病因与感受风寒、风热、水湿等外邪有关。病理主要与肺脾肾三脏有关。本例患者为湿邪内侵，脾失健运，以致水湿不能下行，泛于肌肤，复加风邪上逆犯肺，肺失宣肃，水道不利，而发为水肿。湿热内侵，损伤血络是肾炎尿液变化的原因，治宜祛湿利尿，解表消肿。方中鱼腥草和蒲公英都具有清热解毒，利尿的作用。黄芪与白术两者都能补气、利水，黄芪甘温，补气之力较强，主治气虚所致之水肿、小便不利，能脾肺双补；白术补气健脾，长于健脾除湿，脾虚失运，治水湿内停之证；下气宽中。大腹皮辛散温通，行气疏滞，性善下行，宣通水道，有利水消肿之功。如《本草备要》曰："辛泄肺，温和脾，下气行水，通大小肠。治水肿脚气…。"玉米须味甘性平，有利尿消肿、降血压、止血等作用，可治疗肾炎水肿等疾病。方中诸药相配，补气健脾，利水消肿，清热解毒。

92. 急性肾小球肾炎 ●

【症候】面浮肢肿，面色萎黄，少气乏力，易感冒，腰膝疼痛，舌淡，苔白润，有齿印，脉细弱。

【中医辨证】肺肾气虚。

【治法】补肺益肾，清热利水。

【方名】四苓散合五皮饮方加减。

【处方】茯苓 15 克，猪苓 10 克，泽泻 10 克，白术 15 克，陈皮 10 克，大腹皮 15 克，五加皮 10 克，连翘 12 克，白茅根 30 克，车前子 10 克（包煎），益母草 10 克，神曲 15 克，枳壳 10 克。

【用法】水煎服，每日一剂。

【临床案例】

白××，男，20 岁，于 2011 年 10 月 25 日初诊。患者于 10 天前感冒，发热，小便不利，伴有头痛，曾服用感冒药和解热镇痛药，感冒治愈。近 2 天发现颜面浮肿，逐日加重，食欲不振，腰痛，经某医院检查诊断为急性肾小球肾炎，自愿要求服用中药，前来求治。症见面色发黄虚浮而肿，眼睑尤甚，四肢亦见轻度凹陷性水肿，纳少乏力，时有汗出，大便无异常，小便微黄不利，舌红嫩，苔厚微黄，脉弦数。检查尿蛋白（++），白细胞（+），红细胞（++），颗粒管型少许。就诊后投以上方服药10剂，浮肿见消，饮食增加。上方去神曲、枳壳，加牡丹皮10克，生地黄15克，又进10剂。服后浮肿基本消失，饮食如常，精神佳，查尿蛋白（+），白细胞少许，红细胞（+）。上方再进10剂，服后尿常规已无异常，身体一般情况好。原方去大腹皮、五加皮，加入山药30克，再进10剂，以巩固疗效。先后复查小便均正常而获痊愈，追访近一年未见复发。

【按】方中白术燥而淡，燥则能健脾，淡则能利湿；茯苓甘而淡，甘则能补中，而淡亦渗湿矣；猪苓苦而淡，泽泻咸而淡，苦者有渗利而无补益，咸者直能润下而兼渗利；五加皮、大腹皮下气行水，消肿除满；车前子甘寒而利，善通利水道，利水湿，消水肿。陈皮性温、枳壳微寒，二者合用能克服温燥伤阴之弊，且行气、祛痰之功效增强；白茅根凉血止血，清热利尿；益母草善走下焦，可入肾，既能利水消肿，又能活血化瘀，连翘清热解毒。诸药相合，共奏利水消肿、理气健脾之效。方中诸皮皆味甘，其性或平淡或寒凉，此处取淡渗行皮之湿，寒凉清利皮间之水，合用既能消皮肤之肿，又能行皮间之湿。且药性平和，偏于甘寒，不伤正气，不耗阴液，清热宣肺，利水消肿，使皮表热清而水利，使皮间湿祛而肿消，则浮肿、水肿自愈。在治疗期间，应严格控制患者饮食中食盐的摄入量，以期配合药物治疗，达到理想的治疗效果。

93. 急性肾小球肾炎 ●

【证候】全身水肿，按之没指，小便短少，身体困倦，纳呆，恶寒，咳嗽，头痛，苔薄白，脉浮紧或沉细。

【中医辨证】外受风邪，肺失宣降，水湿停留。

【治法】宣肺利水，渗湿消肿。

【处方】金银花10克，黄芩10克，黄柏10克，大青叶15克，泽泻10克，车前子15克，猪苓15克，茯苓皮10克，桑白皮10克，牡丹皮15克，陈皮15克，山药15克，白茅根15克。

【用法】水煎服，每日一剂。

【临床案例】

朱××，男，18岁，于2014年12月5日就诊。患者因7天前出现尿少、水肿，自以为劳累休息不好，未曾在意。于2天前水肿加重，发现两眼睑浮肿，精神不振，嗜睡，不愿活动，不思饮食，轻度咳嗽，不发热，呼吸稍急促，尿量明显减少，呈洗肉水样，无尿痛，急寻中医治疗。查见发育正常，痛苦病容，呼吸30次/分，脉搏93次/分，血压120/88mmHg，眼睑浮肿，全身皮肤紧张度增高，腹水征（+），面色苍白，尿常规检查：尿蛋白（+++），红细胞（++），白细胞（+++），颗粒管型（+），上皮细胞少量。就诊后即给以上方服用，服药后12小时开始排尿约200ml，腹痛减轻，次日血压102/78mmHg。服药7剂后食欲增加，唇指微红，精神好转，尿量增至1000ml/24小时。又服药20剂，浮肿消退，尿蛋白（+），红细胞（+），白细胞少许，管型少许。再服40剂，尿蛋白消失，尿镜检转阴，症状全无。

【按】方中以金银花、黄芩、黄柏、大青叶清热利湿；泽泻、猪苓、车前子、茯苓皮甘淡渗湿，利水消肿；牡丹皮、白茅根凉血止血；桑白皮泻肺平喘，行水消肿；陈皮味辛、苦，性温，辛以行气，苦以降气，又苦以燥湿，温化寒湿，湿去则脾健，脾健则水湿得运；山药甘平，能补脾益气，滋养脾阴。方中诸药合用能宣肺利水，渗湿消肿。

94. 慢性肾炎

【症候】浮肿明显，面色苍白，畏寒肢冷，腰酸腿软，足跟痛，神疲纳呆，尿少便溏，遗精、早泄，月经失调。舌嫩淡胖有齿印，脉沉细或沉迟无力。

【中医辨证】脾肾阳虚。

【治法】温阳利水，健脾补肾。

【处方】白术 10 克，泽泻 15 克，茯苓皮 20 克，桂枝 10 克，鱼腥草 20 克，淫羊藿 15 克，益母草 20 克，车前子 15 克（包煎），党参 20 克，附子 10 克（先煎）。

【用法】水煎服，每日一剂。

【临床案例】

叶××，男，54 岁，2007 年 5 月 30 日初诊。患者于 2 年前患急性肾炎，经某医院用激素等药物治疗，好转出院。出院后一直口服药物（具体不详）治疗，病情控制不稳定。为求进一步治疗，特来就诊。就诊时面浮腹肿，腰酸腿软，畏寒肢冷，面色㿠白，倦怠无力，舌体肥胖，脉沉弱。尿常规检查：尿蛋白（+++），管型（++），红细胞（++）。中医辨证属脾肾阳虚，治宜温阳利水，健脾补肾。服用上方治疗，15 剂后尿常规检查：蛋白（++），管型（+），红细胞（+）。守上方随症稍作加减，继续服用 15 剂，诸症皆除，尿常规转为阴性。后减去附子，又服用 3 个月，以巩固疗效。复查肾功能及尿常规基本正常。

【按】慢性肾炎的主要病机为本虚标实。本虚主要表现为脾肺肾的虚损。标实为水湿、湿热、瘀血之邪等。因此，治疗原则应为扶正祛邪，这也是我们立方之宗旨。方中淫羊藿补肾壮阳，祛风除湿；益母草活血祛瘀，利尿消肿；鱼腥草补肺利尿，白术、茯苓皮、泽泻、车前子通利小便，利水消肿，桂枝、附子通阳化气，散寒利水，党参、白术健脾益气，诸药合用，补而不滞，补中有通，通中有养，泄浊而不伤正，从而达到温阳利水，健脾补肾之功。本方主治脾肾阳虚型慢性肾炎，能取得较满意效果。

95. 慢性肾炎

【症候】浮肿明显，面色苍白，畏寒肢冷，神疲肢倦，纳呆，腹胀便溏，下肢浮肿，按之凹陷，舌嫩淡胖有齿印，苔白润，脉沉细或沉迟无力。

【中医辨证】脾肾阳虚，湿困脾阳，气虚血瘀。

【治法】温补肾阳，健脾化湿，活血化瘀。

【方名】真武汤加减。

【处方】黄芪 20 克，附子 10 克（先煎），防己 10 克，桂枝 10 克，茯苓 15 克，淫羊藿 15 克，党参 15 克，当归 15 克，白术 10 克，甘草 10 克。

【用法】水煎服，每日一剂。

【临床案例】

孟 ××，男，55 岁，2002 年 12 月 6 日就诊。患者自述 1 年前因浮肿，尿频，腰痛住院，经治疗后病情好转出院，出院时浮肿已消退，症状均已消失。最近 1 个月来常感腰部胀痛，久站则疼痛加重，小便先是时短时清长，后转为经常清长，多次到医院化验小便，蛋白均在（++ ～ +++）。服用多种中西药物，小便未见好转，蛋白尿从未消失，体质逐渐衰弱，腰酸怕冷，体困肢沉。来诊时患者面色㿠白，营养欠佳，舌质淡白，舌苔白滑，脉沉细弦，血压 120/80mmHg，尿蛋白（+），红细胞少许。证系脾肾阳虚，湿困脾阳，久病气虚致瘀。治宜温补肾阳，健脾化湿，活血化瘀。嘱其服用上方，服药 10 剂，复查小便尿蛋白消失，腰酸即减，小便恢复如常。嘱其再进 10 剂，以固其效。此后复查小便，均未见尿蛋白出现。患者每隔数日加服上药 10 剂，随访 1 年，小便一直未见异常，体质恢复正常。

【按】此例慢性肾炎患者，体质较差，所用方药以补肾壮阳，补益气血为主。方中用黄芪补气以壮阳，先后天同补，兼以养血活血，扶正矫虚则瘀除，黄芪、白术配合可使慢性肾炎患者的尿蛋白减少；淫羊藿补肾壮阳，祛风除湿；附子辛甘性热，用之温肾助阳，以化气行水，兼暖脾土，以温运水湿；茯苓利水渗湿，使水邪从小便去；白术健脾燥湿；桂枝发汗解肌，温经通脉，助阳化气，散寒止痛；本方最后还使用性味平和的甘草来清热解毒，调和诸药药性，使全方共奏益气健脾、温阳利水之功。

96. 慢性肾炎（水肿型）

【症候】面色黄，浮肿明显或腹胀如鼓，畏寒肢冷，头晕耳鸣，腰脊酸痛，神疲，纳呆，尿少便溏，舌淡苔薄，脉沉细。

【中医辨证】脾肾阳虚，水湿内停，气血瘀滞。

【治法】活血化瘀，利水消肿。

【处方】益母草 20 克，丹参 15 克，当归 15 克，白茅根 15 克，车前子 15 克，泽泻 15 克，红花 15 克，川芎 20 克，牛膝 15 克，白术 15 克，麻黄 10 克。

【用法】水煎服，每日一剂。

【临床案例】

金 ××，女，38 岁，于 2013 年 2 月 23 日就诊。患者 5 年前曾患急性肾炎，经治疗后好转。此后浮肿，头昏，腰痛反复发作，曾两次住院诊断为慢性肾炎。来诊时面部及全身重度浮肿，面色㿠白，精神不振，懒言，头晕眼花，形寒肢冷，全身胀痛，腰酸腿软，尿少色清，舌苔白腻，舌质紫，边有瘀点，脉沉涩。尿常规：尿蛋白（+++），白细胞 0 ～ 4，红细胞 0 ～ 2。投上方 10 剂。二诊时精神好转，尿量增多，浮肿减轻，腰及四肢关节冷痛。遂当活血化瘀，温阳利水。前方去麻黄、白茅根，加肉桂 5 克，巴戟天 15 克，补骨脂 15 克，又投 10 剂。服后浮肿基本消失，腰及四肢关节冷痛好转，尿常规：尿蛋白（+），白细胞 0 ～ 2，又服 10 剂。服后全身症状消失，尿化验正常，续服上方 20 剂，以巩固疗效，以后间断服用此方。

【按】人体内水液的运行，依靠脾气转输，肺气的通调以及肾气的开阖。若肺、脾、肾三脏失职，则体内水液的正常运行发生障碍，水湿内遂泛溢而为水肿。湿为阴邪，最易阻塞气机，伤人阳气，久则阳虚寒胜，寒湿凝滞则气血流通不畅，导致气血瘀滞。根据临床见证，用活血化瘀法治疗后，瘀滞去，气血畅通，肺、脾、肾三脏恢复其生理功能，水循通道，则症状消除。由于本病虚实夹杂，以虚为本，故瘀滞消除后，应及时补虚治本，以巩固疗效。方中益母草、丹参、红花、川芎活血化瘀；泽泻、白术利水除饮，乃通利脾胃之药，以其淡渗能利脾中之水，水去则脾燥而气充，脾健则运化有权，诸病易愈；车前子清热利水，利小便，配白术健脾燥湿，以升清气，祛湿浊；牛膝功擅活血通经，引血下行；当归养血柔肝；白茅根凉血止血，清热利尿；麻黄宣肺解表。方中诸药合用活血化瘀，清热利水，以使瘀滞去，气血畅通，三脏通调，症状消除。

97. 慢性肾炎

【症候】面浮肢肿，少气乏力，易患感冒，纳差，小便量少，伴有咳嗽流涕，头痛发热，咽痒或干痛。舌质淡或红，舌苔薄白，脉浮滑。

【中医辨证】肺气不宣，脾不健运，水停为患。

【治法】宣肺疏表，理脾利水。

【处方】桔梗 15 克，杏仁 15 克，薏苡仁 20 克，茯苓 15 克，猪苓 10 克，泽泻 10 克，大腹皮 10 克，陈皮 15 克，五加皮 10 克。

【用法】水煎服，每日一剂。

【临床案例】

杨××，男，27 岁，于 2011 年 5 月 17 日就诊。患者于 1 年前突然出现面目浮肿，迅速肿及全身，经某医院诊断为肾炎，服用中西药物，时轻时重，特寻求中医诊治。现患者全身浮肿，有时气喘，精神倦怠，食欲不振，小便量极少而色黄。此系肺气不宣，脾不健运，水停为患。治宜宣肺利水，健脾利湿。给以上方 10 剂服用，服药后小便量增多。继续服药 20 剂后，浮肿减轻，饮食增加，精神好转。服至 80 剂时，水肿全消，已如常人，后间断服药巩固疗效。

【按】方中杏仁肃降肺气之中又有宣肺之功，桔梗苦、辛，辛则宣肺发散，苦则降泄下气，此药之升降助肺之升降也，故桔梗既升且降，宣肺利胸膈，而有开宣肺气，二药配伍，一降一宣，取其宣肺利咽之功；茯苓、猪苓、泽泻、薏苡仁甘淡平缓，能导水下行，通利小便，利水消肿；五加皮性温归肾经，能温肾而除湿利水；大腹皮行水气，消胀满；陈皮和胃气，化湿浊。方中诸药合用共奏宣肺利水，利湿消肿之效。

98. 慢性肾炎（肾病型）

【症候】周身浮肿明显，可伴胸水、腹水，腹胀尿少，面色㿠白，畏寒肢冷，神疲倦怠，遗精阳痿或月经失调，腰脊酸痛或胫酸腿软，纳呆或便溏。舌淡胖，有齿印，苔薄白腻，脉沉细或沉迟无力。

【中医辨证】脾肾两虚。

【治法】健脾固肾，利湿化浊。

【处方】黄芪 20 克，龟板 30 克（先煎），山药 15 克，薏苡仁 15 克，玉米须 30 克，杜仲 20 克，白扁豆 15 克，谷芽 15 克，桑白皮 10 克，白术 10 克。

【用法】水煎服，每日一剂。

【临床案例】

路 ×× ，男，30 岁，于 2016 年 1 月 30 日就诊。患者于 1 年前因全身水肿而就诊，曾在某医院确诊为慢性肾炎，服用药物治疗后病情略见好转，浮肿已部分消退，其他症状未见明显好转。特寻求中医治疗，证见面色㿠白，唇淡，眼胞微肿，疲乏，纳差，腰酸，大便时溏，舌嫩，苔白，脉细尺弱。血压 156/84mmHg，尿常规：蛋白（+++），管型（+）。就诊后中医辨证诊为脾肾阳虚所致，予以上方服用，服药 40 剂后，浮肿好转，精神胃纳好转，血压降至 145/78mmHg，尿蛋白（++），管型（+）。效不更方，嘱其照方继续服用，又服药 60 剂，各项检查均已正常，诸症消失，嘱其继续服药以防复发。

【按】此方治疗以持续蛋白尿为主要表现的慢性肾炎，以中医辨证分型属于脾肾两虚型者。方用黄芪补气行水；桑白皮疏风利水，兼能健脾；白术健脾燥湿，益气利水；玉米须利尿消肿，据现代药理研究有较好的降尿蛋白作用；谷芽利水健脾以消积；山药补脾养胃，生津益肺，补肾；杜仲补肝肾，强筋骨；龟板滋阴潜阳；白扁豆、薏苡仁健脾祛湿，利水消肿。综观全方，祛湿利水之功效较为突出，通膀胱，利三焦，攻补兼施。

99. 肾病综合征

【症候】面色㿠白，肢体或者周身浮肿，腰酸溲少，纳差便溏，自感形寒怯冷，舌淡胖或淡红，苔薄白，脉沉细。

【中医辨证】肾阳不足。

【治法】温阳利水。

【方名】麻黄附子汤加减。

【处方】麻黄 10 克，附子 15 克，黄芪 20 克，甘草 10 克，车前子 10 克，桂枝 20 克，茯苓 10 克，白茅根 15 克。

【用法】水煎服，每日一剂。

【临床案例】

纪 ×× ，女，28 岁，于 2010 年 9 月 22 日初诊。自诉全身浮肿已月余，腰以下肿尤甚。经医院检查诊断为肾病综合征。症见周身浮肿，四肢发冷，面色灰黯，舌质胖色淡，苔白，脉沉细尺弱。此证属肾阳不足，水气泛滥，流布四肢，治宜温阳利水。给以上方服用，服药 20 剂后，大便溏泄，小溲清长，头面浮肿先退，腰以下肿亦减，精神转佳，面色渐润。药已中病，仍守原法，但因正虚，应制其小剂。原方减量，继进 20 剂，浮肿尽消，腰冷已除，食纳转佳，又予"金匮肾气丸"常服以善其后。

【按】方中麻黄、桂枝辛温，发汗解表，助气化阳；附子辛热，温肾助阳；麻黄、桂枝行表以开泄皮毛，逐邪于外；附子温里以振奋阳气，鼓邪达外。茯苓、车前子、白茅根利水消肿；黄芪补气固表，利尿，现代医学研究表明，黄芪有增强机体免疫功能、保肝、利尿的作用，能消除实验性肾炎蛋白尿，提高免疫功能，而且能够延缓细胞衰老的进程。甘草调和诸药。方中诸药合用，温肾助阳以利水，水去则肿消。

100. 肾病综合征

【症候】水肿明显，可伴胸腹水，面色萎黄，形寒肢冷，胸腹痞闷，少气乏力，神疲纳少，小便短赤，舌质淡胖，边有齿印，苔薄白或白腻，脉沉细无力。

【中医辨证】脾肾两虚，下焦湿热。

【治法】调补脾肾，清利湿热。

【处方】黄芪 30 克，党参 20 克，山药 30 克，枸杞子 30 克，山茱萸 15 克，淫羊藿 15 克，白花蛇舌草 30 克，半枝莲 30 克，泽泻 30 克，薏苡仁 30 克，黄柏 10 克，益母草 30 克，红花 10 克，炙甘草 10 克。

【用法】水煎服，每日一剂。

【临床案例】

秦××，女，38 岁，于 2012 年 12 月 28 日初诊。患者患肾病综合征 2 年余，症见全身浮肿，纳食不振，疲乏无力，小便短色黄，大便正常，月经量少，舌红，苔薄白，脉弦细。化验检查示：血肌酐 280umol/L，血尿素氮 25mmol/L，尿蛋白（+++）。中医辨证为脾肾两虚，下焦湿热。治宜调补脾肾，清利湿热。采用上方加减服药 60 剂，服药后水肿减轻，精神好转，病症渐减。继续服药治疗，2 个月后检查血肌酐、尿素氮、尿蛋白基本正常。继续服药巩固疗效。

【按】本方常用于肾病综合征、慢性肾炎等疾患，临床见证为脾肾两虚，下焦湿热未清，如浮肿无力，尿少色黄，尿常规有蛋白者能获较好疗效。方中黄芪、党参、山药、枸杞子、山茱萸、淫羊藿等调补脾肾；半枝莲、白花蛇舌草清热解毒；黄柏、泽泻、薏苡仁清利湿热；益母草、红花活血化瘀；炙甘草调和诸药。诸药合用，有补肾健脾、清热解毒利湿的作用。据现代医学研究部分药理作用来看，本方有抗炎、增强免疫、改善肾小球功能等作用。

101. 尿毒症（急性肾炎肾功能衰竭）

【症候】全身浮肿，腹胀，口淡乏味，食少纳差，恶心，或有咳嗽，吐清稀痰，恶寒倦卧、怕冷，面㿠唇白，小便不利，大便不爽，舌淡苔白腻，脉沉细。

【中医辨证】脾虚湿困，浊阴上逆。

【治法】温阳降浊，行气利水。

【处方】制附子 15 克（先煎），大黄 10 克，黄连 10 克，半夏 15 克，厚朴 10 克，猪苓 10 克，泽泻 15 克，生姜 10 克。

【用法】水煎服，每日一剂。

【临床案例】

谷××，女，42 岁，于 1993 年 11 月 5 日就诊。患者因全身浮肿 5 天，尿闭 1 天就诊，患者于 1 周前因感冒发烧后，周身不适，经治疗后好转。5 天前突发全身浮肿，小便不利，急求医院诊治，经某医院诊断为急性肾炎而住院。住院后连续 3 天头痛头昏，未进饮食，阵发性脐周痛，呕吐频繁，连续 2 天未解小便，经用甘露醇，利尿合剂治疗效果不明显而转我院就诊。查体：急性重病容，神志清楚，精神欠佳，皮肤未见出血点，双眼睑及下肢轻度凹陷性水肿，巩膜灯下未见黄染，瞳孔等大等圆，无鼻翼翕动与唇绀，咽阴性，肺部听诊无异常，心率 64 次 / 分，心音较低钝，律齐，无杂音。腹软，无压痛及反跳痛，肝脾未扪及，肠鸣音正常。血压：130/90mmHg，尿常规：尿蛋白（+++），白细胞（+），红细胞（++），管型 0 ~ 3。诊断为急性肾炎，尿毒症。给予抗感染、利尿、降压、能量合剂等治疗 3 天，病情未见明显好转。后配合中医治疗，症见全身轻度浮肿，小便不利，恶心，呕吐，口苦，渴不欲饮，腹胀，矢气则舒，纳呆，困倦，头昏，2 天已未解大便，舌边尖偏红，边缘不齐，脉象缓滑。证为湿困脾阳，浊阴上逆，湿郁有化热之象。治宜温阳降浊，行气利水，佐以清热。上方加入陈皮、茯苓、连翘、白茅根、钩藤水煎内服，每日一剂。服药 10 剂后，小便日达 500 毫升，进食不再呕吐，腹胀减轻，大便转溏，浮肿稍减。再加白术，服用 10 剂后，症状改善大半。每日尿量达 1000 毫升左右，血中二氧化碳结合力和尿素氮恢复正常，肾功能得以恢复。转以服用调理脾胃之剂，恢复体质，共服用药物 90 余剂，情况良好。

【按】中医学之"关格证"大抵相当于西医学之慢性肾功能衰竭。《证治汇补》云："关格者，既关且格，必小便不通，旦夕之间陡增呕吐。因浊邪壅塞，三焦正气不得升降，所以关应下而小便闭，格应上而生呕吐。阴阳闭绝，一日即死，最为危候。"张仲景《伤寒论》真武汤专擅温阳利水，薛生白《湿热病篇》连苏饮辛开苦降则长于降浊和中，与关格证之主要病机甚为合拍。方中制附片温肾扶阳，振元气；猪苓、泽泻淡渗利水，给邪以出路；黄连、生姜辛苦合用，开降共施，一以开阴之闭而宣肺通水道，一以降邪之浊而和中止呕；半夏运脾输津，降逆行涎；厚朴下气宽中；大黄苦寒，气味俱厚，力沉而不浮，以攻决为用，不仅能通大便，亦能利小便。诸药合用，俾正复邪祛，浊降关开，关格之证自解。

102. 肾盂肾炎

【症候】小便涩赤，尿时疼痛，淋漓不尽，少腹胀痛，腰背疼痛，口渴，苔黄腻，脉滑数。

【中医辨证】湿热内蕴，下注膀胱。

【治法】清热利湿，利尿通淋。

【处方】蒲公英 30 克，金银花 20 克，丹参 20 克，香附 10 克，滑石 15 克，甘草 10 克，黄柏 10 克，石苇 10 克，萹蓄 15 克。

【用法】水煎服，每日一剂。

【加减】畏寒发热者可加桑叶 10 克，连翘 10 克；小便红赤者加小蓟 10 克，藕节 10 克；

久病体虚者加当归10克，党参10克。

【临床案例】

连××，女，42岁，于2013年8月23日初诊。患者于1年前患慢性肾盂肾炎，住院治疗后好转。于15天前又感症状复发，自觉小便灼痛，淋漓不尽，腰背疼痛，口渴，舌质红，脉滑数。尿常规检查：尿蛋白（+），红细胞（+++），白细胞（++）。此乃湿热邪毒，内结膀胱，膀胱气化失司，水道不利所致。治当清热利湿，利尿通淋。投以上方，服用10剂，小便通利，诸症见减，唯右侧腰部酸痛，头晕乏力，脘满纳差，舌转淡红，脉细而数。此为余邪未尽，脾肾阳虚之证，以上方去石苇、萹蓄，加入桑寄生10克，枸杞子10克，山楂10克，又服10剂，诸症消除，尿常规检查已正常，病获痊愈。

【按】本方所治肾盂肾炎属淋证范畴。本病是由于细菌所引起的肾实质及肾盂的炎症改变。本方所见为热毒内蕴，瘀阻州都水道而为淋。治当清热解毒，散结利水，以使水道通畅淋漓可止。方中蒲公英以其味苦甘，性寒能清热解毒，散结消肿，从而利尿，亦为通淋妙品；金银花清热解毒；佐以丹参活血通络和血，助蒲公英散结、消肿，滑石、甘草清热利尿；香附疏畅肝气，使气调水道利；萹蓄偏于清利膀胱湿热，石韦能清肺热，下可利膀胱，肺为水之上源，源清则流自洁，有利水通淋之功，二药相须为用，相得益彰，可增强导热下行，利水通淋止痛之功；黄柏清下焦湿热，甘草和中，亦调和诸药。诸药配伍，在清热散结的前提下利水，使本方能达到利水通淋的目的，共使内蕴湿热以除，下焦水道畅利，病得以愈。

103. 肾盂肾炎

【症候】小便短数，灼热刺痛，尿频，尿急，少腹胀痛或有寒热，口苦，呕恶，或腰痛拒按，或大便秘结，舌苔厚腻或黄腻，脉濡数或滑数。

【中医辨证】湿热蕴积，脉络瘀滞。

【治法】清热化湿，通淋解毒。

【方名】八正散加减。

【处方】车前子20克，萹蓄15克，滑石20克，瞿麦15克，萆薢15克，大蓟15克，小蓟15克，栀子10克，连翘20克，忍冬藤20克，黄柏10克，大黄5克。

【用法】水煎服，每日一剂。

【临床案例】

杜××，男，33岁，于2017年8月20日初诊。患者于就诊前1个月开始感觉有腰痛，继之出现尿频、尿急、尿痛，伴排尿时有灼热感，小腹坠痛不适，身重乏力，口苦不欲饮。尿常规检查：尿蛋白（+），红细胞1～2/HP，白细胞（++），少许管型，尿显混浊。临床诊断为肾盂肾炎。其舌苔黄腻，脉濡数。证系邪毒内结，湿热蕴积，脉络瘀滞，治当清热化湿，通淋解毒。投以八正散加减，服药10剂后，腰痛已明显减轻，尿频、尿痛、小腹坠痛等症已明显减轻。舌苔转淡黄，脉濡不数。但服药后仍有恶心欲吐，纳少，身乏无力等症，此属湿热之邪，困脾碍胃，胃失和降之征。仍宗上法，在方中加白术20克，茯苓20克，竹茹15克，以理脾和胃止吐。又进药10剂，诸症基本消失，尿常规查蛋白已转阴性，红细胞1～2/HP，白细胞（＋）。效不更方，继续服药 20 剂，其肾盂肾炎之疾诸症皆除，已获痊愈。

【按】本方为治疗肾盂肾炎的常用方，其证因湿热下注膀胱所致。湿热下注蕴于膀胱，水道不利，故尿频尿急、溺时涩痛、淋漓不畅，甚则癃闭不通；湿热蕴蒸，故尿色浑赤；湿热郁遏，气机不畅，则少腹急满；津液不布，则口燥咽干。治宜清热利水通淋。方中滑石善能滑利窍道，清热渗湿，利水通淋，《药品化义》谓之："体滑主利窍，味淡主渗热"；萹蓄、瞿麦、车前子三者均为清热利水通淋之常用品；佐以栀子清泄三焦，通利水道，以增强清热利水通淋之功；大黄、黄柏清利湿热，并能使湿热之邪从大便而去；大蓟、小蓟清热凉血，连翘、忍冬藤清热解毒。本方集寒凉降泄之品，泻火与利湿合法，利尿与通腑并行，诸药合用，既可直入膀胱清利而除邪，又兼通利大肠导浊以分消，务使湿热之邪尽从二便而去，共成清热泻火，利水通淋之剂。

104. 慢性肾盂肾炎

【症候】尿痛，淋漓不尽，时作时止，腰痛乏力，舌红苔微黄，脉细弱。

【中医辨证】湿热蕴结，水道不利，久则伤肾。

【治法】清热利水，补肾养阴。

【处方】金银花 10 克，连翘 15 克，生熟地黄各 10 克，牡丹皮 10 克，山茱萸 10 克，山药 10 克，茯苓 10 克，石斛 10 克，泽泻 10 克，甘草 10 克。

【用法】水煎服，每日一剂。

【临床案例】

梁××，女，46 岁，于 2012 年 7 月 23 日就诊。患者主诉腰痛伴反复尿痛 8 个月余。患者近几个月来腰部酸痛并伴尿痛，反复发作，但无尿频、尿急症状。尿常规检查白细胞增多，曾服多种西药治疗诸症稍减。近两周来腰痛更为明显。检查：右肾区叩击痛阳性，上中段输尿管压痛点阳性，坐位时两肾未触及。观其舌质偏红，苔薄，诊其脉细弦。西医诊断为慢性肾盂肾炎。中医辨证为湿热蕴结，水道不利所致。就诊后给予上方服用，服 10 剂后，尿痛减轻，仍感腰痛。复又进 10 剂后，诸症均减，复查尿常规白细胞已无。嘱其再进 20 剂，以巩固疗效。后又复查两次尿常规，均为阴性。

【按】方中熟地黄滋阴补肾，填精益髓；山药补益脾阴，亦能固肾；两药配合，肾脾两阴并补。泽泻利湿而泄肾浊，并能减熟地黄之滋腻；茯苓淡渗脾湿，并助山药之健运，与泽泻共泻肾浊，助真阴得复其位；牡丹皮清泄虚热，并制山茱萸之温涩；石斛甘咸而寒，补中有清，以养胃肾之阴为长；金银花、连翘清热解毒；甘草调和诸药。方中诸药合用，以补为主，以泻为辅，清热燥湿，利水通淋。

105. 泌尿系结石

【症候】腰酸时痛，或腰腹绞痛难忍，小便涩滞不畅，或排尿时突然中断，刺痛灼热，或尿中时夹砂石，尿色黄赤，或尿中带血，口臭口苦，便秘，舌红，苔黄腻，脉滑数。

【中医辨证】肾虚湿热蕴结。

【治法】清热利湿，通淋止痛。

【处方】金钱草60克，海金沙30克，鸡内金10克（研末冲服），滑石30克，石苇15克，王不留行10克，牛膝10克，萆薢15克，莱菔子10克。

【用法】水煎服，每日一剂，分三次服。

【临床案例】

邢××，男，45岁，于2011年9月23日就诊。患者于3小时前突然出现腰腹部绞痛，稍示俯仰，脊背如折，痛不可忍，活动受限，小便不畅，尿黄赤，明显血尿，急来诊治。现患者表情痛苦，面色㿠白，汗出，述及腰痛阵发牵扯下腹，疼痛阵阵向腹股沟放射，舌苔黄厚腻，脉沉弦有力。尿常规：尿蛋白（+），红细胞（+++），白细胞5～9。B超提示右肾结石。现患者要求口服中药，上方连进5剂后，患者腰痛减轻，排尿顺畅，尿色淡黄。继续服药5剂后症状消失，小便化验基本正常。

【按】泌尿结石是泌尿系的常见病，结石可见于肾、膀胱、输尿管和尿道的任何部位，但以肾与输尿管结石为常见。治疗泌尿系结石，运用中西医结合的方法，适时地投用中药排石方药，能有效排出结石，解除了一部分患者的痛苦。方中金钱草有酸化尿液、溶石及利尿作用；海金沙可缓解尿路疼痛，增加输尿管内压力及蠕动；鸡内金、莱菔子化石通淋；牛膝有消炎、利尿作用，引石下行；配合石韦、滑石、王不留行、萆薢共奏清热利湿，化石通淋，消肿止痛，利尿止血之功。诸药合用以使湿热去而诸症无。

106. 输尿管结石

【症候】双侧或单侧腰部疼痛不适，甚者牵引少腹疼痛或腰腹绞痛，尿频，尿急，尿不尽，尿中夹有砂石或小便艰涩窘迫疼痛，尿液排出不畅，甚至会出现排尿突然中断，尿血，舌红苔黄或黄腻，脉弦或沉弦。

【中医辨证】湿热蕴结。

【治法】清热利湿，通淋排石。

【处方】金钱草25克，海金沙20克，白芍10克，生地黄15克，鸡内金10克，车前草10克，甘草10克。

【用法】水煎服，每日一剂，分两次服。

【临床案例】

干××，男，31岁，于2002年11月22日就诊。患者因腰痛、尿频、尿急、尿痛3天就诊，在某医院拍X线腹部平片，提示：左肾影大部分轮廓可见，似稍增大，盆腔内左坐骨棘旁开下方有一绿豆大小密影，旁边有一半截米粒大小密影，诊为左输尿管下段结石，合并左肾盂积液。因患者暂时不想手术治疗，而请求服用中药。现患者腰部疼痛，尿频，舌红，苔薄稍黄，脉弦细稍数。就诊后予以上方治疗，服药10剂，腰痛好转，间断疼痛或痛时减短，自觉疼痛部位有所下降，每于小便后觉尿道口有些疼痛，舌同前，脉弦寸弱。效不更方，继服 20 剂后，尿出结石 2 粒，其一如绿豆大小，另一如半粒大米，与 X 线片所描述相符，此外还尿出一些细砂状物，此后症状基本消失。嘱其服用利水通淋之剂，再服数剂，以巩固疗效。

【按】尿路结石属中医的石淋、砂淋、血淋、热淋范畴，是临床常见病，而输尿管结石则是尿路结石中最常见的类型。关于尿路结石古人早有论述，张仲景在《金匮要略》中指出："淋之为病，小便如粟状，小腹弦急，痛引脐中"。清代医家尤在泾指出："小便如粟状，即后世所称石淋是也"。此病多由温热久蕴下焦，煎熬尿液，日久结为砂石。中医多以清利湿热、通淋排石为治疗大法。方中金钱草清热利湿逐石为主药，海金沙以利水通淋，鸡内金消石为辅药，车前草清热利尿通淋，生地黄、白芍利水而不致伤阴为佐药，甘草利水调和诸药。方中诸药合用共奏清热利湿，通淋排石，消肿止痛之功。

107. 输尿管结石

【证候】腰痛，少腹急满，小便频数短赤，溺时涩痛难忍，淋沥不爽，苔黄腻，脉弦滑或滑数。

【中医辨证】下焦湿热。

【治法】清热消石，利水通淋。

【处方】金钱草 30 克，鸡内金 15 克，萹蓄 15 克，瞿麦 15 克，滑石 30 克，车前子 15 克，冬葵子 30 克，牛膝 10 克，白茅根 30 克。

【用法】水煎服，每日一剂。

【临床案例】

金×，男，30 岁，于 1999 年 10 月 24 日就诊。患者自诉经常左侧腰痛，尿急、尿血月余，经 X 线腹部平片检查，发现左输尿管中段有黄豆大不透光阴影，诊断为左输尿管结石，未曾进行治疗。诊见患者腰痛，尿频，尿急，淋滴不尽，舌红苔黄腻，脉滑数。就诊后给以上方服用，服 25 剂后排出结石一块（1.1cm×0.8cm），症状消失，继续服用 10 剂巩固疗效。采用上方治疗泌尿系结石，对症状明显的患者效果很好，疗程一般 30 天。

【按】方中鸡内金、金钱草能通淋化石，其中金钱草可以增加输尿管动作电位，并有利尿效果，有利于推动输尿管结石下移，促进结石排出；萹蓄、瞿麦、车前子利尿通淋；冬葵子甘寒，利尿通淋；滑石甘淡，亦功擅利尿通淋，二药相伍，利尿通淋作用倍增；白茅根入膀胱经，甘寒渗泄，利尿通淋；配合牛膝引石下行。诸药合用，具有清热利尿，通淋排石的功效，能增加排尿量，加快输尿管的蠕动频率，促使结石排出。

108. 输尿管结石

【症候】腰部疼痛，尿频，小便淋沥或不爽，失眠多梦，时有低热，心悸气短，腹胀便秘，纳差，脉细数，舌质红或少苔。

【中医辨证】肾虚气阴两亏。

【治法】补肾益气，缓急止痛。

【方名】芍药甘草汤。

【处方】白芍 30 克，甘草 10 克，金钱草 50 克，莪术 10 克，延胡索 10 克，萆薢 20 克，威灵仙 20 克，鸡内金 20 克，木香 10 克，淫羊藿 20 克，续断 20 克。

【用法】水煎服，每日一剂。

【临床案例】

黄××，男，44 岁，于 2008 年 3 月 11 日就诊。患者于 3 个月前突然腰部绞痛，经某医院诊为左侧输尿管结石。曾先后服用药物治疗，效果不甚明显。患者近 1 周来腰部绞痛反复发作，有时 1 日可发作数次，需注射止痛针才能缓解。现仍觉持续腰痛，行步不能稍快。有时痛引少腹，旋即出汗，心悸，面色苍白，纳呆，失眠，四肢冷，脉细弦，舌苔薄白。就诊后投以上方，服药 15 剂后，饮食睡眠转佳，精神大振。此方又进 10 剂后，突觉腰部下坠感，旋即发作绞痛，出冷汗，再服用 10 剂后全身症状缓解，排出 0.5cm×0.6cm 结石，病症得除，后继续服用巩固疗效。

【按】方中白芍味苦酸性微寒，《本草正义》称白芍能"补血，益肝脾真阴而收摄脾气之散乱，肝气之恣横"。具有补血调经，平抑肝阳，柔肝止痛，收敛阴液之功。甘草味甘性平，有健脾益气，复脉安神，祛痰止咳，缓急止痛之效。白芍甘草配伍，甘苦合用，双补气血又酸甘化阴而滋阴液，两药互根互用，共奏补益收敛，调和肝脾，解痉镇痛等功效，以解除输尿管平滑肌的痉挛，利于结石的排出；并用大剂量的金钱草以助排石；木香、延胡索则用以理气，以推动结石下行；萆薢、鸡内金可消石、化石、通淋；淫羊藿、续断可补肾助气化，肾气充足更利于推动结石的排出；莪术破血散瘀；威灵仙通行经络。诸药合用，起到溶石、化石、散瘀止痛之功。

109. 肾结石合并肾盂积水

【症候】腰部沉重酸胀，冷痛，面色无华，四末欠温，畏寒，食少纳呆，脘腹胀满，小便不利，尿少色白，舌淡胖苔白润，脉沉缓。

【中医辨证】肾气不足。

【治法】温肾行水。

【处方】制附子 10 克（先煎），金钱草 30 克，车前子 15 克，鸡内金 10 克，桂枝 10 克，泽泻 10 克，熟地黄 20 克，夏枯草 10 克。

【用法】水煎服，每日一剂。

【临床案例】

卢×，女，46 岁，于 2017 年 3 月 24 日就诊。患者于 3 个月前无明显诱因出现腰部酸痛，在医院拍片提示肾内有结石，左肾 0.5cm×0.7cm，右肾 0.6cm×0.5cm。经碎石治疗和药物治疗多次未见效，因左肾有轻度积水，故寻求中医治疗。现患者头晕，面色无华，腰部重坠，小腹及双下肢冷感，小便混浊，夜尿多，唇舌淡白，脉浮虚而迟。临床诊为肾结石并肾盂积水。就诊后服用上方 30 剂后，体力渐复，症状大减。继续服用原方 20 剂，左肾结石已下降至输尿管上段。中间有小腹坠痛而胀，小便不利等症状，仍继续服用，后排出结石一粒，拍片左肾已不见结石，右肾结石也已下降，继续服用 30 剂后，诸症得除。

【按】患者腰部冷痛，四肢欠温属肾阳不足表现，方中采用附子、桂枝取其温热之性，温阳散寒；金钱草化石通淋，得附子之大热，则寒性散而通利之性存，一寒一热，一通一塞，升降同用，相辅相成；鸡内金、夏枯草溶石消积；泽泻、熟地滋阴养阴；车前子利水消肿；夏枯草苦辛而寒，辛散结气，苦寒泄热，故有清肝火，散结气之功效。诸药合用气化行，热解邪出，肾阳振奋，精藏则正复，改善肾之功能，所以结石得以顿下。

110. 尿潴留

【症候】小便不通，点滴难出，或排出无力，尿意频而排尿困难，形寒肢冷，面色㿠白，腰膝冷痛。舌淡，脉沉细。

【中医辨证】肾阳不足，气化失常。

【治法】通阳化气，健脾利水。

【方名】五苓散加减。

【处方】泽泻 15 克，白术 15 克，茯苓 10 克，桂枝 15 克，车前子 15 克，竹叶 10 克，生黄芪 15 克，党参 20 克，草薢 10 克，制大黄 10 克。

【用法】水煎服，每日一剂。

【临床案例】

籍××，女，68 岁，于 2015 年 9 月 22 日就诊。自诉排尿困难 10 天，患者于 10 天前干活时劳累后即感头晕，腰膝酸软，伴尿频尿急，继而出现腹胀腹痛，排尿困难。曾在医院用导尿管导尿，但拔去导尿管后仍不能自主排尿，腹胀腹痛如旧，必须留置导尿。经医院检查未见明显异常，给予抗生素及平滑肌兴奋药治疗，效果不理想。现特求中医诊治，诊见患者年迈，形体瘦弱，少腹胀满而痛，小便不通，舌淡苔薄，脉象沉细。此系肾气不足，膀胱气化失常，导致癃闭。采用上方，服药 10 剂后即能自己排尿，但尿量不多。连服 30 剂，小便通利而痊愈。

【按】尿潴留属中医"癃闭"范畴，对此证治疗首先应分清虚实，权衡轻重缓急进行治疗，虚证宜补肾气，助气化，而达到气化得行，小便自通的目的。方中用泽泻之甘淡，直达肾与膀胱，利水渗湿；茯苓、竹叶、车前子、草薢淡渗，增强其利水渗湿之力；佐以白术、茯苓健脾以运化水湿。《素问·灵兰秘典论》谓："膀胱者，州都之官，津液藏焉，气化则能出矣"，膀胱的气化有赖于阳气的蒸腾，故方中又佐以桂枝温阳化气以助利水，解表散邪以祛表邪。黄芪、党参补足中气，使中气充足则气化有力；大黄清热解毒，分利二便，使水湿之邪从二便而出。方中诸药相伍，甘淡渗利为主，佐以温阳化气，使水湿之邪从小便而去。

111. 前列腺肥大合并尿潴留

【症候】小便不通，点滴难出，或排出无力，尿意频而排尿困难，形寒肢冷，面色㿠白，脘闷纳呆，饮食欠佳，腰膝冷痛，舌淡，脉沉细。

【中医辨证】脾肾两虚。

【治法】益气健脾，温补肾阳。

【处方】党参20克，黄芪15克，茯苓10克，萆薢15克，车前子15克（包煎），吴茱萸15克，肉桂10克，熟地黄20克，肉苁蓉15克，甘草梢10克。

【用法】水煎服，每日一剂。

【临床案例】

梁××，男，68岁，于2002年12月5日就诊。患者自诉小便不畅10余天，于1年前曾因尿潴留去医院就诊，经医院B超检查前列腺肥大，诊断为前列腺肥大所致尿潴留，给予导尿治疗后症状缓解，口服前列康等药物。现今又出现尿潴留，特请中医诊治。现患者小便不通，尿频腰膝冷痛，脘闷纳呆，饮食欠佳，舌淡、脉沉细，中医诊断为脾肾两虚型癃闭，给以上方治疗，服用25剂，排尿基本正常，为巩固疗效，继续服用20剂。

【按】前列腺增生是男性老年人的常见病，随着年龄的增长，老年人肾气渐虚，中气渐弱，气化无力，升降失常，膀胱开合失司是主要原因。前列腺增生尿潴留证属虚实夹杂，故治疗要攻补兼施，标本并治。方中黄芪、党参补中益气，使清阳得升，浊阴得降；肉苁蓉、肉桂、吴茱萸温阳补肾，使气化得司，膀胱开合有度；熟地黄滋阴凉血；茯苓、车前子、萆薢渗利水湿；甘草调和药物。诸药合用，既能取得近期疗效，又能巩固远期效果，有扶正固本，温养疏导，迅速恢复下焦之气化功能作用，故收效满意。

112. 前列腺肥大合并尿潴留

【症候】小便不通，尿道灼痛，小腹胀痛难忍。大便秘结，口苦咽干，或伴发热，舌红苔黄，脉数。

【中医辨证】湿热蕴结于膀胱，膀胱气化不利。

【治法】清泄湿热，利小便。

【处方】王不留行20克，大黄10克，车前子15克（包煎），栀子15克，泽泻15克，石韦15克，萹蓄15克，瞿麦15克，黄柏10克，甘草10克，滑石15克，竹叶15克。

【用法】水煎服，每日一剂。

【临床案例】

陈××，男，60岁，于2011年10月3日就诊。患者于1周前发现小便不利，胀闷尿赤灼痛，大便不畅，昨日又因受凉后，病势加重，小便淋漓热痛甚或不通，须导尿解出，遂去医院诊治，经医院检查确诊为前列腺肥大。由于本人不愿手术，故转求来中医治疗。诊见患者体格尚好，营养一般，心、肺叩诊听诊无阳性体征，腹部平软，肝脾不大，舌质红，苔黄腻，脉象滑数中医辨证为湿热蕴结于膀胱，膀胱气化不利所致。就诊给以上方5剂，服药后能自行小便，但尿量较少，尿赤灼热，舌红苔黄，脉滑数。继续服药10剂后，尿已畅通，小便微黄不痛，少腹不胀，脉滑不数，舌苔薄黄。照原方又服10剂，小便畅通，诸症消失。

【按】前列腺肥大症是男性老年人常见难治之症，一般多采用手术治疗，而用中药治疗则经济，简便，实可谓良法之一。方中滑石、甘草清利下焦湿热通便泻火；黄柏清相火、坚肾阴，相火得清则使膀胱免受炎灼；竹叶清心火利小便；泽泻利水渗湿，主通调水道；萹蓄苦降下行，能清膀胱湿热，而利水通淋；瞿麦苦寒沉降，通心经而破血，利小肠而导热，故有利水通淋之功；石韦微寒，上能清肺热，下可利膀胱，肺为水上之源，源清则流自洁；配伍车前子禀性皆寒，同有清热利水通淋之功，二药合用，导心热下行自小便而出，正本清源；栀子清利三焦湿热，利小便，可使湿热从小便出；大黄涤荡肠胃郁热，使湿热从大便出，二者为伍，则共奏清热利湿、前后分消之功，使湿热从二便出。方中诸药合用使湿热清，膀胱络通窍利，诸症悄然而去，疾病可治也。

113. 前列腺肥大合并尿潴留

【症候】小便不通，点滴难出，尿意频而排尿困难，腰膝酸软，头晕耳鸣，口干咽燥，舌红少苔，脉细数。

【中医辨证】阴虚热蕴下焦，膀胱气化不利。

【治法】滋阴降火，化气利水。

【处方】知母 15 克，黄柏 20 克，肉桂 10 克，萹蓄 10 克，瞿麦 15 克，淡竹叶 10 克。

【用法】水煎服，每日一剂。

【临床案例】

程 ×，男，66 岁，于 2008 年 11 月 3 日就诊。患者自觉小便不畅已 1 月有余。经某医院检查后诊断为前列腺肥大。近 10 天来尿少涩滞，似欲解而点滴难出，伴有少腹坠胀不适，头昏耳鸣，腰膝酸软，口干咽燥，查舌质红少苔，脉细数。此乃阴虚热蕴下焦，膀胱气化不利。治当滋阴降火，化气利水。予以上方服用。服药 10 剂后，小便自利。后嘱其间断服用此方以求巩固疗效。

【按】前列腺肥大合并尿潴留为老年人之常见疾患，采用上方多能很快使其症状解除，方中黄柏、知母清热燥湿，引湿热之邪从下焦而出，加入少量肉桂温阳化气，使气化有司；萹蓄、瞿麦、竹叶利水通淋，通利小便。然后再间断服用使其疗效巩固。临床证实此法疗效可靠。

114. 慢性前列腺炎

【症候】尿频，余沥不尽，尿道口时流黏液，腰酸膝软，小便清长，形寒肢冷，动则易汗，舌淡有齿痕，脉沉细无力者。

【中医辨证】脾肾气虚。

【治法】补脾益肾，利湿化浊。

【处方】黄芪 15 克，党参 15 克，桑螵蛸 10 克，丹参 15 克，女贞子 15 克，菟丝子 20 克，乌药 10 克，泽泻 10 克，车前子 15 克，王不留行 15 克。

【用法】水煎服，每日一剂。

【临床案例】

廖×，男，68岁，于2005年10月25日就诊。患者于半年前有尿频、尿急、尿痛，少腹部、会阴部、腰骶部、腹股沟部间歇性胀痛，曾在某医院检查，尿内红细胞（+）、白细胞（+），前列腺液白细胞少量，诊断为慢性前列腺炎。用中成药治疗2个多月，症状稍有减轻，但病情经常反复。来诊时仍见尿频不畅，有时点滴而下，尿道有刺痛感，少腹两侧胀痛，会阴部不适，时而有头晕头痛，舌边有齿痕，舌苔白厚，脉沉细而弦。证系脾虚，膀胱气化不行，下焦湿浊内蕴，治宜补脾益肾，利湿化浊。给以上方7剂，服药后尿余溺未清感略减，排尿稍畅，下腹胀痛减轻。继续服用上方共达30剂，症状不断好转，少腹及会阴部等不适感基本消除，小便已畅，大便正常，精神胃纳均好。后又照方服用数剂，以使疗效巩固。

【按】慢性前列腺炎，在老年人中属常见病之一。一些患者缠绵日久，又过服清利之剂，以致脾肾气虚，膀胱气化不行，故尿频不畅，湿热下注，气机失宜，不通则痛，故腰骶部、少腹及会阴部胀痛不适。该方中菟丝子、女贞子、桑螵蛸补肾以固肾；黄芪、党参温阳补气；乌药行气化湿；丹参、王不留行活血散结；泽泻、车前子利尿通淋；诸药合力，持续服用，故而疾病能够较快获愈。

115. 尿失禁

【证候】小便不禁，随时自遗，小便频而清长，畏寒肢冷，四肢不温，面色㿠白，倦怠乏力，膝腰酸软，两足无力，或滑精早泄，阳痿，舌淡胖有齿痕，苔薄白、脉象沉细无力。

【中医辨证】肾气不足，膀胱失约。

【治法】补益肾气，温补肾阳。

【处方】补骨脂20克，菟丝子20克，白术15克，茯苓15克，附子10克（先煎），桂枝10克，巴戟天10克，党参15克，熟地黄20克，益智仁10克，砂仁10克（后下）。

【用法】水煎服，每日一剂。

【临床案例】

负××，女，69岁，于2007年3月16日就诊。患者自诉小便失禁已半年。患者于半年前不明原因出现小便频数，尿色清白，伴有腰酸腿软，咳嗽气短，周身无力，肢凉怕冷，之后病情逐渐加重，小便失禁，不能控制，有尿即遗，不分昼夜，甚为痛苦。检查所见：面白无华，言语无力，舌淡苔薄白，脉沉弱。此系肾气不足，肾阳衰微，膀胱失约，治宜补益肾气，温补肾阳。就诊后投以上方治疗。患者服药25剂，病情显著好转。又遵上方加减，共服50剂而痊愈。

【按】肾为先天之本，是人体发育生殖之源，并与其他脏腑组织有密切关系。肾与膀胱相表里，膀胱的开阖，主宰于肾，有赖肾的气化，称谓"肾司二便"。只要肾气充实，气化功能正常，则膀胱开阖正常；肾气虚，气化失权，则膀胱失约，故小便频数，甚则失禁。气为阳，肾气虚弱，必然导致肾阳不足，故出现一派虚寒表现，诸如恶寒、面白、舌淡、脉沉等。

由此可见，本证病标在膀胱，而病本却在肾。根据治病必求其本的原则，故采取补益肾气，温补肾阳的治法，肾气得复，肾阳得补，膀胱失约自愈。方中补骨脂、菟丝子、巴戟天等皆为补肾壮阳之品；益智仁温脾止泻，摄涎唾，补肾固精，缩小便；茯苓甘淡，健脾补中，渗湿利水，二药伍用，一涩一利，相互制约，相互促进，脾可健，肾可固，缩小便；党参、白术、茯苓益气健脾，扶土制水；附子、桂枝温补肾阳；熟地黄甘温黏腻，补益肝肾，滋阴养血，生精补髓；砂仁辛散温通，芳香理气，行气和中，温脾止泻，以砂仁辛散之性，去熟地黄黏腻碍胃之弊。诸药合用，药法相宜，法证合辙，病迅得除。

116. 遗尿

【症候】睡中遗尿，量多，次数较频，伴神疲乏力，面色㿠白，腰腿酸软，肢凉怕冷，平时小便清长，舌淡苔白，脉沉迟无力。

【中医辨证】肾气不固。

【治法】补肾益气固摄。

【方名】桑螵蛸汤加味。

【处方】党参 15 克，桑螵蛸 15 克（先煎），远志 10 克，五味子 10 克，乌药 10 克，山药 15 克，石菖蒲 10 克，龟甲 15 克（先煎），当归 10 克，菟丝子 15 克，益智仁 15 克，煅龙骨 10 克。

【用法】水煎服，每日一剂。

【临床案例】

段 ××，男，5 岁，于 2008 年 6 月 12 日初诊。患者自幼时起即见睡中遗尿，家人甚为担心，曾去医院求治，建议中医治疗。诊见患者体弱，四肢怕凉，小便频数，舌淡苔白，脉细弱。中医证乃肾气不固所致，投予桑螵蛸汤加味方。服用 7 剂，遗尿次数减少，继续服用上方 21 剂，其遗尿得愈。为巩固疗效，又继续服用 20 剂。

【按】桑螵蛸散方见于《本草衍义》，有调补心肾、缩尿固精的作用，临床常用于治疗尿频、遗尿等证。肾藏精，与膀胱相表里，肾虚不摄则膀胱失约，而见小便频数，或尿如米泔色，甚至遗尿。方中桑螵蛸甘咸平，补肾涩精止遗；龙骨收敛固涩，且安心神；龟甲滋养肾阴，亦补心阴；桑螵蛸得龙骨则固涩止遗之力增，龙骨配龟甲则益阴潜阳，安神之功著。党参、石菖蒲、远志、益智仁益气养心，安神定志，更以当归补心血，与党参合用，能双补气血。五味子、菟丝子补肾固涩。诸药配合，既能补肾益精，涩精止遗，又能补养心神，从而起到调补心肾，交通上下，收敛固涩的效果。

117. 血尿（原因不明性）

【症候】小便灼热疼痛，腰膝酸软，口苦口干，舌红，苔黄腻，脉数。

【中医辨证】热盛伤及血络。

【治法】清热泻火，凉血止血。

【处方】赤小豆 30 克，当归 10 克，马齿苋 20 克，大蓟 10 克，小蓟 10 克，黄柏 10 克，生地黄 10 克。

【用法】水煎服，每日一剂。

【临床案例】

姜××，女，36 岁，于 2013 年 4 月 22 日就诊。患者自诉 3 个月前因小便灼热，伴有腰部酸痛就诊。经某医院检查诊断为膀胱慢性炎症，尿中红细胞（+++），有时出现微量蛋白，给予抗生素治疗（具体药物不详），治疗 10 余天后腰酸及小便灼热感等症状消失，但镜检血尿仍未愈。经 X 线腹部拍片，肾盂静脉造影，尿培养等检查均无异常发现。现特寻中医治疗，检查尿蛋白阴性，白细胞少数，红细胞（+++），余无特殊。给予上方服用，服药 30 剂，复查尿常规正常。嘱患者遵上方继续服用 1 个月，以期巩固疗效。后多次化验小便，除有时偶见红细胞外，余均良好。

【按】方中赤小豆清热利湿、行血消肿，当归养血而行血，二药相配有清热利湿、行血消肿的功能；大蓟、小蓟均能凉血止血，散瘀解毒消痈，小蓟兼能利尿，多用于尿血，大蓟解毒消痈力强，二药相须而用，共奏凉血止血之效；黄柏苦寒，入肾、膀胱经，清热燥湿之中擅清泄下焦湿热，且善泻火解毒，又能清相火、退虚热，为实热、虚热两清之品；生地性凉而不寒，善于滋阴凉血，养阴生津，生血脉，益精髓；马齿苋性寒滑利，味酸收敛，既能清解毒热，又有凉血利肠之效。方中诸药合用共奏清热泻火，凉血止血之功。

第七章

神经系统疾病

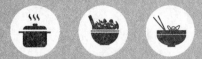

118. 流行性脑膜炎

【症候】高热持续，头痛剧烈，项强，反复呕吐，口渴唇干，或烦躁谵妄，四肢抽搐，大便干结，小便黄赤，舌绛而干，脉弦数。

【中医辨证】温邪入营，热盛引动肝风。

【治法】清热凉营，泻火解毒。

【方名】清营汤加味。

【处方】玄参 15 克，麦冬 10 克，生地黄 25 克，丹参 10 克，黄连 10 克，竹叶心 10 克，金银花 15 克，连翘 15 克，紫雪丹 3 克（分两次冲服）。

【用法】水煎服，每日一剂。

【临床案例】

李××，女，12 岁，于 1994 年 12 月 14 日初诊。患者高热、头痛 3 天，患者于 3 天前出现高热，头痛，体温 39.6℃，经某医院检查确诊为流行性脑膜炎。现患者高热烦躁不安，头痛，口渴唇干，夜间谵语，神志时清时迷，舌红而干，脉细数。此乃温邪入营，热极生风，风火相煽，筋脉失养所致。治当凉营清热解毒。就诊后即投以上方 5 剂，服药后高热消退，精神好转，头微痛。后又进 10 剂，症状消失，疾病痊愈。

【按】本方证乃邪热内传营分，耗伤营阴所致。遵《素问·至真要大论》"热淫于内，治以咸寒，佐以甘苦"之旨，治宜咸寒清营解毒为主，辅以透热养阴。故方以生地黄凉血滋阴，麦冬清热养阴生津，玄参滋阴降火解毒，三药共用，既可甘寒养阴保津，又可助清营凉血解毒，清营热而滋阴，祛邪扶正兼顾；金银花、连翘、竹叶清热解毒，轻清透泄，使营分热邪有外达之机，促其透出气分而解，此即"入营犹可透热转气"之具体应用；黄连苦寒，清心解毒；丹参清热凉血，并能活血散瘀，可防热与血结。最后加入紫雪丹清热解毒，镇痉开窍，辅助本方清解透热，使症状迅速缓解。

119. 三叉神经痛

【症候】患侧频发电击样疼痛，痛时面红目赤，烦躁易怒，怒则发作，胁肋作胀，口苦咽干，失眠健忘，舌质红，苔黄腻，脉沉弦。

【中医辨证】肝阴亏虚，肝阳上亢。

【治法】养血柔肝，平肝熄风，解痉止痛。

【处方】白芍 30 克，蒺藜 15 克，白附子 10 克，蜈蚣 10 克，白僵蚕 15 克，白芷 15 克，夏枯草 10 克，钩藤 10 克，牛膝 10 克。

【用法】水煎服，每日一剂。

【临床案例】

孟××，女，44 岁，于 2011 年 11 月 3 日就诊。患者自诉右侧面部阵发性疼痛已 2 年余，每次发作多因风吹或其他刺激引起骤然发作，历时约十多秒钟，疼痛如电击样，且伴面部肌肉抽搐、流泪等症状。曾在某医院多次治疗，诊断为三叉神经痛，服用苯妥英钠、地西泮等多种药物，及针灸等方法治疗，疗效不著，故来求治。症见有头晕，心烦失眠，面色潮红，口咽发干，舌质红，苔薄黄，脉弦细有力。证系肝阴亏虚，肝阳上亢，上扰清空。治当养血柔肝，平肝熄风，解痉止痛。投以上方 10 剂，服药后发作次数减少，疼痛程度减轻。又进 10 剂，症状明显减轻。继续服用上方 20 剂，诸症尽除，疼痛未作。其后嘱其继续服用 2 月余，以固其效。

【按】以上方治疗三叉神经痛有较好效果，对于其他原因引起的头痛也有一定的效果。方中白芍养血柔肝，和阴潜阳；夏枯草、蒺藜、白附子、僵蚕、钩藤平肝熄风；取白芷善上行通窍之力；蜈蚣通经行络；牛膝引血下行，扩张血管，降压镇痛。全方上下通行，互为配合，共收捷效。

120. 三叉神经痛

【症候】常因冷天或感风寒而发作或加重，痛时面肌有紧缩感，呈阵发性短暂抽搐样剧痛，面色晦暗，口不渴，胸膈满闷，便溏，舌苔薄白或白滑，脉浮紧或沉迟。

【中医辨证】外感风湿，挟痰上扰。

【治法】散寒除湿，祛风化痰，通经止痛。

【处方】白附子 15 克，制南星 15 克，僵蚕 15 克，升麻 12 克，川芎 20 克，白芷 15 克，羌活 15 克，全蝎 10 克，蜈蚣 2 条，制川乌 5 克，制草乌 5 克，天麻 15 克，荆芥 10 克，防风 10 克，细辛 5 克。

【用法】水煎服，每日一剂，数次分服。

【临床案例】

尹××，女，于 2009 年 11 月 25 日就诊。患者自诉面部抽搐性疼痛 4 月余，时痛时止，病情严重时累及头痛，昼夜不得安眠，痛苦难耐。经某医院确诊为三叉神经痛，口服西药治疗，效果不理想。现寻求中医诊治，诊见患者面色晦暗，面部抽搐性疼痛，胸膈满闷，舌淡苔白滑，脉沉迟。中医辨证为外感风湿，夹痰上扰而致。就诊后即以上方服用，服药 15 剂，自觉面部抽搐性疼痛减轻，发作次数减少，病情好转。继续服用 10 剂后，症状明显减轻，共服药两月病获痊愈。

【按】采用上方结合具体患者适当略作加减，治疗三叉神经痛效果较好，一般服药 40 余剂即可治愈或症状明显减轻。方中白附子味辛性温有毒，主入阳明经，善行头面，祛风化痰止痉，配以僵蚕、全蝎、蜈蚣皆可熄风止痉，全蝎长于通络，僵蚕并可化痰，共奏祛风化痰止痉之力；白芷、羌活祛风除湿定痛，荆芥、防风辛温发散，气味俱升，以辛散祛风解表为主，但防风又能胜湿止痛，熄内风以止痉；川芎活血行气，祛风止痛；细辛解表止痛；川乌、草乌止痛作用较强；全方合用，祛风除湿，散寒止痛。方中川乌、草乌等有毒性，中毒者可致呕吐、恶心，或口舌麻木，身肢颤动等。因此，服用此方时需注意，若有不良反应可将方中之川乌、草乌减量，反应重者亦可去之。服药疼痛止后，可续用几剂，以使疗效巩固。

121. 三叉神经痛

【症候】面部头痛，病程缠绵，疼痛愈发愈重，发作频繁，迁延日久，久治不愈，舌质紫暗，脉细。

【中医辨证】气虚血滞，风痰上扰。

【治法】补益气血，祛风化痰，祛瘀通经。

【处方】黄芪 15 克，当归 10 克，赤芍 15 克，防风 10 克，羌活 10 克，蜈蚣 2 条，全蝎 10 克（研末冲服），桃仁 10 克，红花 10 克，玄参 15 克。

【用法】水煎服，每日一剂。

【临床案例】

王××，男，52 岁，于 1999 年 12 月 19 日就诊。患者自诉面部针刺样疼痛 2 年有余，开始为刷牙时突觉鼻内发酸、不适，瞬间疼痛发生，状如刀割，难以忍受，虽为时短暂，然其后经常发作。每天发生多时十余次，少则也 2～3 次，每在刷牙、说话或喝水时发作，夜间亦常有发作之时。曾用以西药、针灸、按摩等治疗，效果不甚理想。为减轻痛苦，寻求中医治疗。查体：发育营养正常，痛苦面容，左眼结膜充血，皮肤粗厚，舌质黯红，苔黄腻，脉弦滑。就诊后给予上方服用，服药 30 剂，效果明显，疼痛减轻，发作次数减少。继续服用 30 剂，大部分症状消除。为巩固疗效，使其久疾不再复发，嘱其继续服用。

【按】三叉神经痛属于中医"偏头痛""面痛"等范畴。早在《黄帝内经》中就有类似本病的记载，如《灵枢·经脉》篇提到颔痛、颊痛、目外眦痛；《素问·缪刺论》有"齿唇寒痛"之症等。后世医家对本病的证候特点有较细致的描绘和较深入的认识。《医学纲目》和《普济本事方》尚有面痛治验的记述，以上表明我国古代医家对本病的证治已积累了一定经验。中医学认为三叉神经痛是三阳经筋受邪所致。古云："巅顶之上，惟风可到。"治疗以补益气血，祛风化痰为主。方中当归味甘而厚，补血以载气，补血而和营，活血调经；黄芪味甘而薄，补气以生血，补气以行血，补气以摄血；赤芍、红花、桃仁辛散温通，专入血分，功能活血祛瘀，通调经脉；蜈蚣、全蝎味辛能行，虫类走窜，有毒力猛，专入肝经，长于平熄肝风止痉挛，通利经络止疼痛；玄参味苦咸性寒，清热凉血，泻火解毒，滋阴润燥，以防蜈蚣、全蝎辛燥伤阴之弊；羌活辛温雄烈，散肌表之风邪；防风能通行一身，防御外风，为散药中之润剂，二药配用，自上达于周身，有疏风胜湿止痛之效。全方合用能祛风除湿，通行经络，补益气血。

122. 面神经炎

【**症候**】每于晚间受风寒或受潮湿之后，次日晨起即发现口眼歪斜，闭目露睛，伴有肢体困倦乏力，面色淡白或暗，头晕头痛，舌淡有瘀点，苔白滑，脉涩。

【**中医辨证**】风湿痰阻，瘀阻经脉。

【**治法**】祛风散寒，祛瘀化痰，通经活络。

【**处方**】蜈蚣 1 条，地龙 15 克，当归 15 克，赤芍 10 克，鸡血藤 15 克，羌活 10 克，防风 10 克，白芷 10 克，川芎 10 克。

【**用法**】水煎服，每日一剂。

【**临床案例**】

边××，男，47 岁，于 2011 年 9 月 13 日就诊。患者于早晨洗脸之后突觉左侧面部麻木，并有蚁行感。口角向右歪斜，闭目露睛，口角流涎，舌体左侧亦有麻木感，讲话、饮食均感觉不爽。遂来就医，查患者口眼歪斜，额纹消失，鼓腮漏气，面色发暗，舌淡有瘀点，苔白滑，脉涩，诊断为面神经炎。证属风湿痰阻，瘀阻经脉。给以上方服用，服药 10 剂，自觉症状消除大半，继续服用上方 20 剂，诸症得除，病获痊愈。

【**按**】面神经炎属于中医"面瘫"的范畴，俗称吊线风，属外风中络之证。根据其临床表现，本病多有夜卧当风的病史，而一旦发病，则眼口俱瘫。《金匮要略》谓："贼邪不泄，或左或右；邪气反缓，正气即急，正气引邪，僻而不遂。"指出本病的病机特点是络脉空虚，贼邪外袭所致，造成的病症主要表现为"缓"。正气相对不足，脉络空虚，感受风寒之邪，侵袭头面，夹痰夹瘀痹阻经络，故面瘫乃作，口眼歪斜。方中蜈蚣、地龙可以通脉止痛，解毒散结，取其性能走窜，搜风通络之功；用赤芍、川芎、鸡血藤、当归养血活血祛风；防风、白芷疏风通络，活血和营；羌活祛风胜湿，活络止痛。以上诸药相配，药物直达病所，使邪去正复。

123. 面神经炎

【**症候**】素体虚弱，每于晚间受风寒之后，次日晨起即发现口眼歪斜，闭目露睛，伴有肢体困倦乏力，气短懒言，面色淡白或暗，头晕头痛，舌淡有瘀点，苔白滑，脉细弱。

【**中医辨证**】气虚兼挟风痰，瘀阻经脉。

【**治法**】补气活血，祛风化痰，去瘀通络。

【**方名**】补阳还五汤合牵正散方。

【处方】全蝎 10 克，白附子 10 克，僵蚕 10 克，生黄芪 20 克，当归 10 克，赤芍 15 克，地龙 10 克，川芎 10 克，桃仁 10 克。

【用法】水煎服，每日一剂。

【临床案例】

岳 ××，女，55 岁，于 2012 年 10 月 30 日就诊。患者于 1 周前忽然感觉颜面部麻木，继后即口角向左侧歪斜，说话漏风，吃饭喝水即从口角往外流，精神紧张，自寻偏方外敷治疗，未见好转，后又以中西药治疗，亦效果不佳，而前来诊治。就诊后即给以上方治疗，服药 7 剂后，面部歪斜稍见好转，原方再投 10 剂，面部情况基本正常，又投 5 剂，恢复如常，病获痊愈。随访未再复发。

【按】本方所治之证，为风痰阻于头面经络所致。阳明内蓄痰浊，太阳外中于风，风邪引动内蓄之痰浊，风痰阻于头面经络，经隧不利，筋肉失养，则弛缓不用；无邪之处，气血运行通畅，筋肉相对而急，缓者为急者牵引，故口眼歪斜。治宜祛风、化痰、通络。方中白附子辛温燥烈，入阳明经而走头面，以祛风化痰，尤其善散头面之风；全蝎、僵蚕均能祛风止痉，其中全蝎长于通络，僵蚕且能化痰，合用既助白附子祛风化痰之力，又能通络止痉；生黄芪补益元气，意在气旺则血行，瘀去则络通；当归活血通络而不伤血；赤芍、川芎、桃仁协同当归以活血祛瘀；地龙通经活络，力专善走，周行全身，以行药力。诸药合而用之，力专而效著，风邪得散，痰浊得化，经络通畅，则歪斜之口眼得以复正。

124. 血管性头痛

【证候】头痛易怒，眩晕，口苦，呕恶食少，胁痛腹胀，困倦乏力，面色晦暗，舌质红或有瘀斑，舌苔白腻或黄腻，脉沉涩或沉滑。

【中医辨证】肝郁化火，瘀阻脑络，上扰清空。

【治法】养阴清热，祛风通络，化瘀止痛。

【处方】白芍 20 克，牡丹皮 10 克，甘草 10 克，当归 20 克，生地黄 15 克，川芎 15 克，桃仁 10 克，红花 10 克，菊花 10 克，钩藤 20 克。

【用法】水煎服，每日一剂。

【临床案例】

黄 ××，女，38 岁，于 2017 年 6 月 12 日初诊。患者自述间断性头痛已 1 年，发作以右侧头部为甚，伴眩晕、呕吐、困倦乏力，工作生活受到严重影响，曾在医院做过诊治，诊断为血管性头痛，屡用药物，见效甚微。此次来诊治时，因情绪紧张，疼痛表现更加明显。诊见其头痛，头晕，口苦，胁痛腹胀，舌边尖红，少苔，脉弦细，此乃肝郁化火，瘀阻络脉之证，即用上方服用，连进 10 剂，偏头痛明显好转，效不更方，嘱继续进服，共用药 50 余剂，头痛消失，诸症皆除，随访 1 年余，情况良好，未见复发。

【按】方中白芍味苦、酸、甘，性微寒，归肝、脾经，具有平肝止痛、养血调经之效，《本草备要》曰："补血、泻肝、益脾、敛肝阴"；当归其味甘而重，故专能补血，其气轻而辛，故又能行血，补中有动，行中有补，诚血中之气药，亦血中之圣药也；二药皆入肝经，均能补血，养血柔肝，合用相得益彰，养肝体助肝用，以治血虚。甘草补中和中，以滋血源，故对阴血亏虚之挛急疼痛，不论其在何部位，均可用之。桃仁、红花活血化瘀；川芎活血行气、调畅气血，以助活血之功；加牡丹皮以清血中之伏火，疏肝解郁，兼清郁热；菊花、钩藤平肝潜阳，清利头目。全方配伍得当，使肝郁得解，肝阳得降，瘀血祛，气机畅。治疗血管性头痛，效果颇为理想。

125. 血管性头痛

【症候】头痛乏力，痛连项背，食少，怕风寒，舌淡，苔白，脉浮紧。

【中医辨证】气血虚亏，风邪阻络。

【治法】益气养血，祛风通络。

【方名】川芎茶调饮加减。

【处方】川芎20克，白芷10克，防风10克，荆芥10克，羌活10克，藁本10克，薄荷10克，地龙10克，当归10克，白芍10克，党参15克。

【用法】水煎，以清茶适量兑服，每日一剂。

【临床案例】

贾××，女，42岁，于1999年1月20日初诊。患者于20多天前开始头痛，发作呈阵发性，以左侧头部、前额、巅顶部疼痛为甚，疼痛累及项背部，曾在某医院诊断为血管性头痛，又予以止痛剂、镇静剂治疗仍不显效。因此前来求治，诊其体质弱，面容憔悴，双目乏神，舌质淡，舌尖稍红，苔薄白，脉细涩。脉症合参，证系气血亏虚，风邪阻络，治当益气养血，祛风通络。即投以川芎茶调饮加减，患者连用5剂，即见显效，病去大半，仅有前额部感觉不适，左侧头部时而稍觉微痛。此乃余邪未尽，方中加入熟地10克，菊花15克，而重用党参25克，当归20克，以达益气养血之功，又连进5剂，诸症皆除，病获痊愈。

【按】方中川芎性味辛温，用量较重，善于祛风活血而止头痛，长于治少阳、厥阴经头痛，并为诸经头痛之要药；薄荷、荆芥轻而上行，善能疏风止痛，并能清利头目；羌活、白芷均能疏风止痛，其中羌活长于治太阳经头痛；白芷长于治阳明经头痛；防风辛散上部风邪；藁本辛温辛散，散寒除湿止痛，善达头之巅顶；上述诸药协助川芎、薄荷、荆芥以增强疏风止痛之效。当归、白芍、党参补气养血，益气和中。服时以清茶调下，取其苦凉之性，既可清头目，又能制约风药的过于温燥与升散。诸药合用，共奏疏风止痛，益气养血之效。

126. 偏头痛

【症候】头痛昏蒙，时发时止，心烦失眠，情志不舒，缠绵不已，胸脘满闷，面色晦暗，舌淡胖，苔白腻，脉弦滑。

【中医辨证】痰凝气滞，风邪上扰。

【治法】祛风涤痰。

【处方】川芎 30 克，白芷 20 克，柴胡 10 克，香附 10 克，白芥子 10 克，白芍 15 克，甘草 10 克。

【用法】水煎服，每日一剂。

【临床案例】

左××，女，40 岁，于 2008 年 11 月 12 日初诊。患者左侧偏头痛已 5 日有余，头痛时昏蒙，心烦失眠，彻夜不能安睡，胸脘满闷。曾用药物治疗，不见效果，前来求治。体检：神清，面色晦暗，痛苦病容。心肺听诊未见异常，血压 120/80mmHg，舌质淡胖，苔薄白根微腻，脉象弦细。证系痰凝气滞，风邪上攻。治宜祛风涤痰。投以上方，服药 3 剂，痛减大半，入夜已能安睡片刻，甚是高兴。又进 5 剂，偏头痛尽除，神态如往，病获痊愈。随访 1 年余，未见再有复发。

【按】方中川芎性味辛温，善于祛风活血而止头痛，长于治少阳、厥阴经头痛，并为诸经头痛之要药；白芷长于治阳明经头痛；白芥子辛能入肺，温能发散，故有利气豁痰、温中开胃、散痛消肿、辟恶之功，能祛胁下及皮里膜外之痰；柴胡性微寒，具有疏肝行气、解郁的作用；香附辛甘，归肝经，疏肝解郁的效果非常好；川芎辛温，为活血行气之要药，可通达气血。柴胡配合香附、川芎可使疏泄功能事半功倍，方中柴胡和香附配合共助疏肝理气之功效，川芎助柴胡解肝经之郁滞，柴胡亦增强川芎活血化瘀之效力，三味药相辅相成，寒温相宜，相得益彰。芍药酸寒，养血敛阴，柔肝止痛；甘草甘温，健脾益气，缓急止痛。二药相伍，酸甘化阴，调和肝脾，有柔筋止痛之效。诸药共用祛风涤痰，养血柔肝，行气止痛之效尽显。

127. 臂丛神经痛

【症候】上肢疼痛、麻木，屈伸不利，上举困难，每遇受凉或感冒后亦易发作，胸脘满闷，不思饮食，舌淡苔腻，脉滑数。

【中医辨证】痰湿内聚，阻遏经脉。

【治法】除湿化痰，祛风通络。

【方名】二陈汤加减。

【处方】陈皮 10 克，制半夏 15 克，茯苓 15 克，甘草 10 克，桑枝 15 克，柴胡 10 克，天冬 10 克，防风 10 克，竹茹 10 克，姜黄 10 克。

【用法】水煎服，每日一剂。

【临床案例】

常××，女，53 岁，于 2009 年 10 月 8 日就诊。患者右侧上肢疼痛已半年余，患者于半年前出现右侧上肢疼痛，每遇感冒后疼痛加重，夜间痛甚，曾服用过多种药物治疗，其病未愈。现仍感上肢疼痛、麻木，抬举费力，前来求治。诊见其形体较胖，因患感冒咳嗽多痰，左上肢伸屈不利，局部无明显红肿发热，舌苔黄厚，脉弦浮数。就诊后投以上方治疗，服药 5 剂后，左上肢疼痛已减轻，但提重物仍觉酸重无力，且伴有咳嗽有痰，胸闷欲吐，不思饮食。于上方再加入厚朴 9 克，紫菀 10 克，款冬花 10 克，又进 5 剂，药后诸症大减，原方稍作加减再进 10 剂，诸症皆除，病获痊愈。

【按】臂丛神经痛属中医学"痹症""肩臂痛""腋痛"等范畴。多因痰湿内聚，阻遏经络所致。方中桑枝味辛性平，除善治上肢风湿痹痛外，尚有祛风通络、除湿化痰作用；姜黄辛温走窜，能行气活血止痛；防风辛而不烈，甘缓不峻，微温不燥，药性和缓，既能发散风寒，又能祛经络中之风邪；半夏辛温性燥，善能燥湿化痰，且又和胃降逆；陈皮、柴胡理气行滞，疏肝解郁，二药相配，体现治痰先理气，气顺则痰消之意；佐以茯苓健脾渗湿，渗湿以助化痰之力，健脾以杜生痰之源；竹茹和胃止呕；甘草健脾和中，调和诸药。方中诸药合用气顺则痰消，痰消则经络通，疼痛止。

128. 坐骨神经痛

【证候】下肢疼痛，活动或受凉后加重，呈持续性钝痛或伴阵发性加剧，加剧时疼痛可呈烧灼或刀割样，夜间尤甚，肌肉麻木不仁，舌质淡，苔薄白，脉弦紧。

【中医辨证】风寒湿痹，阻滞经络。

【功效】除湿散寒，温通经脉。

【方名】桂枝汤加味。

【处方】桂枝 25 克，白芍 15 克，生姜 5 片，甘草 10 克，大枣 5 枚，黄芪 15 克，当归 10 克，川牛膝 10 克，独活 15 克。

【用法】水煎服，每日一剂。

【临床案例】

温×，男，52 岁，于 2006 年 10 月 10 日就诊。患者自诉右侧臀部、腿部疼痛 1 个月。于 1 月前因受寒右侧臀部胀痛，牵及右下肢，行走困难，稍活动其疼痛更甚。曾在某医院诊治，检查后诊断为坐骨神经痛，曾用多种中西药治疗未见好转。特来寻求中医诊治。症见痛苦面容，行动困难，大腿多处穴位压痛明显，舌质淡红边有齿痕，苔白而薄润，脉细。就诊后投以上方。嘱其服药后，每次均要保暖。其服药 5 剂后，患者自感患侧肢体有汗出，睡眠好，感觉下肢疼痛好转。又服 5 剂，病痛大减，行步恢复如常。又服 10 剂，巩固疗效。

【按】本方治疗以解肌发表，温通经脉，调和营卫为主。方中桂枝解肌发表，散外感风寒，又用芍药为辅，益阴敛营，桂、芍相合，一治卫强，一治营弱，合则调和营卫，是相须为用。生姜辛温，既助桂枝解肌，又能暖胃止呕。大枣甘平，既能益气补中，又能滋脾生津。姜、枣相合，还可以升腾脾胃生发之气而调和营卫。炙甘草益气和中，合桂枝以解肌，合芍药以益阴，调和诸药。黄芪重在补气，当归重在补血，"治风先活血，血行风自灭"，二者既可行气，又可活血，即所谓补中有行。牛膝味苦泄降，"走而能补，性善下行"，活血化瘀，引血下行，活血以通利关节，酸性以补肝肾可强筋骨；独活辛散苦燥，气香温通，功善祛风湿，止痹痛，为治风湿痹痛主药，凡风寒湿邪所致之痹证，无论新久，均可应用，因其主入肾经，性善下行，尤以腰膝、腿足关节疼痛属下部寒湿者为宜。方中诸药合用除湿散寒，温通经脉。

129. 坐骨神经痛

【症候】下肢疼痛，活动或受凉后加重，呈持续性钝痛或伴阵发性加剧，加剧时疼痛可呈烧灼或刀割样，夜间尤甚，肌肉麻木不仁，舌质淡、苔薄白，脉弦紧。

【中医辨证】风寒湿邪，阻闭经络。

【治法】散寒利湿，祛风通络。

【处方】当归15克，桂枝10克，白芍10克，细辛5克，川牛膝15克，独活10克，木瓜10克，甘草10克，地龙10克，全蝎5克，蜈蚣2条，汉防己10克，川续断15克。

【用法】水煎服，每日一剂。

【临床案例】

董××，男，36岁，于2015年12月3日初诊。患者自诉右侧下肢疼痛2个月余。患者于2个月前无明显诱因出现右侧小腿疼痛，时好时坏，未引起注意。近日来疼痛加重，沿腰骶部向下放射至足背部，活动或受凉后疼痛加重，特来就诊。查其疼痛自右侧腰骶部向右腿后外侧传至小腿及足背部，右下肢屈伸不利，步行困难，活动后疼痛加重，其患肢怕冷。临床诊断为坐骨神经痛。察其舌体胖嫩，舌质淡，苔薄白，诊其脉沉细。脉症合参，证系风寒湿邪三气杂至，合而成痹。治当散寒利湿、祛风通络。投以上方10剂，诸症好转，继服20剂，诸症悉除，步履如昔，恢复如常人。

【按】方中当归甘温，养血和血；桂枝辛温，温经散寒，温通血脉。细辛温经散寒，助桂枝温通血脉；白芍养血和营，助当归补益营血。牛膝活血通经，补肝肾，强腰膝，引血下行，治寒湿痿痹，四肢拘挛，膝痛不可屈伸者。独活苦甘辛温，能辟风寒，邪散则肌表安和，气血流通，故其痛自止也，其善行血分，祛风行湿散寒之药。地龙、全蝎、蜈蚣性走窜，善于通络止痛，适用于多种原因导致的经络阻滞，血脉不畅，肢节不利，筋脉拘挛之症。甘草兼调药性。全方共奏温经散寒，养血通脉，通络止痛之效。本方的配伍特点是温阳与散寒并用，养血与通脉兼施，温而不燥，补而不滞。在临床工作中体会到，此方适当加减，对于寒湿性腰腿痛，虚寒胃痛等皆有较好的疗效。

130. 坐骨神经痛

【症候】下肢拘急疼痛，痛如针刺或疼痛麻木，患肢不可屈伸，多沿腰腿外侧放射，遇寒加剧，得热则舒，局部常有冷感，入夜尤甚，或肢体重着不移，伴肌肤不仁，舌紫暗，苔薄白或白腻，脉沉涩或紧。

【中医辨证】寒湿侵袭，气血瘀阻。

【治法】祛湿散寒，温通经脉，化瘀止痛。

【处方】桂枝15克，白芍30克，丹参30克，制川乌10克，制草乌10克，木瓜10克，牛膝10克，炙甘草10克，全蝎10克。

【用法】水煎服，每日一剂。

【临床案例】

吕××，女，43岁，于2015年8月2日初诊。患者自述1年前因露卧湿地，其后即感觉腰骶部酸痛，症状日趋加重，疼痛从右侧骶尾部沿大腿后外侧向腘窝、小腿处传导，呈持续性钝痛，有时呈阵发性加剧，右侧下肢活动受限，活动后疼痛更甚，足背部有麻木感。近3个月来患者曾口服消炎止痛类药物治疗，有时症状暂时缓解，但复又发作，特寻求中医治疗。诊见：痛苦面容，右侧下肢活动受限，按之大腿外侧有压痛点，X线检查腰部无明显阳性体征，诊断为坐骨神经痛。中医辨证为寒湿侵袭，气血瘀阻所致。就诊后给以上方服用，服药10剂，疼痛明显减轻，继续服用10剂后症状全无，嘱其再进10剂以期巩固疗效。追访已1年余，未见复发。

【按】方中桂枝辛温，辛能散邪，解肌发表，温从阳而扶卫，散外感风寒；芍药酸寒，酸能敛汗，寒走阴而益营；桂、芍相合，一治卫强，一治营弱，合则调和营卫，是相须为用，桂枝配芍药，是于发散中寓敛汗之意，于固表中有微汗之道焉。甘草甘温，健脾益气，缓急止痛，与白芍相伍，酸甘化阴，调和肝脾，有柔筋止痛之效。制川乌、制草乌祛风除湿，温经止痛。药理研究证实制川乌、制草乌具有较好的抗炎作用和较强的镇痛、抗变态反应作用及促肾上腺皮质样的作用。木瓜酸涩性微温，除湿和中，舒筋活络，木瓜有比较好的舒筋活络作用，并且能祛湿除痹，为久风顽痹，筋脉拘急之要药。牛膝活血祛瘀，补肝肾，强筋骨，能引诸药下行。丹参具有活血祛瘀，凉血消痈，养血安神的作用，可治各类瘀血阻滞证。全蝎熄风镇痉，通络止痛，攻毒散结，其作用在于辛散、窜透、攻毒，为治外风之要药，能行风药直达病所，有通络止痛作用，可用于风湿痹痛。方中诸药合用，解肌发表，调和营卫以祛除体内寒湿之邪，活血化瘀，通经活络以疏通气血瘀阻之经脉，使寒湿除，气血通，经脉顺，则疾病自愈。临床实践证明，使用此方治疗，大多效果较好。

131. 坐骨神经痛

【症候】下肢拘急疼痛，并向大腿后侧，小腿外侧及足背外侧放射，遇寒加剧，得热则舒，局部常有冷感，入夜尤甚，或肢体重着不移，伴肌肤不仁。脉沉涩或紧，苔薄白或白腻。

【中医辨证】寒湿侵袭脉络。

【治法】除湿散寒，通经活络。

【方名】独活寄生汤加减。

【处方】独活10克，桑寄生15克，杜仲10克，秦艽10克，茯苓10克，当归10克，苍术15克，地龙10克，牛膝10克，伸筋草10克，甘草10克。

【用法】水煎服，每日一剂。

【临床案例】

边××，男，54岁，于2016年8月13日就诊。患者于1个月受凉后感觉右臀部及右下肢疼痛，酸麻，尤以活动后晚间加重。曾用抗风湿药及局部封闭治疗，症状稍缓解，停药后疼痛如前。为求诊治，特来治疗。经X线检查示：腰椎正常。临床诊断为坐骨神经痛。查其痛苦面容，右侧臀部及腿部疼痛、麻木，走路困难，舌淡苔滑腻，脉沉迟有力。脉症合参，此乃寒湿之邪，阻于脉络，治当除湿散寒，通经活络。投以独活寄生汤加减，服药 7 剂，疼痛减轻，继服上方 10 剂，症状基本消失，走路轻快，后又服 10 剂，诸症皆除。

【按】本证乃因感受风寒湿邪而患痹证，风寒湿邪客于肢体关节，气血运行不畅，故见腿部疼痛，或麻木不仁，治宜祛散风寒湿邪，疏通经络。方中独活为君，辛苦微温，善治伏风，除久痹，且性善下行，以祛下焦与筋骨间的风寒湿邪；秦艽祛风湿，舒筋络而利关节；桑寄生、杜仲、牛膝以补益肝肾而强壮筋骨，且桑寄生兼可祛风湿，牛膝尚能活血以通利肢节筋脉；当归养血和血；伸筋草辛散、苦燥、温通，能祛风湿，入肝尤善通经络，善治风寒湿痹，关节酸痛，屈伸不利；地龙长于通行经络，用于多种原因引起的经络阻滞，血脉不畅，肢节不利之证；甘草健脾益气。以上诸药合用，具有祛风除湿，通经活络之功，邪正兼顾，祛邪不伤正，扶正不留邪。

132. 多发性神经炎

【症候】气短乏力，头目眩晕，食少腹胀便溏，肢体痿软，麻木不仁，手足无力，肿胀汗出，舌淡苔紫暗，脉细涩。

【中医辨证】气血虚弱，湿邪侵袭，瘀血内阻。

【治法】益气养血，除湿散寒，祛瘀通络。

【处方】黄芪 20 克，当归 15 克，白芍 20 克，川芎 15 克，桃仁 10 克，杜仲 15 克，牛膝 15 克，木瓜 20 克，防风 10 克，秦艽 15 克，威灵仙 20 克，陈皮 10 克，羌活 10 克，独活 10 克，甘草 10 克。

【用法】水煎服，每日一剂，分两次服用。

【临床案例】

邓 ×，男，34 岁，于 2007 年 9 月 15 日就诊。患者于 5 天前开始出现下肢无力，行走时容易跌倒，坐立时诉说腿部疼痛，近 2 日来逐渐向上蔓延，双上肢活动受限，颈部无力，气短乏力，头目眩晕，食少腹胀。检查：神志清，头面端正，五官无异常，颈软，肌张力减低，胸部对称，呼吸运动无明显限制，心音有力，律齐，双肺未闻及啰音，腹软无肿块，存在肠鸣音。双上肢亦表现无力，双下肢肌张力减退，痛觉存在，膝反射消失，克氏征、拉塞格氏征呈阳性；血常规检查：白细胞 14.8×10^9/L，中性粒细胞 62%，淋巴粒细胞 34%，嗜酸粒细胞 4%。临床诊断为多发性神经炎。察其舌质淡红，边有紫瘀，苔薄黄，诊其脉浮细。脉症合参，当属中医之"痿痹"证也。投以上方 10 剂，服药后自觉症状稍见减轻。继续服药进行治疗，连续用药 4 个月，守法不变，药味略作加减，病获痊愈。

【按】本证是由素体虚弱，感受外邪，瘀血内阻而致。湿邪瘀滞经脉，气血流通不畅，则肌肤麻木不仁，疼痛困重。方用桃仁、红花、当归、白芍、川芎活血化瘀药，化瘀通络，行气止痛；风邪易与湿邪合并而至，临床常见多发性神经炎四肢肌肉游走性疼痛，下肢酸困，皮肤发麻感觉异常，无不与风湿有关，常用防风、羌活、独活、秦艽等祛风除湿药，除痹止痛，祛风除湿；黄芪补气固表，气血双补；木瓜宣通十二经络，舒筋和胃；杜仲、牛膝补益肝肾，引药下行，直达下部筋骨气血，痿痹瘫软必需，脚气疼痛必用；威灵仙辛散走窜，为疏风除湿之峻药，能通达诸经而镇痛；甘草甘缓止痛，《名医别录》又谓其："通经脉，利血气。"二药合用，相须相佐，可使风湿之邪随汗而解；陈皮疏肝理气，行气解郁。方中诸药可使寒湿祛除，经络通行，痹症自除。

133. 多发性神经炎

【症候】四肢麻木不仁，感觉减退，痿软无力，尿频便溏，饮食乏味，形体消瘦，舌淡胖边有齿痕苔白滑，脉沉细弱。

【中医辨证】脾虚气弱，肾阳亏损。

【治法】益气健脾，温补肾阳。

【处方】黄芪 20 克，当归 15 克，川牛膝 15 克，木瓜 20 克，白术 20 克，菟丝子 15 克，杜仲 15 克，熟地黄 15 克，茯苓 15 克。

【用法】每日一剂，水煎服。

【临床案例】

吕××，男，42 岁，于 2013 年 4 月 23 日就诊。患者主因四肢痿软无力 10 天就诊，自述发病时有头痛，发烧，全身痛，继而发生四肢痿软无力，麻木不仁。曾用青霉素、强的松、各种维生素治疗，效果不明显。检查：慢性痛苦病容，五官端正，颈软，心肺肝脾未见异常。血压 120/70mmHg，脉搏 83 次 / 分，体温 37.2℃。四肢软弱无力，痛觉减退，临床诊断为感染性多发性神经根炎。给以上方加入板蓝根 20 克，金银花 20 克，连用 7 剂，身痛、发热等症得以控制。去板蓝根、金银花后上方继续服用，共服用 80 剂，诸症明显改善，肢体肌力基本恢复正常。嘱其继续坚持治疗，又巩固服用 30 剂，达到基本治愈。

【按】脾主肌肉四肢，脾虚气血乏源，肌肤失养，肌肉筋脉痿而不用。痿证乃久病伤及气血，精微不足，无力充养血脉，出现肌肉萎缩、肌力减退等症状。对于痿痹之治疗，《素问·痿论》中指出"治痿独取阳明"，阳明胃经为多气多血之经，意在健脾胃运化水谷精微，化生气血，以营养宗筋。临床常用黄芪、当归、白术、茯苓等药补中益气，健脾养胃。本病虽病在经脉骨髓四肢，但其病位却在脾胃，易兼挟饮食积滞，腑气不通，气机郁结等病因，临证需四诊合参，灵活辨证，不可拘泥于一方一药。肾主骨而生髓，肾虚精亏，髓海空虚，脑为髓海，四肢躯干之神经皆汇于脑。本病起病缓慢，下肢痿软无力，腰膝酸软，步履缓慢，软则肌肉萎缩，四肢皮肤颜色改变，畏寒怕冷等均属于肾阳亏虚，髓枯筋萎。以滋补肝肾，补肾温阳等牛膝、杜仲、菟丝子治疗，再加入木瓜宣通经络，熟地滋阴益精。采用此方治疗多例患者均获较为理想效果。如患者有感染症状存在时，应加入清热解毒中药治疗一段时间，待症状消除后，再以上方治疗为好。

134. 感染性多发性神经炎

【症候】四肢感觉异常，手足无力，大多见于下肢，肢体困重麻木，胸脘痞闷，大便黏浊，小便赤涩，舌黄厚腻，脉滑数而濡。

【中医辨证】湿热浸淫，流散筋骨。

【治法】清热祛湿通络。

【方名】三妙汤加味。

【处方】苍术30克，黄柏20克，牛膝15克，川续断15克，鸡血藤25克，金银花25克，板蓝根25克，蒲公英20克，连翘15克，石斛20克，滑石10克，甘草10克。

【用法】水煎服，每日一剂。

【临床案例】

徐××，男，29岁，于2015年4月26日就诊。患者自诉发热3天，感觉双手不灵活，持物无力，仍坚持工作1天，次日相继出现双腿活动不利。5天后，患者不能持匙吃饭，不能走路，需人搀扶，大小便亦不能自行如厕。检查：体温37.2℃，四肢呈迟缓性软瘫，自主运动基本消失，腓肠肌有握痛，深反射消失。诊断为感染性多发性神经炎，中医诊断为痿证。治宜清热祛湿通络。就诊后服用上方，服药30剂后感觉腿部有力，可站立，能走数步。再治疗30天后，手可持物，走路基本恢复正常。为巩固疗效，继续服用上方20剂。

【按】感染性多发性神经炎属中医"痿证"范畴，痿症是四肢痿弱无力，不能举动，麻痹不仁之意。湿热浸淫，气血不运久处湿地，或冒雨露，浸淫经脉，使营卫运行受阻，郁遏生热，久则气血运行不利，筋脉肌肉失却濡养而弛纵不收，成为痿病。即《素问·痿论》："有渐于湿，以水为事，若有所留，居处相湿，肌肉濡渍，痹而不仁，发为肉痿。"以上病机重点在脾胃，湿热困脾，久则伤及中气，转为脾虚湿热，虚实互见，或流注于下，伤及肾阴。《素问·生气通天论》说："湿热不攘，大筋软短，小筋弛长，软短为拘，弛长为痿。"此是湿热内侵可以导致痹痛、痿弱的最早记载。湿热痿痹，当着重清热燥湿。方中以苍术苦温，燥湿强脾，黄柏苦寒，清下焦湿热，两者相合能燥湿清热；川续断补益肝肾；牛膝既能强筋骨，又能导湿热下行；金银花、板蓝根、蒲公英、连翘清热解毒，与黄柏、苍术相须而用；鸡血藤补血活血，舒筋通络；滑石甘淡性寒，质重体滑，利水通淋，清热解暑；甘草甘平，清热解毒，和中缓和药性；二药配伍清热解暑热，利湿通小便，使湿热暑湿之邪从小便而下。诸药合用清热燥湿解毒，引湿热之邪从小便而下，祛湿热之邪外出，则湿热自除，疾病可愈。

135. 脑梗塞 ●

【证候】半身不遂，口舌歪斜，舌强言謇或不语，偏身麻木，烦躁失眠，眩晕耳鸣，手足心热，舌质红绛或暗红，少苔或无苔，脉细弦或细弦数。

【中医辨证】阴虚风动，经脉阻滞。

【治法】滋阴熄风，通经活血。

【处方】豨莶草30克，地龙10克，熟地黄15克，龟板10克，知母20克，黄柏10克，当归10克，枸杞子15克，赤芍20克，牛膝10克，菊花15克，郁金15克，丹参15克，连翘15克，橘络10克。

【用法】水煎服，每日一剂。

【临床案例】

陈××，男，57岁，于2008年11月4日初诊。患者右侧肢体活动不利1个月，患者于1个月前早晨睡醒后欲起床即觉手足活动不灵活，勉强坐起后遂发现口鼻歪斜，说话费力，吐字不清，其左半身正常，右半身呈弛缓性瘫痪。遂去某医院诊治，临床诊断为脑梗塞，住院半月余，右侧肢体活动仍欠灵活，吐字不清，自愿口服中药治疗。证见右侧肢体活动不利，言语不清，胸闷心烦，咽干思饮，小便色深，舌质红，苔薄少津，脉弦细而数。此乃阴虚阳亢，内风涌动，阻滞经脉。即投以上方10剂，服药后烦热渐退，语言转清，口鼻歪斜见减。上方去连翘、黄柏继续服药20剂，后右侧肢体逐渐好转。后继续服药调理治疗。

【按】脑梗塞归属于中医"中风"范畴。中风是中医四大难证之首，四季皆可发病，且多留后遗症。中风的理论源于《内经》，成形于《金匮要略》，历代医家认为多由风、火、痰、瘀、虚所致。方中豨莶草祛风湿，通经脉，补肝肾，镇静降压；地龙清热熄风，通络止痛，二药相合，祛风除湿，清热定惊，活血通络益彰；熟地黄、龟板补肾滋阴，阴复则火自降；黄柏、知母苦寒泻火，火降则阴可保；并以当归、枸杞子、牛膝温养阴经外泄之气；赤芍、郁金、丹参、菊花以活血平肝；连翘清热解毒；橘络行气化痰。方中诸药合用，阴精复，阳气固，火以宁，风以熄矣，故用之多效。

136. 脑梗塞

【症候】神识恍惚，迷蒙，半身不遂，平素多有眩晕、麻木之症，肢体强痉拘急，便干便秘，舌质红绛、舌苔黄腻而干，脉弦滑大数。

【中医辨证】风火上扰，阻塞经脉。

【治法】清热豁痰，疏络熄风。

【处方】赤芍15克，胆南星10克，天麻15克，丹参20克，黄芪30克，红花15克，桃仁15克，地龙30克，水蛭10克，栀子15克，牡丹皮12克，石菖蒲12克，牛膝15克。

【用法】水煎，每日一剂，分两次服。

【临床案例】

董××，女，63岁，于2009年11月12日就诊。患者早晨起床时突然感觉头痛，头晕，舌强，语塞，逐渐口歪眼斜，左侧肢体活动不灵活，遂来医院就诊。检查身体肥胖，神志清楚，左侧颜面麻木，鼻唇沟平坦，口角流涎不止，舌体不舒，舌红尖赤，苔黄腻，脉弦滑。左侧肢体偏瘫不用，感觉障碍，血压140/95mmHg。实验室检查：甘油三酯2.69mmol/L，总胆固醇7.9mmol/L。眼底检查：双视网膜动脉硬化。就诊后给以输液治疗，半个月后病情好转，但仍感觉舌体欠灵活，肢体偏瘫，感觉障碍。投以上方10剂，服药后头晕减轻，咀嚼较好，口不流涎，肢体麻木减轻。嘱其继服10剂，并给以配合针刺治疗，语言已比较清晰，挂拐已能蹒跚行走。原方继续再进20剂，嘱其除针灸配合治疗外，并加强功能锻炼，症状已大大减轻，左侧鼻唇沟恢复正常，颜面感觉功能恢复，语言基本流畅，左侧下肢仍麻木，活动不灵。继续服药巩固治疗，3个月后行动已基本自如，症状基本消失，情况均较前为好。嘱其注意调理生活，劳逸适宜。

【按】方中黄芪、赤芍、地龙、丹参益气活血；红花、桃仁活血祛瘀；水蛭祛瘀通络，兼溶血栓；天麻甘平柔润专入肝经，有熄风止痉之效；胆星能清热化痰祛眩，熄风定惊，二者合用增强熄风止痉功能；牡丹皮辛、苦，气芳香，微寒，入血分，寒以清热，辛香以散血瘀，苦以泻火，入心肝则清热凉血，入肝肾则泻火存阴，又善治血中伏火；栀子"性寒味苦，气薄味厚，轻清上行，气浮而味降"，善宣心肺胸膈郁热而除烦，降泻三焦之火而利小便，且入心肝血分而凉血止血，二药合用，相辅相成，气血同治，凉而不凝，活而不妄，清肝泄热凉血作用增强；石菖蒲辛开苦燥温通，芳香走窜，不但有开窍宁心安神之功，兼具化湿、豁痰、辟秽之效，开心窍，去湿浊，醒神志；牛膝疏利下行，能补能泄，具有活血祛瘀，补肝肾，强筋骨，引血下行之功。方中诸药合用活血化瘀，通经行络，清热熄风。

137. 一氧化碳中毒后遗症

【症候】一氧化碳中毒苏醒后神志时有不清，表情淡漠，语言不利，动作笨拙，二便失禁，走路不稳，伴有手颤，以致不能单独行走，舌红苔薄，脉细弱。

【中医辨证】毒热内袭，肺气不宣，阻遏心阳，神明受扰。

【治法】宣通肺气，清热解毒，安神定志。

【处方】薄荷 6 克，桑叶 10 克，蔓荆子 10 克，白芷 10 克，荷叶 15 克，藁本 10 克，钩藤 10 克，天麻 10 克，生地黄 15 克，白芍 10 克，当归 10 克，石菖蒲 15 克，川芎 10 克，牡丹皮 20 克。

【用法】水煎服，每日一剂。

【临床案例】

周××，男，52 岁，2007 年 3 月 5 日就诊。患者于 1 个月前在家一氧化碳中毒后，经某医院进行抢救治疗，苏醒后出院。半个月后患者神志不清时有，表情淡漠，语言不利，二便失禁，走路不稳，需有人搀扶行走，伴有手颤，在医院输液及高压氧舱治疗，病情逐渐好转，但仍感觉神志不清，头晕头胀，语言不利，走路不稳，家属请求配合中药治疗。中医辨证为中毒之后余邪未清，以致心神失常。就诊后给以上方 20 剂服用，服药后患者能自己行走一段路。又服药 30 剂后能够回答一些简单问题，神志尚可，在上方基础上略有加减，又服药 30 剂后，自己能独立行走，正确回答问题，手颤明显减轻，二便已能控制，病情稳定。后继续服药以巩固疗效。

【按】急性一氧化碳中毒在我国早有记载，对其病机认识主要是煤毒之气阻碍气机，气血运行受阻所致，治疗主要为通风、服用中药治疗。对一氧化碳中毒后迟发性脑病论述较少，属中医"痴呆"范畴。一氧化碳之毒侵入人体，上则蒙蔽清窍，扰乱神明之府，下则阻于三焦通道影响。气机运行，故出现头痛头晕、恶心呕吐，高热惊厥、皮肤及黏膜樱桃红色甚或意识模糊、嗜睡、昏迷等症状。"毒"邪留恋，阻碍气机运行，如不能及时清除，损害脑脉经络，故出现呆、傻等严重后遗症而成为一氧化碳中毒迟发性脑病。一氧化碳中毒后遗症的病因是感受邪毒之气，病机为正虚邪实，病位在脑。根据中医辨证，均为热邪充斥三焦，营血受到燔灼。因邪毒之气由口鼻而入，直中心包，蒙蔽清窍，凝滞血脉，毒邪蕴热灼津生痰，痰血交结，脏腑失调，故出现痴呆等迟发性脑病表现，毒痰瘀交结入络，故病情缠绵难愈。从短时间内即现神昏等来探讨，接近于叶天士："温邪上受，首先犯肺，逆传心包"的证候。治疗当以芳化祛邪，养阴益肾，清心健脑，活血化痰为要点。方中桑叶、蔓荆子疏散风热，清利头目；藁本辛温，气雄而烈，善散太阳经风寒湿而能发表散寒止痛，配白芷可祛风散寒，除湿止痛；荷叶、钩藤质轻气薄，清轻走上善于清热镇痉，天麻之质地柔润，厚重坚实，能养阴增液，平肝熄风，合用相得益彰，共奏清热平肝，熄风止痉之效；石菖蒲、薄荷芳香化浊，化气悦脾；当归、川芎、牡丹皮养血活血；生地黄清热凉血，养阴滋液，阴滋火自熄，白芍生用，养阴柔肝，配生地黄清营凉血止血；荷叶性平偏凉，其性凉清热，苦燥利湿。方中诸药合用能芳香化浊，清热熄风，活血化瘀，健脑醒神。

138. 脑震荡后遗症

【症候】肢体震颤，头痛头晕，面红目赤，恶心呕吐，呕不欲食，舌苔厚腻，脉象弦滑。

【中医辨证】血虚肝旺，阴虚阳亢，痰血瘀阻。

【治法】养血活血，平肝潜阳，熄风化痰。

【处方】何首乌15克，钩藤15克，菊花12克，全蝎15克，旋覆花10克（包煎），代赭石10克（先煎），生地黄15克，白芍15克，当归20克，川芎10克，石斛15克，磁石15克（先煎），香附10克。

【用法】水煎服，每日一剂。

【临床案例】

赵××，男，52岁，于2013年7月11日就诊。患者于1个月前被汽车撞倒，昏迷多时，经某医院抢救脱险清醒。但此后感觉严重头晕，不敢翻身，时时恶心欲吐，一直卧床约20余天，出院时头晕虽有减轻，能够起床活动，但头部仍不能左右旋转，也不敢前倾后仰，稍稍振动，则感头晕加重，记忆力明显减退，睡眠不宁，胃脘不舒，大便溏薄，舌苔白，脉弦滑。就诊后投以上方，连服30剂后，头晕明显减轻，转动头部已无明显不适之感，临床症状得以改善。后继续服药多剂调理治疗。

【按】脑震荡是指头部遭受外力打击后，即刻发生短暂的脑功能障碍。临床表现为短暂性昏迷、逆行性遗忘以及头痛、恶心和呕吐等症状，神经系统检查无阳性体征发现。经过卧床休息与适当治疗大都能顺利恢复，少数病例留有后遗症，如头晕、头痛、记忆力减退等自觉症状，经久不愈称为脑震荡后遗症。本病系因头部外伤及惊吓，以致气血逆乱，血脉受损，瘀血阻滞，所以受伤时可见神志消失，醒后头痛剧烈，经过休息和调治，气血通达，瘀去络通而愈，此病属于实证范围，治宜活血化瘀，安神定志。方中首乌甘温入肝肾，善补益肝肾，为滋补良药；菊花、钩藤皆味甘性微寒，主入肝经，均具有平肝阳、清肝热、疏散风热之功效，常相须配伍为用；全蝎化痰熄风，通行经络；旋覆花、代赭石两药相伍，既调理气机，有升有降，又化痰消壅，有宣有化；当归甘温而润，补血养血调经，白芍性凉而滋，补血敛阴调经，当归辛香性开，走而不守，白芍酸收性合，守而不走，二药合用，辛而不过散，酸而不过收，一开一合，动静相宜，增强和血止痛作用；川芎、香附为血中之气药，善上行头目，气行则瘀血去；生地黄清热凉血。方中诸药共奏养血活血，补益肝肾，平肝潜阳之功。

139. 脑震荡后遗症

【症候】头痛有定处，痛如锥刺，痛无休止，头昏头胀，时轻时重，舌质紫暗或舌边有瘀点，脉涩不利。

【中医辨证】瘀血阻滞，清阳不升。

【治法】化瘀通经，升清降浊。

【处方】桃仁10克，红花10克，川芎15克，苏木10克，土鳖虫10克，全蝎3克（研末冲服），当归15克，党参15克，黄芪20克，半夏10克，炙甘草10克，磁石20克（先煎），枸杞子20克。

【用法】水煎服，每日一剂。

【临床案例】

田××，男，48岁，于2007年10月25日就诊。患者于20天前夜晚走路时不慎摔倒致枕部受伤，当时昏迷，后被人发现送医院救治，经医院及时抢救后苏醒。此后时常头痛，眩晕欲吐，近日来头痛更剧，夜不能寐，纳少，心烦，舌质黯，苔薄，脉弦细。临床诊断为脑震荡后遗症。证系瘀血阻滞，清阳不升。就诊后给以上方治疗，服药25剂，头痛尽除，诸症大减，稍感困乏。后以丸药继续调治30余天，以善其后。

【按】方中桃仁、红花、川芎并用，进一步增强理气定痛、化瘀抗栓通脉之效；黄芪、炙甘草具有扶正益气通脉之功；当归、党参合用具有调养气血之功，使气血各有所归；半夏燥湿化痰，祛湿利浊；土鳖虫活血散瘀，通经止痛；全蝎味辛，入肝经，性善走窜，既平熄肝风，又搜风通络，有良好的熄风止痉之效；枸杞子补益肝肾；磁石平肝潜阳，安神镇惊。诸药合用共行祛瘀熄风、化痰通络之效。

140. 精神分裂症

【症候】不寐易惊，烦躁不安，语无伦次，面红目赤，情绪不稳，喜好饮食。舌质红，苔黄腻，脉滑数。

【中医辨证】肝郁化火，灼津成痰，上扰心窍。

【治法】平肝泻火，豁痰宁心。

【处方】生龙骨30克（先煎），牡蛎30克（先煎），石决明30克，珍珠母30克（先煎）克，朱砂10克（冲服），龙胆草10克，郁金15克，旋覆花10克，代赭石15克（先煎），黄芩10克，大黄5克。

【用法】水煎服，每日一剂。

【临床案例】

顾××，男，28岁，于2010年4月12日就诊。患者半年前由于感情受刺激而致精神失常，情绪不稳，不寐易惊，烦躁不安，语无伦次，面红目赤。就诊时不予合作，舌象、脉症不能诊察。中医诊为肝郁化火，上扰心窍所致。就诊后给以上方20剂服用，服药后患者病情有所好转，情绪稍稳定，烦躁减轻。继续服药治疗，3个月后病情基本稳定，继续服药巩固治疗。

【按】中医学没有类似病名，一般归属于中医"癫狂"病的范畴。早在《黄帝内经》就有关于癫狂病的记载，如《灵枢·癫狂篇》说："癫疾始生，先不乐，头重痛，视举，目赤，其作极，已而烦心，狂始发，少卧，不饥，自高贤也，自辨智也，自尊贵也，善骂詈，日夜不休"。在病因病机方面，《素问·至真要大论》说："诸躁狂越，皆属于火"。后世医家对癫狂理论和治疗有了进一步的发展，如《医学正传》认为狂为痰火实盛，癫为心血不足，狂宜下，癫宜安神养血，兼降痰火。中医认为此病和痰、火、血瘀以及气血亏虚等有关，创立了很多治疗癫狂的有效方剂，临床上治疗这类疾病，也取法于此。本方为治癫狂病之剂，方用生龙牡、石决明、珍珠母、朱砂镇肝宁心而化老痰；龙胆草泻肝火；旋覆花、代赭石镇逆涤痰；黄芩、大黄清泻痰火；郁金清心宁神。方中诸药合用清热泻火以化痰，镇肝宁心以化痰，痰瘀得化，疾病得解。

141. 植物神经功能紊乱（盗汗、自汗）

【症候】头晕，耳鸣，心悸，便溏，四肢疲乏，胃纳欠佳，自汗或盗汗，苔薄，舌尖红，脉细弱。

【中医辨证】心脾两虚，卫气不固。

【治法】宁心安神，滋阴敛汗。

【方名】柏子仁汤。

【处方】柏子仁15克，黄芪10克，党参15克，白术10克，制半夏10克，五味子10克，生牡蛎20克（先煎），麻黄根10克，浮小麦15克，山药20克，芡实10克，红枣5枚。

【用法】水煎服，每日一剂。

【临床案例】

钱××，女，50岁，于2009年12月20日初诊。患者于3个月前无明显诱因出现盗汗，且每夜盗汗，刚熟睡即冷汗淋漓，醒即汗止，虽经治疗，未见佳效。近半月来头晕，耳鸣，心悸，便溏，四肢疲乏，胃纳欠佳，特来我院诊治。诊见形体较瘦，精神健旺，苔薄，舌尖红，脉来细弱。辨证属心脾两虚，虚热内扰，治宜宁心安神，滋阴敛汗，佐以健脾益气。投以上方治疗，服药10剂，盗汗已止，饮食增加，大便成形，精神好转。原方继服20剂，病获痊愈。

【按】植物神经功能紊乱主要表现为盗汗、自汗。盗汗阴虚，自汗阳虚，已为一般规律。其实五脏之虚实盛衰皆能发生汗症，但以心肾虚者为多。多年的临床实践证明，凡治心肺肾三脏表现不足之汗症，即用此方加减，每奏捷效。《医方集解》引陈来章曰："心血虚则睡而汗出，柏子仁之甘辛平，养心宁神，牡蛎、浮小麦之咸凉，静躁收脱，五味子酸敛清平，半夏和胃燥湿，麻黄根专走肌表，引党参、黄芪、白术以固卫气，山药、芡实补肾益气。"全方用药阴阳俱顾，照隙入筘，如能权衡轻重，加减化裁，治盗汗、自汗可收良好效果。

142. 植物神经功能紊乱

【症候】胸中烦闷，胸胁胀痛，惊悸失眠，呕逆食少，脘闷嗳气，稍有口苦，伴时而欠伸，大便不调，舌质红，苔黄，脉弦或弦数。

【中医辨证】肝郁化火，痰湿内生，内扰心神。

【治法】疏肝解郁，和胃化痰，清养心神。

【方名】温胆汤和柴胡疏肝散加减。

【处方】柴胡 10 克，白芍 10 克，香附 10 克，川芎 10 克，枳实 10 克，陈皮 10 克，半夏 10 克，茯苓 10 克，竹茹 12 克，薤白 10 克，瓜蒌 15 克，石菖蒲 15 克，远志 10 克。

【用法】水煎服，每日一剂。

【临床案例】

邱××，女，47 岁，于 2011 年 9 月 30 日就诊。患者于 2 个月前即感觉胸中烦闷，胸胁胀痛，惊悸失眠，呕逆食少，稍有口苦，伴时而欠伸为快。曾在某乡镇医院服药治疗，未见明显效果。近几日胸闷惊悸失眠加重，欠伸发作频繁，少气懒言，肢体乏力，肌肉酸痛，特求诊治。诊见精神萎靡，身倦体乏，胸闷心悸，舌红，苔薄黄，脉象弦滑。脉证合参，此乃肝郁气滞，郁而化热，痰湿内生，内扰心神，治当疏肝解郁，和胃化痰，清养心神。投以上方服用，服药 10 剂，患者即感胸闷减轻，呕逆稍减，而睡眠仍差。上方再加入丹参 10 克，酸枣仁 15 克，夜交藤 30 克。又服 10 剂，睡眠、饮食好转，继续服药滋养心神，以善其后，巩固疗效。

【按】本例患者多因素体胆气不足，复由情志不遂，胆失疏泄，气郁生痰，痰浊内扰，胆胃不和所致。方中半夏辛温，燥湿化痰，和胃止呕；竹茹取其甘而微寒，清热化痰，除烦止呕；半夏与竹茹相伍，一温一凉，化痰和胃，止呕除烦之功备；陈皮辛苦温，理气行滞，燥湿化痰；枳实辛苦微寒，降气导滞，消痰除痞；陈皮与枳实相合，亦为一温一凉，而理气化痰之力增；佐以茯苓，健脾渗湿，以杜生痰之源；柴胡功善疏肝解郁；香附理气疏肝而止痛，川芎活血行气以止痛，二药相合，助柴胡以解肝经之郁滞，并增行气活血止痛之效；芍药养血柔肝，缓急止痛；甘苦寒的瓜蒌配伍辛苦温的半夏，使其充分发挥辛能散结、苦能泄降，以竭尽祛痰之能事，且一寒一温，互制互济，再加薤白理气宽胸，通阳，散结，务使痰浊得化，胸阳得振而胸痹可除，心痛自定。诸药相合，共奏疏肝行气，活血止痛之功。

143. 神经衰弱

【证候】烦躁易怒，不思饮食，口渴喜饮，目赤口苦，小便黄赤，大便秘结，舌质红，苔黄，脉弦而数。

【中医辨证】肝郁化火，心阴不足。

【治法】疏肝解郁，滋阴润燥，养心安神。

【方名】逍遥汤和甘麦大枣汤加减。

【处方】百合 20 克，夜交藤 15 克，当归 15 克，白芍 20 克，郁金 15 克，香附 15 克，连翘 15 克，生地黄 20 克，小麦 20 克，珍珠母 20 克，甘草 15 克，大枣 5 枚。

【用法】水煎服，每日一剂。

【临床案例】

董××，女，48岁，于2016年1月19日初诊。患者近半月来夜不能眠，心烦，健忘，胸闷，时常长吁短叹，烦躁易怒，口苦咽干，舌质红，苔薄黄，脉弦数。经西医检查后诊断为神经衰弱，特来治疗。中医辨证诊其为肝郁气滞，化火伤阴，心阴不足之证。治当疏肝解郁，滋阴润燥，养心安神。故投以上方治疗，患者连进15剂，诸症得除，复如常人，而后又继续调理服用半月有余。

【按】此例所用汤剂是由逍遥汤及甘麦大枣汤加减化裁而成。用此方除治疗神经衰弱获得较好效果外，治疗癔症也甚为理想。神经衰弱、癔症在西医中均属神经官能症之范畴。一般患者临床症状繁多，甚至多个系统均能表现功能紊乱，患者甚感痛苦，然检查时多数难以发现阳性体征，理化检查也常无异常所见，所以治疗也无所适从，相当棘手，没有特效方法，往往只能对症处理。祖国医学认为，此类病症究其病因多为忧愁、抑郁、愤怒、思虑等剧烈精神情绪波动所致。因情志致病多累及于心肝两脏，从生理上看，心主神明，肝司疏泄，精神思维活动由心所辖，而身之气机疏畅则由肝所主。因此，剧烈的精神情绪波动是首犯于心。正如《灵枢·口问篇》说："悲哀忧愁则心动、心动则五脏六腑皆摇"。临床所见患者往往主诉之症首先是失眠、心烦、心悸。其郁怒难伸，是肝气不能遂其条达之件，气失疏泄，因而出现胸闷、嗳气、喜怒无常或悲伤欲哭等症状，其治当宜疏肝解郁，滋阴润燥，养心安神。方中百合色白入肺，养肺阴而清气热，生地黄色黑入肾，益心营而清血热，心肺同治，阴复热退；当归甘辛苦温，养血和血；白芍酸苦微寒，养血敛阴，柔肝缓急；小麦养心阴，益心气，安心神，除烦热；甘草补益心气，和中缓急；大枣甘平质润，益气和中，润燥缓急。诸药合用，百脉因之调和，病可自愈。

144. 神经衰弱

【症候】心悸胆怯，多思善虑，心悸健忘，夜寐多梦，容易惊醒，头晕神疲，腰膝酸软，饮食减少，或便溏，面色不华。舌质红，苔薄，脉细弱。

【中医辨证】肾阴亏虚，心肾不交。

【治法】滋阴清热，交通心肾。

【处方】百合 20 克，炒酸枣仁 10 克，龙骨 15 克（先煎），柏子仁 10 克，五味子 9 克，制首乌 20 克，熟地黄 15 克，当归 10 克，黄芪 15 克，远志 10 克，龟板 20 克（先煎）。

【用法】水煎服，每日一剂。

【临床案例】

胡××，男，18岁，学生，于2012年10月7日来诊。患者主诉1年来因学校功课压力较大，精神紧张，晚上经常失眠，夜深亦难入睡，或入睡片刻即惊醒，醒后心悸、心烦，不能再入睡。近两个月来病情发展严重，彻夜不眠。经西医检查后诊断为神经衰弱，口服镇静类药物（具体不详）治疗，服药后症状有所改善，但仍感不适。就诊时仍头晕，神疲，健忘，面色无华，饮食不佳，二便尚可，舌红，苔薄，脉细而弱。治当滋阴清热，交通心肾。给以上方服用。患者服药 10 剂，即能安睡，其他症状得以改善，再进 15 剂，睡眠良好，诸症除，病获痊愈。随访未见复发。

【按】此方用于治疗神经衰弱患者，多能在短时期内收到良效。不寐的病因虽多，但其病理变化总属阳盛阴衰，阴阳失交，其病位主要在心，与肝、脾、肾密切相关。心主神明，神安则寐，神不安则不寐。故治疗上以调节阴阳，化动为静，宁心安神助眠为则。方中百合养阴润肺、清心安眠；首乌养血安神，现代药理研究有镇静催眠作用；龟板滋阴潜阳，养血补心，安神定志；龙骨镇惊安神，平肝潜阳；酸枣仁、柏子仁、远志养心安神；黄芪补气健脾，升阳举陷；五味子补养心肾，宁心安神；当归补血活血，与黄芪合用，达补血养心之效。以上诸药合用，共奏宁心安神，补益气血，调节阴阳之效，故失眠诸症得以缓解。

145. 癔症

【症候】急躁易怒，情绪低落，心胸烦热，渴欲饮水，有时突然昏倒，或肢体拘紧挛急，大便干结，小便短赤，舌质红，苔黄厚腻，脉弦或滑数。

【中医辨证】热邪内结，上扰神明。

【治法】养阴除热，解郁除烦。

【处方】生栀子 10 克，淡豆豉 15 克，麦冬 10 克，郁金 10 克，石菖蒲 10 克，淡竹叶 15 克，大黄 10 克，炙甘草 10 克。

【用法】水煎服，每日一剂。

【临床案例】

老 ××，女，56 岁，于 1999 年 5 月 26 日初诊。患者自述其发病已有 1 年之久，间歇发作。每次发病时心烦意乱，二目不睁，牙关紧闭，可持续 3 至 7 余日。尤其是精神受刺激时，发作频繁。每次发作且伴有大便秘结，多 3 日一解，小便黄。曾屡服镇静药物及泻下药物，未能获理想效果。检查其体质尚好，精神抑郁，智力正常，舌质边尖红，舌苔中心黄，脉沉弦有力。临床诊断为癔症。此系郁热内结，上扰神明。治当养阴清热，解郁除烦。用以上方治疗，服用 20 剂后，病情大有好转，继续稍作加减服用 30 剂，身体已无大碍，为巩固疗效，又服 30 剂。后随访 1 年未复发。

【按】方中生栀子味苦性寒，泄热除烦，降中有宣，既能上入心胸清透郁热以除烦，又可导火下行以除热；豆豉体清气寒，升散调中，宣中有降，宣泄胸中郁热而助栀子除烦，又能开壅散满而和胃。二药相合，苦辛相济旨在透泻郁热，苦甘相济旨在泻不伤正，共奏清热除烦之功。麦冬味甘、微苦，性微寒，有养阴润肺、益胃生津、清心除烦的功效，《医学衷中参西录》言其："能入胃以养胃液，开胃进食，更能入脾以助脾散精于肺，定喘宁嗽。"郁金活血止痛，行气解郁，清心凉血。石菖蒲化湿开胃，开窍豁痰，醒神益智。淡竹叶清心除烦，清热利尿。大黄清热泻火，凉血解毒，逐瘀通经，用于实热积滞便秘。方中诸药清热泻火，养阴除烦，醒神益智。

第八章

风湿类疾病

146. 痛风

【症候】关节红肿热痛，病势较急，局部灼热，得凉则舒，伴发热，口渴，心烦，小便短黄，舌质红，苔黄或腻，脉滑数或弦数。

【中医辨证】湿热痹阻。

【治法】清热燥湿。

【方名】二妙汤加味。

【处方】苍术 15 克，黄柏 15 克，薏苡仁 30 克，牛膝 15 克，木瓜 15 克，滑石 15 克，知母 10 克，鸡血藤 30 克，当归 15 克，赤芍 15 克，萆薢 10 克。

【用法】水煎服，每日一剂。

【临床案例】

郑××，男，45 岁，于 2014 年 2 月 23 日就诊。患者右足蹞趾关节间断疼痛 3 年。患者于 3 年前因大量饮啤酒后出现右足蹞趾关节红肿热痛，自行口服非甾体抗炎药后好转，病情暂时缓解。3 个月后右足蹞趾关节处复又出现红肿热痛，并累及右踝关节和左膝关节疼痛，行走困难，经某医院化验检查：血尿酸 599μmol/L，诊断为痛风性关节炎，口服药物治疗，但病情时好时坏，经常反复发作，发作时疼痛难忍，尤以足关节痛甚，日轻夜重，X 线检查骨质尚无异常改变。后服用秋水仙碱止痛效果显著，但头晕、恶心等不良反应较明显，服用一段时间后停用该药。于半年前再次急性发作，右足蹞趾、右踝关节及左侧膝关节均疼痛，不能走路。化验检查：血尿酸 762μmol/L，血沉 40mm/h，X 线平片示右足第一跖骨远端骨质蚕食样缺损，并发骨质增生，跖趾关节腔轻度狭窄，诊断为痛风性关节改变。因当时患者不能接受秋水仙碱及可的松治疗，故改用中药治疗。诊见患者痛苦病容，由人搀扶走路而来，右足蹞趾和右踝关节及左膝关节红肿热痛，小便黄赤，苔黄厚而湿润，脉细数。辨证系湿热下注所致，治宜清热燥湿。投以上方治疗，服药 20 剂，下肢肿痛已见减轻，能自行走路，但行动还不方便。予原方将当归加至 30 克，嘱其继续服用。又进 20 剂，痛风症状已基本消失，行走已自如。上方又稍作加减，再进 10 剂后病情稳定，以后仍照上方继续服用，以求病情进一步好转。后复查血沉已降至 14mm/h，血尿酸 476μmol/L，较前也有降低。此后病情一直稳定，将汤剂改为丸药服用，3 个月后查血尿酸已恢复正常，行动亦如常人，然仍嘱其继续服用丸药，以使疗效巩固。

【按】中医学中亦有"痛风"病名，且历代医家有所论述。朱丹溪《格致余论》就曾列痛风专篇，云："痛风者，大率因血受热已自沸腾，其后或涉水或立湿地……寒凉外搏，热血得寒，汗浊凝滞，所以作痛，夜则痛甚，行于阳也。"明张景岳《景岳全书·脚气》中认为，外是阴寒水湿，今湿邪袭人皮肉筋脉；内由平素肥甘过度，湿壅下焦；寒与湿邪相结郁而化热，停留肌肤……病变部位红肿潮热，久则骨蚀。清林佩琴《类证治裁》："痛风，痛痹之一症也，……初因风寒湿郁痹阴分，久则化热致痛，至夜更剧。"同时现代医学所讲的痛风还相当于中医的"痛痹""历节""脚气"等症。痛风属中医学"痹证"范畴，最受累的部位是足第一跖趾关节，特点是突然发病且无前兆，疼痛难忍，严重影响患者的生活和工作。此案为湿热下注痹阻关节而致，用燥湿清热药来治其本，以舒筋活络药来缓其标，通过标本兼顾，因而收到较为满意的疗效。方中苍术辛苦性温，苦香燥烈，外用可解风湿之邪，内服能化湿浊，为祛风胜湿健脾之药；黄柏苦寒、沉降，功专清热燥湿，善清下焦湿热，《丹溪心法》中载："治筋骨疼痛，因湿热者"；牛膝既能活血祛瘀，引血下行，又能补益肝肾，强筋健骨；薏苡仁，甘淡、微寒，《本草经疏》曰："薏苡仁味甘补脾，兼淡能渗湿，故主筋急拘挛不可屈伸及湿痹而通利血脉也"，薏苡仁独入阳明，祛湿热而利筋络，故四味合而用之，为治痿之妙药也。鸡血藤既能活血，又能补血；当归苦辛甘温，补血和血；石膏、知母苦甘寒润，清热泻火，滋肾润燥；木瓜通行十二经络；赤芍苦寒，善走血分，能清肝火，除血分郁热而有凉血、止血、散瘀消斑之功；萆薢苦平，长于分清泌浊、渗湿，味苦而降下，能治湿郁肌腠，营卫不得宣行。方中诸药合用能舒筋活络，补精益血，共同达到治疗目的。

147. 大动脉炎（无脉症）

【症候】头昏目花，视力减退，听力下降，心悸气短，上肢无力，发凉发麻，或有疼痛，活动后尤甚，常感疲劳，面色少华，舌淡苔薄，脉浮微弱或无脉。

【中医辨证】气虚血瘀。

【治法】益气养血，通痹复脉。

【方名】黄芪桂枝五物汤加味。

【处方】黄芪15克，桂枝10克，白芍10克，当归10克，熟地黄10克，鸡血藤20克，牛膝10克，大枣4枚。

【用法】水煎服，每日一剂。

【临床案例】

蔺××，女，42岁，于2007年5月16日就诊。患者自诉全身肌肉发酸、麻痹2月余而来就诊。患者于2个月前无明显诱因出现全身肌肉酸重麻痹，尤以右侧肢体较甚，右上肢肌肉酸重麻痹甚时牵引右侧颈项肩胛部酸胀，右下肢小腿肌肤肉重麻痹甚时，牵引右足跟酸麻，且上述酸重麻痹感与天气变化无关。伴有头昏、头痛、眼花、耳鸣、心跳、气短、胸闷、逐渐消瘦，月经后期色淡，量少。诊见形体消瘦，精神萎靡，面色无华，头发枯焦，语声低微，少气懒言。舌质较淡，舌苔尚净。请西医会诊检查：两侧颈动脉、桡动脉、腋动脉以及两侧足背动脉搏动均消失，右腘动脉以及双侧股动脉搏动减弱，腹主动脉搏动增强，心脏及大动脉未闻及明显杂音，四肢末端温度无明显降低。心电图检查：窦性心律不齐。四肢血流图检查：肢体血流缓慢，血管壁弹力减弱，右下肢血流明显减少，左下肢血流较好。符合大动脉炎之血流图。两臂血压均未测量到。胸透心肺未发现异常。方用"黄芪桂枝五物汤加味"，连服30剂。二诊：服药后全身肌肉发酸麻痹感以及上述诸症均见减轻，左肘窝以及两侧跌阳脉切之有轻微搏动。守原方加川芎10克以增强活血通痹，加陈皮6克以防熟地黄、白芍滞腻，继服40剂。三诊：服药后全身肌肉发酸麻痹基本解除，其他虚弱症状亦随之改善。两侧人迎、寸口以及跌阳等处均能切到脉搏，唯沉迟细弱。两臂血压能测到。仍守上方，每隔日服一剂以巩固疗效，后获悉病已解除，脉能摸到，体力恢复，精力充沛。

【按】本方功用益气温经，和血通痹。主治血痹肌肤麻木不仁，脉微涩而紧。方中黄芪甘温益气，补在表之卫气，桂枝散风寒而温经通痹，与黄芪配伍，益气温阳，和血通经，桂枝得黄芪益气而振奋卫阳，黄芪得桂枝，固表而不致留邪。白芍养血和营而通血痹，与桂枝合用，调营卫而和表里。大枣甘温，养血益气，以资黄芪、芍药之功。鸡血藤活血舒筋，养血调经，治血虚不养筋之肢体麻木及血虚萎黄，多配益气补血药之黄芪、当归等药同用；鸡血藤水提液醇沉制剂直接注入股动脉，注射后10分钟内股动脉血流量增加42.7%，峰值时增加值达到133%，血管阻力减少45.3%。牛膝补肝肾，强筋骨，活血通经，《医学衷中参西录》曰："牛膝，原为补益之品，而善引气血下注，是以用药欲其下行者，恒以之为引经。故善治肾虚腰疼腿疼，或膝疼不能屈伸，或腿痿不能任地"。熟地黄甘温质润，补阴益精以生血；本品质润入肾，善滋补肾阴，填精益髓，为补肾阴之要药。全方共用，填精益髓，补益气血，通经活络，治气虚血痹效果良好。

148. 多发性大动脉炎

【症候】头昏目眩，两目胀痛，心烦易怒，胸脘闷痛，视物不清，胸背窜痛，伴心悸，气短，乏力，肢体麻木刺痛发凉，舌质暗红，舌边或舌面有紫斑，脉细涩或无脉。

【中医辨证】肝郁气血运行失常，脉络受阻。

【治法】疏肝解郁，活血化瘀。

【方名】逍遥散加减。

【处方】柴胡15克，当归15克，白芍15克，白术15克，茯苓20克，甘草10克，郁金12克，枳实20克，木香6克。

【用法】水煎服，每日一剂。

【临床案例】

贠××，女，26岁，于2006年10月28日诊治。患者上肢麻木发凉半年，患者于半年前因过度悲伤忧惊，诱发上肢麻木发凉，继则时发昏厥，脉搏消失，血压测不到，病情逐渐加重，曾在北京某医院做动脉造影，确诊为多发性大动脉炎，多方诊治无效，后求中医治疗。证见面色苍白，精神困倦，形体消瘦，头目眩晕，失眠多梦，烦躁易怒，视力减退，眼前常发黑，时而昏厥，四肢厥冷，舌淡苔白。双侧桡、肱动脉搏动消失，血压不能测出。中医辨证此为肝郁气滞，血脉瘀阻所致，急则治其标，投以上方 20 剂。复诊：上方服后胸闷腹胀减轻，饮食增加，但仍失眠多梦，烦躁易怒。再以疏肝理气，宁心安神，继服上方加柏子仁、酸枣仁各 15 克，进服 20 剂。三诊：上药服后已能入眠，精神好转，但四肢仍发凉，腰酸冷痛，月经错后。此乃肝郁气滞，肾阳虚衰，治宜疏肝温阳并用，上方减去枳实，加肉桂 10 克，黄芪 15 克。继续服药 20 剂，查其面色由苍白转为红润，精神好转，视力增加，麻木、眩晕大减，四肢温度升高。继续服药 3 个月，脉搏逐渐恢复。

【按】多发性大动脉炎是一种难治性疾病，我国近年来采用中西医结合治疗此病屡有报导。此例患者由于七情致病，进而脏腑功能紊乱，气血运行失常，脉络受阻，诱发本病。治宜疏肝解郁，养血复脉，方用逍遥散调和肝脾，酌加宁心安神之品，使肝木调达，心神安宁，诸症减轻。四肢厥冷其病机为脉络受阻，供血不足，循环障碍，治用活血化瘀，在病因治疗基础上加温经散寒之品，达到"气为血帅，气行则血行"的目的，故能取得较好疗效。本方既有柴胡疏肝解郁，又有当归、白芍养血柔肝，尤其当归之芳香可以行气，味甘可以缓急，更是肝郁血虚之要药。白术、茯苓健脾祛湿，使运化有权，气血有源。炙甘草益气补中，缓肝之急，虽为佐使之品，却有襄赞之功。郁金味辛性凉，芳香透达，可升可降，具有行气活血、疏肝解郁，清心开窍的功效；木香香能通气，和合五脏，为调诸气要药。以此治痞闷嗳气，皆调滞散气之功。如此配伍既补肝体，又助肝用，气血兼顾，肝脾并治，立法全面，用药周到。

149. 急性风湿性关节炎

【症候】关节红、肿、热及游走性疼痛，皮肤环形红斑，舌红，苔黄，脉滑数。本型常见于急性风湿热。

【中医辨证】风湿与热邪相搏，流走关节，气血痹阻。

【治法】疏风通络，清热凉血。

【处方】秦艽 10 克，桑枝 20 克，防风 15 克，川芎 15 克，丝瓜络 15 克，生地黄 20 克，牛膝 10 克，黄柏 10 克，白芍 15 克，党参 15 克。

【用法】水煎服，每日一剂。

【临床案例】

路 ×，男，38 岁，于 1999 年 3 月 21 日就诊。患者于 1 个月前因患外感发热，经某医院治疗 1 周后热退，后逐渐出现两足疼痛，动辄难忍，渐次挛缩，转侧艰难，乃至卧床不起，经中西医治疗 20 余天，症状未见改善，特来就诊。症见两足及大小腿挛缩，疼痛灼热，不能展伸转动，卧床不起，饮食及大小便需人护理，口干溺黄，便秘，舌红苔黄，脉弦细数。患者平素嗜食烟酒辛辣，经络先有蕴热，又遇外感风寒湿邪侵袭，里热为外邪所郁，气血失于宣通，加之缠绵日久，客邪与内热留而不去，化火伤阴耗津，筋脉失于滋养所致。本证应以疏风通络，清热凉血为治。采用上方，服药 5 剂后汗出，大便通病稍减。继续服药 10 剂后两足能屈伸，转侧灵活，饮食能自理。继续服药 10 剂后疼痛大减，能起床站立，搀扶行走。后又继续服药 30 剂，复如常人，唯觉腰胀无力，即以滋阴补肾之品，以善其后。

【按】方中秦艽一药多能，治疗痹证，风寒湿热，皆可应用，且病发无问新久，病情无问轻重，均可用之，实为治疗痹证之要药；防风能祛风散邪；白芍养血柔筋，使祛风而不伤津；复用川芎和白芍相协，合之活血通络；生地黄凉血清热；桑枝性平，祛风湿而善达四肢经络，通利关节，痹证新久，寒热均可使用；丝瓜络通经络，和血脉，与桑枝配伍，可加强祛风通经活络之功；党参补气补血；牛膝性平，功能活血通经，利水通淋，引药下行；黄柏苦寒，功能清热泻火燥湿，尤善除下焦湿热，二药相合，不但清热燥湿力强，而且善走下焦，故善治下焦湿热之足膝肿痛。方中诸药合用疏风通络，清热凉血，使湿热从下焦而解，则疾病可愈。

150. 风湿性关节炎

【症候】不发热或低热，关节肿胀，不温无红，但痛如刀割，遇寒尤剧。面色白，皮下结节，舌黯，苔薄白或白腻，脉弦紧。

【中医辨证】寒湿风邪阻于筋骨。

【治法】祛风散寒，祛湿通络。

【处方】海风藤15克，威灵仙15克，薏苡仁15克，防风20克，山药15克，羌活10克，独活10克，白芍10克，木瓜15克。

【用法】水煎服，每日一剂。

【临床案例】

何××，女，34岁，于2001年8月27日就诊。患者全身关节游走性疼痛2月余，以四肢肘、膝关节为主，局部轻度肿胀，天气变化则加剧。伴有纳差，精神疲乏。舌质淡红，苔薄白，脉象细缓。化验结果：抗"O"1/800，血沉45mm/h。此为风痹，其主要特点为痛处游走不定。风为阳邪，其性善窜，所以走动无常，寒湿之邪阻于筋骨，故见关节微肿而痛。治当以祛风为主，佐以散寒祛湿通络。投以上方10剂，服药后诸症见明显减轻，纳转佳。上方加入路路通9克，络石藤10克，以加强通络止痛和祛湿的作用。又进10剂，关节肿痛大减，仍守方而加入黄精15克以扶正气，又服药25剂，自觉症状完全消失，复查抗"O"及血沉均已正常，病获治愈。

【按】风湿性关节炎属祖国医学"痹症"范畴。而当前治疗尚无特效之法。在临床中应用中草药治疗，有较好的疗效，副作用少，并可见疗效持续时间长。方中海风藤、威灵仙祛风湿，通经络，散寒止痛；羌活、独活能驱外邪贼风，治全身各处关节疼痛，祛除新旧风寒湿邪，入肾经，可除湿止痛；白芍酸收柔敛，补肝血柔肝阴，缓急止痛；防风疏风解表，胜湿止痛，鼓舞脾气，疏散肝风，二药合伍，疏表与和营并施，既能调内以和肝脾，又能调外以和营卫；木瓜祛湿和络，通行十二经络；薏苡仁甘淡微寒，既能渗利，又能清热，且有健脾补肺的功效；山药补益肝肾。诸药配伍除湿通络，祛风散寒，疗痹止痛。

151. 风湿性关节炎

【症候】不发热或低热，关节肿胀，自感灼热，麻木疼痛，心烦口渴，舌淡黯，苔薄黄或黄腻，脉弦数。本型常见于慢性风湿性关节炎。

【中医辨证】寒湿之邪侵袭，流注经络，郁久化热。

【治法】祛风行湿，清化郁热。

【方名】桂枝芍药知母汤加味。

【处方】桂枝 15 克，白芍 20 克，知母 20 克，麻黄 9 克，防风 10 克，制附子 10 克（先煎），白术 15 克，苍术 15 克，甘草 15 克，生姜 15 克，石膏 30 克，黄柏 30 克，薏苡仁 30 克。

【用法】水煎服，每日一剂。

【临床案例】

范 ××，男，42 岁，于 2013 年 10 月 21 日就诊。患者于 1 个月前因淋雨受湿而出现下肢关节红肿疼痛，经某医院化验血沉 60mm/h，诊断为风湿性关节炎，经用中西药物治疗效果不显，后用激素治疗，病情时轻时重，气候变化时疼痛加剧。查其面色青黄，精神疲困，舌苔黄腻，舌质红，四肢关节疼痛，屈伸不利，自觉肿胀灼热，得冷稍减，发热恶风，心烦口渴，脉象滑数。此感寒湿，邪郁化热，治宜祛风行湿，清化郁热。服用上方 10 剂，服药后关节疼痛减轻，而小便黄赤，湿热仍不尽，上方加泽泻 20 克，防己 15 克，又服 10 剂临床症状基本消失，后继续服药巩固疗效。

【按】本例患者为寒湿之邪侵袭，流注经络，气血运行不畅而诱发本病，寒湿之邪郁而化热，则关节肿胀而疼痛，湿性重着，则关节不利，其发热口渴，脉滑数，苔黄腻等症的机制，也就在于湿热内郁。桂枝芍药知母汤加清热利湿之剂，除表里之湿热，又祛寒湿之邪，使湿从小便而去。方用麻黄、桂枝、防风温散寒湿于表；芍药、知母和阴行痹于里；附子、白术助阳除湿于内；石膏清热泻火；苍术燥湿健脾；黄柏清热燥湿；薏苡仁祛湿热，利经络；甘草、生姜调和脾胃于中。合而用之，表里兼顾，阴阳并调，气血同治，实为治疗风湿性关节炎反复发作之良方。

152. 风湿性皮下结节

【症候】不发热或低热，关节不温无红，但痛如刀割，遇寒尤剧。面色白，皮下结节。舌淡黯，苔薄白或白腻，脉弦紧。本型常见于慢性风湿性关节炎。

【中医辨证】风湿之邪侵入肌肤。

【治法】疏风祛湿，活血通络。

【方名】荆防四物汤加减。

【处方】当归 20 克，赤芍 15 克，生地黄 15 克，荆芥 10 克，防风 10 克，苦参 15 克，牛膝 15 克，苏木 10 克，蒲公英 30 克，甘草 10 克。

【用法】水煎服，每日一剂。

【临床案例】

吴 ××，女，34 岁，于 2007 年 7 月 10 日就诊。患者双下肢皮下结节 1 年余，患者于 1 年前出现双下肢关节疼痛，后经治疗关节疼痛好转，但双下肢和踝部皮下有硬节，诊断为风湿性皮下结节。现患者头晕乏力，面黄赤，舌质深红，苔薄白，脉浮滑数。证系风湿之邪侵入肌肤，深入荣血，风湿与血搏结不散，治宜疏风祛湿，活血通络，投以上方 10 剂，服药后硬结变小消失，行步自如，脉转滑数。此乃风湿之邪已散，荣血循行已通，仍用以前方去荆芥、防风，加紫花地丁15克，连翘15克，清除未尽之湿热毒邪，通行经络。又进10剂，而收全功。

【按】本例患者为风湿之邪侵入肌肤，风湿入络，凝结不散，阻滞血液循行，而成紫红色硬结而胀痛。采用疏风祛湿、活血通络之剂治疗，方中当归养血补血，赤芍活血散瘀，二者合用可增强活血止痛的作用；荆芥、防风辛温，祛风解表，除湿止痉；生地黄清热凉血，可导热下行从小便而去，使热邪有去路，热邪易解；苦参苦寒，皆能补肾，盖取其苦燥湿，寒除热也；加牛膝、苏木、蒲公英取其行血去瘀，消痈散结之力，以清未尽之邪，故获得之疗效可谓满意。

153. 急性类风湿关节炎

【症候】起病急，关节红肿疼痛，不可触压，屈伸不利，晨起僵硬，发热有汗，心烦口渴，小便黄赤，舌苔黄，脉数。

【中医辨证】素体阳盛，内有蕴热，风寒湿邪侵袭。

【治法】祛风通络，清热利湿。

【处方】当归20克，红花10克，秦艽20克，防风15克，桑寄生25克，木瓜15克，牛膝15克，威灵仙20克，草薢10克，苍术10克，茯苓15克。

【用法】水煎服，每日一剂。

【临床案例】

郝××，女，41岁，于2004年10月30日就诊。患者足踝部红肿疼痛1个月，患者于1个月前无明显诱因出现足踝部热肿疼痛，不能行走，膝关节亦痛，不思饮食，经某医院诊断为急性类风湿关节炎，口服西药治疗，病情未见明显好转，现寻求中医诊治。诊见足踝部红肿疼痛，膝关节疼痛，走路费力，饮水欠佳，舌光滑无苔，脉细数。查类风湿因子阳性，血沉54mm/h。就诊后给以上方20剂口服，另以药渣煎液熏洗足踝，用药后足踝部疼痛减轻。效不更方，继续服药20剂，足踝已肿消痛止，惟膝关节处尚有肿痛。嘱其坚持再进数剂，以待收取全功。

【按】类风湿关节炎当属祖国医学"痹证"范畴。痹为闭阻不通之意，当人体肌表经络为风寒湿气侵袭，气血不能通畅，遂致关节疼痛、重着麻木均称痹证。且有一种热痹，由素体阳盛，内有蕴热，虽受风寒湿邪，但多表现热象。《金匮要略》曰："脏腑经络先有蓄热，而复遇风寒湿气客之，热为寒郁，气不得通，久之寒亦化热，则痹然而闷也"。此案所患正是此证，故用以当归、红花活血；秦艽、防风、桑寄生、草薢等祛风湿；木瓜以利筋骨；牛膝以强腰膝；威灵仙主顽痹；苍术、茯苓燥脾利湿。另用清热解毒之品煎汤浸洗，使药性由腠理透入，内外合治，故能奏效。

154. 类风湿关节炎

【症候】关节肿痛，屈伸拘急，局部皮色正常或苍白，遇寒加重，得热减轻。舌淡红，或暗红，苔薄白，脉弦紧或濡缓。

【中医辨证】风寒湿邪，侵袭经络，留滞关节。

【治法】祛风散寒，舒筋活络。

【处方】麻黄10克，羌活10克，独活10克，制川乌10克（先煎），制草乌10克（先煎），桂枝10克，黄芪20克，川牛膝12克，木瓜12克，威灵仙12克，鸡血藤10克，细辛3克，制附子10克（先煎），伸筋草10克，寻骨风10克，苍耳子10克，秦艽10克，桑寄生10克，炙甘草10克。

【用法】水煎服，每日一剂。

【临床案例】

冯××，女，39岁，于2012年9月22日就诊。患者多关节肿胀、疼痛3年，患者于3年前无明显诱因出现双手指间关节、双腕关节疼痛、肿胀，严重时不能触摸，曾在某医院诊断为类风湿关节炎，给以药物治疗，病情时好时坏，反复发作，逐渐累及膝、肘及踝等多关节疼痛、肿胀，现寻求中医诊治。诊见患者双手指间关节、双腕关节疼痛、肿胀，关节骨质变形肿大，膝、肘、踝关节亦肿胀、疼痛明显，活动受限，关节遇寒则发病较重，月经不调，经期后延，经行血量少，腹痛，腰痛，白带多，脉象沉细，舌苔薄白。辨证分析此乃风寒湿邪侵袭经络，留滞关节所致，投以上方20剂，服后病情转好，疼痛减轻，又嘱其继续服用，共服用3个月，病情基本稳定，关节肿胀、疼痛消失，活动尚可，后继续间断服药巩固疗效。

【按】方中麻黄、桂枝、附子温经通阳；羌活善祛上部风湿，独活辛苦微温，善治伏风，除久痹，且性善下行，以祛下焦与筋骨间的风寒湿邪，二者相合，能散周身风湿而疏利关节；细辛入少阴肾经，长于搜剔阴经之风寒湿邪，又除经络留湿；秦艽祛风湿，舒筋络而利关节；桑寄生、川牛膝以补益肝肾而强壮筋骨，且桑寄生兼可祛风湿，川牛膝尚能活血以通利肢节筋脉；川乌辛热燥烈，善于祛风除湿、温经散寒，止痛作用强，与制草乌合用互增峻逐阴寒之气，则祛风散寒、逐湿止痛力强；伸筋草、木瓜两药均长于舒筋通络，合用则相得益彰；威灵仙、寻骨风二者均能祛风除湿、通络止痛；黄芪行气补血，鸡血藤活血补血，寓"治风先治血，血行风自灭"之意；炙甘草调和诸药，兼使药之用。以上诸药合用，温补适中，标本兼顾，共收温经通阳、益气补肾之功效。

155. 类风湿关节炎

【症候】关节肿痛，屈伸拘急，局部皮色正常或苍白，舌淡红，或暗红，苔薄白，脉弦紧或濡缓。

【中医辨证】风湿瘀滞经络。

【治法】祛风胜湿，祛瘀通络。

【方名】龙蛇散。

【处方】地龙 250 克，蜂房 60 克，全蝎 20 克，白花蛇 6 条，乌梢蛇 60 克。

【用法】将上药烘干，共研细末，过筛后装入空心胶囊，每次服 4 ~ 6 粒，日服三次，服完一料为一疗程。

【临床案例】

田××，女，46 岁，于 2009 年 11 月 3 日就诊。患者双手腕、指间关节红肿疼痛 8 月余，踝关节肿痛 6 个月，罹患之指间关节呈梭状，指、腕关节功能明显受限，踝关节活动受限，不能参加劳动及自理生活已 3 月余。医院检查类风湿因子试验为阳性。X 线拍片显示双手腕、指及踝关节均有类风湿关节炎样改变。曾用过多种方法治疗，病情未能控制。就诊后给以上方治疗，服用上方 1 个疗程后，关节疼痛、肿胀等症状明显改善，关节功能亦有明显恢复。继续服药 1 个疗程后，关节症状明显减轻，生活基本可以自理，继续服药巩固疗效。

【按】类风湿关节炎属祖国医学"痹证"之"顽痹"范畴，因风寒湿之邪乘虚侵入人体留着于关节、肌肉、筋脉等处，气血运行失常，变生瘀血、痰浊，久之肝肾损伤，因虚致瘀，顽痹难除。此方中用以大量虫类药物取其善窜、专能行散之意。方中蜈蚣、地龙味辛能行，虫类走窜，有毒力猛，专入肝经，长于平熄肝风止痉挛，通利经络止疼痛；乌梢蛇、白花蛇善祛风通络，攻毒杀虫，药力所及能内至脏腑，外达皮肤；蜂房散结祛风止痛。诸药相伍共奏祛风湿、通经络、强筋健骨之功，使体虚可补，瘀血可除，风湿得祛，顽痹得愈。

156. 类风湿关节炎 ●

【症候】关节肿痛，局部灼热，皮色发红，或触之有热，或兼发热，小便黄，舌红，苔黄腻，脉滑或数。

【中医辨证】湿热流注关节。

【治法】清热解毒，祛湿活络。

【处方】苍术 20 克，防己 15 克，薏苡仁 20 克，地龙 15 克，牛膝 15 克，苏木 10 克，蒲公英 30 克，金银花 20 克，连翘 10 克，甘草 10 克。

【用法】水煎服，每日一剂。

【临床案例】

贺××，男，31 岁，于 2006 年 12 月 10 日就诊。患者足踝关节肿痛 3 月余，患者于 3 个月前无明显诱因出现足关节肿痛，两腿酸重，行走困难痛甚，有时发热，不思饮食，面色黄赤，口唇舌质深红，舌苔白厚，根部微黄，脉细数而濡。曾口服药物治疗，效果不明显，特寻求中医诊治。就诊后病症合参系湿热流注关节，引起肿痛湿热痹证，治宜清热解毒，祛湿活络。投以上方 10 剂，服药后关节肿痛减轻，继续服药 20 剂后，诸症悉除。嘱其再进 10 剂，以使疗效得以巩固。

【按】此例患者从脉证分析，为素蕴内热，寒湿客之，内热被阻，久之寒湿化热，湿热互结，流注关节，闭阻经络而致。治宜清热解毒，祛湿活络。方中苍术辛温发散，能解风寒之邪，苦温燥湿，能健脾化浊；防己苦寒，可通行十二经，被人称为"行经之仙药也"；二者同用，治下肢湿热痹痛，效果更好。地龙长于通行经络，用于多种原因引起的经络阻滞，血脉不畅，肢节不利之证，因其性寒能清热，故适宜治疗关节红肿疼痛、屈伸不利之热痹，常与防己同用。蒲公英、金银花、连翘清热解毒，消痈散结；苏木行血祛瘀通络，以奏迅愈之效；薏苡仁利湿舒筋，《本草经疏》曰："性燥能除湿，味甘能入脾补脾，兼淡能渗湿，故主筋急拘挛不可屈伸及风湿痹，除筋骨邪气不仁"；牛膝引诸药下行，善治下肢之痹。诸药同用清热解毒，祛湿通络。

157. 类风湿关节炎

【症候】关节疼痛肿胀，晨僵，活动不利，畏寒怕冷，神倦懒动，腰背酸痛，俯仰不利，舌淡胖，苔白滑，脉沉细。

【中医辨证】肾精不足，痰湿成痹。

【治法】补肾养精，化湿通络。

【处方】生地黄25克，熟地黄25克，黄芪20克，炒白术60克，杜仲10克，当归15克，制川乌10克（先煎），制草乌10克（先煎），细辛5克，蜈蚣2条（打碎），生甘草10克。

【用法】每日一剂，水煎两次，分三次服。

【临床案例】

南××，女，38岁，于2013年9月25日就诊。患者罹患类风湿关节炎已5年余，反复发作。患者自诉双手小指、中指、拇指关节游走性肿痛，僵硬不能屈伸，左髋关节肿痛，不能下蹲，严重时不能行走须人扶持。曾服各种抗风湿药，病情时好时坏。此次发作开始时手指关节游走性肿痛，后逐渐左髋关节疼痛甚剧，关节僵强，行走困难，影响睡眠，曾服非甾体抗炎药无效而来诊治。现患者精神疲惫，双手多个小关节疼痛，肿胀，僵硬，不思饮食，二便尚调，舌质淡，苔薄白根腻，脉象弦细稍滑。检查：体温37.6℃，脉搏89次/分，呈慢性消耗性病容，消瘦贫血貌，咽无明显充血，心肺无异常，腹平坦，肝上界6肋，下界肋下一指，质软边钝轻压痛，脾未触及。左手小指第二关节与手腕外侧面各有黄豆大皮下小结。两下肢肌肉稍萎缩，左下肢髋关节活动受限，余无特殊发现。实验室检查：血红蛋白86g/L，红细胞3.5×10^{12}/L，白细胞9.0×10^9/L，血沉56mm/h。西医诊断为类风湿关节炎（活动期），中医称此病为顽痹，系肾精不充，风挟痰湿成痹。嘱服上方20剂后肿痛减轻，续服60剂，可以下床行走，又服60剂，能正常走路，可以下蹲。随访多年，其下肢髋关节强直情况自觉消失。

【按】方中生地黄、熟地黄二者均能滋阴生津，治阴虚津亏诸症。生地黄长于凉血，熟地黄长于补血。生地黄苦寒清热，甘寒质润养阴，为清凉滋润之品，擅长于滋阴清热凉血。功效清热凉血，养阴生津，润肠。因其寒滑腻滞，脾虚食少便溏及湿滞中满者忌用。熟地黄味甘微温质润，入肝肾二经，既善补血滋阴，又能补精益髓。主要功能养血滋阴、补精益髓。加入补气之药黄芪、白术补气健脾，白术长于健脾除湿，黄芪长于补气升阳，二者合用补中益气，健脾除湿。再加制川乌、制草乌、细辛、蜈蚣搜风定痛，杜仲补肾益精，当归补血活血，效果明显增加，副作用却大大减少。方中诸药相配可补肾益精，化湿通络。

158. 增生性脊柱炎

【症候】腰部酸胀疼痛，活动受限，屈伸不利，受凉症状加重，面色晦滞，舌紫绛，苔薄白，脉沉弦。

【中医辨证】寒湿瘀血阻滞。

【治法】补肾壮骨，祛风除湿，活血祛瘀。

【处方】白术15克，茯苓20克，甘草10克，制乳香10克，制没药10克，丹参10克，当归20克，骨碎补10克，杜仲10克，桑寄生15克，木瓜10克，牛膝10克，续断15克。

【用法】水煎服，每日一剂。

【临床案例】

翟××，男，56岁，于2003年12月21日就诊。患者自诉腰腿痛1年，疼痛加剧1个月。患者于1年前无明显诱因出现腰部酸胀疼痛，活动受限，休息后疼痛可稍作缓解，1个月前因提重物后疼痛加剧，特来就诊。患者就诊后化验检查血常规、血沉、尿常规均正常，X线片提示：腰3、4、5椎体扁平呈木楔形，边缘不规则，唇样增生，确诊为"增生性脊柱炎"，特寻求中医治疗。诊见患者腰痛不能久坐，下蹲起立时亦疼痛，面色晦滞，舌紫绛，苔薄白，脉沉弦。辨证属寒湿瘀血阻滞所致，就诊后给以上方服用，服用10剂后疼痛减轻，继续按原方服用，30剂后疼痛消失，未有其他不适。继续服用15剂以巩固疗效。

【按】此案患者素有寒湿腰痛病史，久则阳虚寒凝，此次又用力不当伤及经脉气血，致使阳气不充，气血不畅，寒湿瘀血互结留着于腰部及下肢经络肌肉。方中白术、茯苓健脾除湿利水；续断、骨碎补、杜仲补肝肾、强筋骨；桑寄生、木瓜、牛膝祛风除湿、舒筋通络、止痹痛；乳香、没药活血化瘀、行气止痛；丹参、当归活血止痛。诸药合用，共奏温中健脾补肾、祛风通络除湿之功，使湿去则腰胀得除，寒祛则腰痛可解，经方相合，方证相应，药症相符，故效如桴鼓。

159. 腰椎骨质增生

【症候】腰腿冷痛重着，转侧不利，阴雨天疼痛加重，遇寒痛增，腰膝沉重，形寒肢冷，舌淡，苔白，脉沉紧。

【中医辨证】外感风寒湿邪。

【治法】补血活血，温经散寒，通经活络。

【处方】当归15克，川芎20克，赤芍15克，熟地黄20克，桂枝15克，乌梢蛇10克，乳香10克，没药10克，丹参15克，甘草10克。

【用法】水煎服，每日一剂。

【临床案例】

胡××，男，50岁，于1999年9月15日就诊。患者自诉腰腿痛已1年余，患者于1年前出现腰痛明显，不敢屈伸，颜面青紫，口唇紫，形体消瘦，精神苦闷，语声呻吟，舌质深红，舌苔白，脉沉缓尺涩。经某医院检查后诊断为腰椎骨质增生。此证乃风寒湿邪侵袭经络深入筋骨之骨痹证。治宜补血温经活络。投以上方，服药 20 剂，腰痛已消失，余症减轻。又进 20 剂，体力得复。为巩固其疗效，将上方制作丸药服用，以炼蜜为丸，每丸重 9 克，每日两次，早晚各服 1 丸。

【按】腰椎骨质增生症为慢性疾病，其最主要之表现为腰部疼痛。祖国医学则认为此病为风寒湿邪，深入筋骨，留恋不去，阻滞荣卫循行，日久而形成骨痹证。其治采用补血通络，温经散寒之汤剂加减，药症相合，药到病除。方中之乳香取其苦温补肾，辛温通十二经，祛风伸筋，活血调气；没药苦平入十二经散结气通滞血；丹参破宿血生新血；上述诸药与其他几味药物相互配合，故而共奏捷效，久疾得以除，疗效得到巩固。

160. 急性创伤性关节炎

【证候】患处肿痛，运动加剧，功能受限，乏力，气短懒言，自汗，舌暗红，有瘀斑，脉虚。

【中医辨证】外伤而致经络阻隔，气血凝滞，郁而化热。

【治法】清热消肿，活血通络。

【处方】金银花 30 克，连翘 10 克，赤小豆 30 克，当归 10 克，防己 15 克，鸡血藤 30 克，赤芍 10 克，牛膝 10 克，车前子 30 克（包煎），三七粉 3 克（冲服），土鳖虫 10 克，乳香 10 克，没药 10 克。

【用法】水煎服，每日一剂。

【临床案例】

江××，12 岁，于 2017 年 3 月 13 日就诊。患者于 10 多天前摔倒在台阶上，右侧膝部着地，当时疼痛较重，后逐渐右侧关节肿胀，运动障碍。曾服用过一些中西药，症状未减，而前来治疗。检查右膝关节肿胀，有明显波动，浮髌试验阳性，扪之灼热，有压痛，被动活动膝关节时有明显的疼痛。抗链球菌溶血素 O 正常，血沉正常。脉弦滑数，舌苔薄白。经 X 线局部拍片检查报告：右膝关节腔间隙增大，周围软组织肿胀，显示关节腔积液。西医诊断为急性创伤性关节炎。祖国医学认为系外伤所致经络阻隔，气血凝滞，郁而化热。治宜清热消肿，活血通络。投以上方 10 剂，并将其局部制动，嘱其卧床休息。服药后关节肿胀明显消退。其右膝关节已能弯曲及下地行走。检查浮髌试验阴性。嘱其照原方再进 10 剂，服药后获临床治愈。

【按】该病例由直接外伤所致，出现膝关节滑膜炎症渗出，表面灼热，功能障碍，治以清热消肿，活血通络为主，取得了较好的治疗效果，使之及时得以治愈。其方中金银花、连翘清热解毒；赤小豆、当归、鸡血藤、车前子行水消肿，活血通络；三七、乳香、没药活血化瘀；土鳖虫活血散瘀；赤芍凉血活血；防己利水消肿，祛风止痛；牛膝引药下行，方中诸药合用有活血通络及解毒消肿止痛的功能，共奏捷效。

161. 肩关节周围炎

【症候】肩部疼痛较轻，病程较短，疼痛局限于肩部，多为钝痛或隐痛，或有麻木感，不影响上肢活动。局部发凉，得暖或抚摩则痛减。舌淡苔白，脉浮或紧。

【中医辨证】风寒乘虚而入，凝之于肩，肩凝作痛。

【治法】疏肝和脾，散寒祛风。

【方名】逍遥散加味。

【处方】柴胡 10 克，当归 10 克，白芍 15 克，陈皮 15 克，半夏 10 克，羌活 10 克，桂枝 10 克，白芥子 10 克，秦艽 10 克，茯苓 10 克。

【用法】水煎服，每日一剂，饭后分两次服。

【临床案例】

辛××，男，50 岁，于 2004 年 1 月 29 日就诊。患者右肩阵发性疼痛 3 个月，活动受限。患者于 3 个月前出现右肩部疼痛，活动受限，上臂举 150°，内收搭肩，肘尖距胸中线差 10cm，活动时痛剧，肱二头肌长短头腱三角肌下均有压痛，西医诊断为右肩关节周围炎。中医辨证为风寒乘虚而入，凝之于肩，肩凝作痛，就诊后即给以上方服用，共服药 30 余剂，并配合进行手法按摩治疗，病获痊愈。

【按】本方柴胡疏肝解郁，使肝气得以调达；当归甘辛苦温，养血和血；白芍酸苦微寒，养血敛阴，柔肝缓急；当归、白芍与柴胡同用，补肝体而助肝用，血和则肝和，血充则肝柔。茯苓健脾祛湿，使运化有权，气血有源；更以秦艽、陈皮、半夏、白芥子、羌活之力散寒祛风除痰，使里和则寒易去。诸药合用，使肝郁得疏，血虚得养，脾弱得复，气血兼顾，体用并调，肝脾同治。

162. 肩关节周围炎

【症候】肩部肌肉疼痛，活动受限，昼轻夜甚，肩部感寒冷、麻木、沉重、畏寒，得暖稍减，舌淡胖，苔白腻，脉弦滑。

【中医辨证】卫气亏虚，寒湿阻滞经络。

【治法】补卫气，通经络，散寒湿。

【方名】黄芪桂枝五物汤加减。

【处方】黄芪 30 克，当归 20 克，桂枝 15 克，白芍 20 克，炙甘草 10 克，大枣 5 枚，威灵仙 15 克，防风 15 克，蜈蚣 2 条，生姜 10 克，羌活 20 克，制川乌 5 克（先煎）。

【用法】水煎服，每日一剂。

【临床案例】

信××，男，53 岁，于 2018 年 1 月 22 日就诊。患者于 1 个月前出现右肩膀部肌肉酸痛，右上肢不能上举，外展运动疼痛，曾去医院检查 X 线示：右肩关节及诸骨质未见异常，诊断为肩周炎，给予抗炎止痛药物治疗，效果不明显。今特寻求中医治疗，给予上方 5 剂治疗，服药后症状明显减轻，15 剂而痊愈。

【按】本病在中医学属"痹证"范畴，又称为"五十肩、漏肩风、肩凝症、冻结肩"等。中医认为，人过中年阳气虚弱，正气渐损，肝肾不足，气血虚弱，营卫失调，以致筋脉肌肉失去濡养，遇有风湿寒邪外侵，易使气血凝滞，阳气不布，脉络不通故发本病。由于本病以邪实为主，体虚并存，治当泻实补虚。方中黄芪益气固表，桂枝、芍药通阳行痹；生姜、大枣调和营卫，生姜辛温，疏散风邪，以助桂枝之力，大枣甘温，养血益气以资黄芪、芍药之功；当归、防风、威灵仙、蜈蚣通络止痛；制川乌除痹止痛；全方共奏益气温阳除痹之功，配伍精当，疗效确切。

163. 全身性硬皮病

【证候】关节疼痛，屈伸障碍，少腹胀痛，月经不调，面色灰暗，心烦易怒，胸闷不舒。皮损紫红色暗，硬肿刺痛，皮肤硬化萎缩，指端青紫肿胀。舌质紫暗或瘀斑，苔薄白或少苔，脉弦涩。

【中医辨证】营卫不和，气滞血瘀。

【治法】调和营卫，活血化瘀。

【处方】党参 20 克，生黄芪 25 克，桂枝 10 克，熟地黄 30 克，赤芍 10 克，红花 10 克，何首乌 30 克，鸡血藤 30 克，丹参 15 克，香附 10 克，甘草 10 克。

【用法】水煎服，每日一剂。

【加减】阳虚畏寒明显者酌加附子、肉桂；脾虚便溏者加五味子、白术；关节痛明显者加秦艽、桑寄生；便秘者加当归；有结代脉者甘草改为炙甘草。

【临床案例】

慧××，女，30 岁，于 2012 年 1 月 23 日来诊。患者于 2012 年春开始出现手足发紧、发冷，遇冷即呈紫蓝色、疼痛。以后手足、两臂、面部、躯干等处皮肤发硬，逐渐加重，伴有低热、全身无力、吞咽不畅、行动困难等症状，生活需人照顾。就诊后可见身体多部位皮肤发硬，不能捏起，面部硬化明显，口不能张开，手指间关节屈伸受限。西医诊断为全身性硬皮病。就诊后投以上方治疗，50 天后自觉体重增加，疲乏无力、心悸、气短等改善，能下床活动。继续治疗半年后症状明显减轻，食欲增进，力气加强，面及手臂部皮肤发紧发凉及硬化现象逐渐缓解。治疗两年后化验肝肾功能结果均正常，血沉 40mm/h。面、手、两臂、躯干等处皮肤均变软，仅手指间关节有轻度伸屈障碍，面色较前红润，体力明显好转，能做简单家务劳动。

【按】本病在中医学中无相应病名，根据本病的临床表现，可归属"皮痹""风湿痹"等范畴。《素问·痹论》有"痹入脏者死"的论述。说明本病日久可影响脏腑，甚至导致死亡。隋代《诸病源候论》云："痹者……其状肌肉顽厚，或肌肉疼痛……由血气虚则受风湿而成此病。"对本病的症候和病因有进一步的认识。宋代吴彦爱在《传信适用方》中形象地描述："四肢坚如石，以物击之似钟磬，日渐瘦恶。"更接近于硬皮病的临床表现。在治疗上，明代《医学入门》提出"初起强硬作痛者，直流风豁痰；沉重者直流湿行气；久病须分气血虚实，痰瘀多少治之"的治疗原则。方中生黄芪、党参补益元气，意在气旺则血行，瘀去络通；赤芍、红花、丹参、鸡血藤活血祛瘀；何首乌、熟地黄皆味甘，归经于肝肾，补血滋阴，益精填髓；桂枝调和营卫，温通经脉；香附行气止痛。方中诸药相配，补益气血，活血祛瘀。

164. 全身性硬皮病

【症候】皮肤局限性或弥漫性发硬，肢端苍白，皮肤光亮肿胀，皮纹消失，毛发脱落，无汗或多汗，关节活动障碍。舌淡红，苔薄白，脉沉细弱。

【中医辨证】风湿郁滞，阻于肌肤，壅塞腠理。

【治法】疏风祛湿，清热化瘀，软坚通滞。

【处方】麻黄 10 克，乌梢蛇 15 克，生地黄 30 克，当归 15 克，赤芍 15 克，川芎 10 克，陈皮 10 克，甘草 10 克。

【用法】水煎服，每日一剂。

【临床案例】

钱××，男，44 岁，于 2008 年 12 月 31 日就诊。患者周身皮肤发胀，发硬，伴有关节疼痛已 1 年余，近 3 个月病情加重。且伴有头晕，气促，吞咽感觉困难，行动不便。曾在某医院检查诊断为"全身性硬皮病"，服用激素类药物，连用 5 个月，症状稍有缓解，停药后病情又加剧。近 3 个月来皮肤发硬情况更重，且伴胸部束带样感觉，而前来求治。检查：慢性病容，呼吸急促，唇绀，眼球突出，周身皮肤肿胀发硬，行动困难，双下肢屈伸不利，轻度浮肿，面部肌肉强硬，不能充分张口，颈部活动受限，四肢关节疼痛，X 线钡餐食道检查，发现蠕动欠佳。舌苔薄白微腻，脉沉细而紧。就诊后即给以上方服用，并配合少量激素类药物。服药 3 个月后，病情见有好转。再进 3 个月，皮肤诸症皆除，食道钡餐透视显示蠕动较前加强。随访 1 年，病无复发。

【按】全身性硬皮病属自身免疫性疾病之一。以往西医多采用激素治疗，往往仅收缓解之效，治愈者为少见。采用中药配合激素治疗，收效尚属满意，中西医结合治疗此病，确实有其优越性。然此法治疗需注意要坚持 3 个月以上，重病者要坚持至 6 个月以上。祖国医学认为该病当属于"痹症"范畴。有云："风湿痹之状，或皮肤顽厚，或肌肉酸痛……"，从临床症状所见皮肤发硬、麻痹、疼痛等症状，此乃是风湿毒邪阻于肌肤，瘀于腠理，使络脉闭塞不通，营卫不和所致。《内经》对其有"疏其气血，令其调达，而致和平"的治疗原则。故重用麻黄，以宣肺疏泄，透邪发表；当归、川芎以活血行滞；生地黄、赤芍以凉血清热；乌梢蛇以疏风解毒。方中诸药同用，共为疏风祛湿，清热化瘀，软坚通滞，而使该病能得以除。

165. 系统性红斑狼疮

【证候】长期低热，手足心热，面色潮红而有暗紫斑片，口干咽痛，渴喜冷饮，目赤齿衄，关节肿痛，烦躁不寐，舌质红少苔，或苔薄黄，脉细数。

【中医辨证】阴血虚亏，毒热未清。

【**治法**】养阴补血，凉血解毒。

【**处方**】黄芪 30 克，黄精 15 克，鸡血藤 30 克，秦艽 30 克，乌梢蛇 6 克，丹参 30 克，玉竹 10 克，白芍 15 克，当归 15 克，女贞子 30 克，熟地黄 30 克，黄连 10 克。

【**用法**】水煎服，每日一剂。

【**临床案例**】

秦××，女，35 岁，于 2001 年 2 月 22 日初诊。患者自 2001 年 1 月份开始不断发热，时高时低，一直不退，1 个多月后在面部发现红斑，后在某医院检查，确诊为系统性红斑狼疮。予以"强的松"治疗，病情能稍微控制，但药不能减量，稍减症状亦见加重。目前虽然每日服用"强的松"30mg，仍见低热，自觉全身乏力，手足心发热，自汗，关节酸痛，头晕，遂前来求治。检查：体温 37.5℃，面部有典型蝶形红斑，肝脾正常，心脏无异常，白细胞计数 4.8×10^9/L，血沉 24mm/h。舌质淡，苔白腻，脉象沉细无力。此为阴血虚亏，毒热未清所致。治当养阴补血，凉血解毒。就诊后投以上方，服药一个月后关节疼痛渐止，低热渐退，自汗已止，唯自觉仍有头晕。在上方基础之上，又加用钩藤 9 克，川芎 9 克，服药 20 剂，头晕亦明显减轻。检查白细胞为 6.5×10^9/L，血沉 14mm/h。又连续以上方为主加减服药 6 个月，"强的松"减量至每日 5mg，病情稳定，继续服药观察治疗。

【**按**】祖国医学文献中无系统性红斑狼疮病名，但其临床表现在文献中有类似描述，如"蝴蝶丹""阴阳毒"等。本病属中医"风湿病"范畴，原称为"痹证"或"痹病"。通过大量临床实践与实验研究已经证明中药的治疗效果，中药治疗应根据个体的不同而进行辨证施治，根据不同时期的临床表现以清热解毒、活血化瘀、通络除痹等中药相结合。中医药疗法治本多于治标，增强疗效，减少激素的副作用和不良反应，预防感染和激素撤药综合征，及稳定病情防止复发和反弹，保持长期缓解。方中女贞子、黄精、熟地黄补益肝肾之精血；黄芪补益脾肺，既能顾护后天之本，又能补益肌表腠理；秦艽祛风除湿，通络止痛；当归、白芍、丹参、鸡血藤补血活血，祛瘀通络；乌梢蛇祛湿除风；玉竹养阴润燥，生津止渴；黄连清热燥湿，泻火解毒。诸药合用共奏补肾益气、清热解毒、祛瘀通络、调和营卫之功，使驱邪而不伤正，补虚而不恋邪。根据临床实践体会，采用此方结合病情加减应用，是比较有效的，可使病情缓解，激素逐渐减量。

166. 皮肌炎

【**症候**】肌肉酸痛乏力，面黄肌瘦，少气懒言，纳呆，眼睑水肿性红斑，低热，咽喉不利，咳嗽，胸痛，汗多，失眠，脱发，舌红，少苔，脉细无力。

【**中医辨证**】气阴两虚，阴虚生热。

【**治法**】益气，养阴，凉血。

【**处方**】黄芪 15 克，党参 15 克，白术 10 克，山药 15 克，生地黄 15 克，紫草 10 克，牡丹皮 10 克，地骨皮 30 克，龟板 15 克（先煎），鳖甲 15 克（先煎），南沙参 10 克，北沙参 10 克，麦冬 10 克。

【**用法**】水煎服，每日一剂。

【临床案例】

王×，女，26岁，于2002年10月5日初诊。患者1年来眼睑及面部发疹，且伴有明显乏力。近来肩关节肌肉酸痛，在某医院检查，诊断为皮肌炎。现患者双侧眼睑呈明显水肿，以眼睑为中心，面部及颈部呈艳红色斑片，颈部皮疹略呈环状萎缩，双手握力较差，双侧上肢勉强能完全上举，舌质淡红，苔薄润，脉细弦数。此乃气阴两虚，阴虚生热所致。治宜益气、养阴、凉血。就诊后投以上方，服药半年，前后随证略作加减，肌肉酸痛已消失，握力增强。继续服药半年上肢已能完全上举，面部红色减淡，后间断服药维持治疗。

【按】皮肌炎为自身免疫性疾病之一，目前彻底治愈尚属困难。其以肌肉发炎及变性引起肌肉酸痛，软弱无力，皮肤红肿及红斑等为临床主要表现。西医多以激素治疗为主，部分病例可得以暂时缓解，然长期应用往往引发诸多副作用。中医采用辨证施治，多能克服西医治疗所引起之副作用之弊病。方中以黄芪、党参、白术、山药健脾益气，因脾为后天之本，气血生化之源泉，脾健则气血自生矣；以生地黄、沙参、麦冬、丹皮、紫草养阴、清热、凉血；地骨皮、龟板、鳖甲清热滋阴。方中诸药合用，热得以清凉滋润之品则除之，闭塞之络脉得以通畅，红斑也随之而退，诸症亦随之而减或失。

167. 血栓性静脉炎

【症候】脉络走行时突然出现疼痛、色红、肿胀、灼热，可摸到硬结节或条索状物，以下肢多见，可伴有全身不适、发热等症状，舌红苔薄黄或黄腻，脉象弦数或滑数或濡数。

【中医辨证】气郁血瘀，湿热毒邪阻于络脉。

【治法】活血化瘀，清热祛湿通络。

【处方】党参20克，当归30克，金银花20克，川芎10克，赤芍15克，乳香10克，没药10克，桃仁10克，红花10克，牛膝15克，汉防己10克，桑寄生10克，威灵仙10克，青风藤20克，连翘15克，甘草10克。

【用法】水煎服，每日一剂。

【临床案例】

王×，女，54岁，于2007年5月22日就诊。患者主诉左下肢肿胀疼痛20天，患者于20天前无明显诱因出现左侧下肢肿胀疼痛，曾在某医院确诊为血栓性静脉炎，采用抗生素治疗两周而无效。现患者左下肢沉重痛胀较甚，活动困难，夜间影响睡眠，特来就诊。检查：左下肢膝上12cm处较右侧粗3cm，踝上10cm处较右侧粗5cm，肤色黯红，按之凹陷，有灼热感，脉弦略数，舌黯红少苔。证为肝肾阴虚，气郁血瘀，湿热毒邪阻于下肢血络。感觉患肢肿胀疼痛减轻，继续服药10剂，患肢肿胀明显减轻，又服药10剂后，患肢已无灼热感，自己能下床活动，睡眠较好。原方稍作加减继续服药20剂，患肢沉重痛胀基本消失，活动便利。检查：左下肢小腿较右侧尚粗近2cm，膝上两侧已接近正常。嘱其回家照原方再进20剂，以巩固疗效。

【按】方中桃仁、红花、赤芍活血化瘀；乳香、没药活血化瘀，消肿止痛；川芎活血行气，调畅气血；党参、当归活血补血，行气通络；金银花、连翘清热解毒；桑寄生、威灵仙、青风藤祛风活络，补益肝肾；加牛膝补益肝肾，活血通经；一次防己消肿生肌；甘草调和诸药。全方配伍使瘀血祛、新血生、气机畅，既能清热解毒，又能活血散瘀，是治疗此病的良方。

168. 血栓性静脉炎

【症候】患肢肿胀、发热，皮肤发红、胀痛，喜冷恶热，或有条索状物；或微恶寒发热；苔黄腻或厚腻，脉滑数。

【中医辨证】湿热下注。

【治法】清热利湿，芳香化浊。

【处方】茵陈 30 克，赤小豆 15 克，薏苡仁 20 克，泽泻 10 克，炒苍术 10 克，炒黄柏 10 克，苦参 15 克，防己 10 克，佩兰 10 克，白豆蔻 10 克，甘草 10 克。

【用法】水煎服，每日一剂。

【临床案例】

麻××，女，46 岁，于 2013 年 1 月 8 日就诊。患者右腿肿胀、疼痛、发热，行动不便已 10 天之久。患者于 10 天前无明显诱因出现右腿肿胀、疼痛，自觉发热，诊断为血栓性静脉炎，经过输液治疗效果不明显，特寻求治疗。现患者右下肢自膝关节肿至足背，较健肢粗 4.5cm，小腿肚紧韧，压痛明显，皮肤灼热，其色深红，沉重，纳呆食少，口干不欲饮，小便短赤，舌苔白腻，脉象滑数。辨证属湿热瘀阻下肢，治宜清热利湿，芳香化浊，佐以活血通络。采用上方治疗，服药 10 剂，小腿发热顿减，小便增多，腿肿略减。后又连进 20 剂，肿胀疼痛大减，饮食增进，舌苔悉退。但小腿肚仍紧韧发硬，压痛明显。再以原方加牛膝 12 克，赤芍 15 克，忍冬藤 30 克，继服。共治疗 3 月余，症状消失，行动自如而痊愈。

【按】静脉炎属于中医的"脉痹"等范畴，由于湿热蕴结，瘀血留滞脉络所致，脉中血流不畅，则血脉凝结而痛。方中茵陈、黄柏、苦参、苍术燥湿清热；泽泻、防己利水渗湿；薏苡仁、赤小豆健脾行湿；佩兰、白豆蔻化湿醒脾，芳香化浊。诸药合用，共奏利湿清热，芳香化浊，通络祛瘀之功。此方治疗血栓性静脉炎疗效颇著，对于凡是因湿邪化热而形成的一切下肢疾患，均有较好效果。

169. 血栓性脉管炎

【症候】患肢怕冷疼痛，常为游走性。行走时酸胀、沉重、乏力，下肢可出现条索状肿块或结节，红肿热痛，肢端轻度溃疡或坏疽，可伴有头沉身困，脘闷纳呆。舌质红，舌苔黄腻或白腻，脉多弦滑或弦数。

【中医辨证】湿阻经络，瘀毒内阻。

【治法】通络利湿，活血化瘀。

【处方】茜草 20 克，丹参 20 克，土鳖虫 10 克，王不留行 15 克，木瓜 10 克，薏苡仁 20 克，青风藤 10 克，川牛膝 15 克，茯苓 15 克，黄柏 10 克。

【用法】水煎服，每日一剂。

【临床案例】

赖××，男，40岁，于1997年8月27日就诊。患者于就诊前2个月自觉左足拇趾酸痛，或呈压痛，日渐加重，3周后连及次趾，小腿发冷，足背及内踝外浮肿，有凹陷性压迹，肤色较深，行动时疼痛加剧，足背动脉减弱，西医诊断为血栓性脉管炎，曾多方治疗，未见减轻。现患者颜面潮红，时有心烦气促，腰背酸软，舌苔腻黄，脉象弦滑，辨证属湿壅经络，瘀毒内阻，拟清络化瘀法，通络利湿。投以上方20剂，服药后小腿发冷减轻，足背浮肿消失，疼痛减轻，湿浊渐解。再予上方继续服用，连服2月余，疼痛消失，足背动脉搏动恢复。仍嘱其注意起居，避免寒湿外侵，随访未见复发。

【按】方用丹参、土鳖虫、茜草、王不留行、川牛膝活血化瘀，且川牛膝还有导药下行之功；配以木瓜、薏苡仁、青风藤、茯苓、黄柏通络利湿。诸药合用，共奏活血化瘀，通络利湿之功。

170. 血栓闭塞性脉管炎 ●

【症候】患肢麻木疼痛，触之冰冷，遇冷加重，得温则减，患肢局部皮肤苍白或暗红，下垂时尤明显，皮肤干燥，趾甲增厚，迟迟不愈。舌质紫暗，苔薄白，脉沉细而涩。

【中医辨证】寒湿入络，气血瘀滞，阻塞血脉。

【治法】活血化瘀，温通经络。

【处方】当归30克，细辛10克，土鳖虫10克，水蛭10克，威灵仙25克，秦艽15克，桂枝15克，红花10克，丹参20克，山药20克，牛膝10克。

【用法】水煎服，每日一剂。

【临床案例】

金××，女，42岁，于2000年11月30日就诊。患者双下肢冷痛伴间歇性跛行3月余。患者近3月来无明显诱因出现双下肢冷痛，后出现间歇性跛行并逐渐加重，尤以冬天为重，在某医院检查确诊为血栓闭塞性脉管炎，用血管扩张药物治之效果不明显，现求治于中医。现患者双下肢疼痛明显，晚上难以入睡，全身畏寒怕冷，食少便溏，舌苔薄白，质淡边有瘀点，脉弦细。检查：双下肢皮肤苍白，冰冷，足背动脉微弱，双脚趾端色稍紫，腘动脉可明显扪及。中医辨证属寒湿入络，气血瘀滞，阻塞血脉，给予上方10剂服用，服后自觉纳食增加，大便正常。双下肢疼痛如故。继续加入活血化瘀药以增活血止痛之力，再进10剂，双下肢疼痛减轻，足趾发紫色变浅，足背动脉细微。前方已奏效，宗上方再进30剂。服后疼痛更减，精神愉快，足趾发紫已消失，皮肤仍苍白发冷，足背动脉搏动稍好，嘱其守方再进。患者服用上方加减化裁4个月余，共进120余剂症状消失而愈。

【按】方中当归补气生血，扶正固本；红花、丹参活血化瘀；桂枝温通阳气，活血散寒；细辛散寒止痛；秦艽性寒清热祛风通络；威灵仙性温通行十二经络；土鳖虫、水蛭破血通经，逐瘀消癥；山药补益肝肾；牛膝活血行瘀，消肿止痛，并引血下行。全方组成，一以解散阴凝寒痰，一以活血行气通脉络，使其阴破阳回，寒消痰化。血栓闭塞性脉管炎以寒湿入络者常见，而以此方为基础，加减化裁运用多获良效。

171. 血栓闭塞性脉管炎

【症候】患肢或患趾（指）固定性持续疼痛，静止痛明显。患肢皮肤呈紫红、暗红或青紫，下垂时尤明显，皮肤干燥，趾甲增厚，肉萎毛枯。舌质红绛或紫暗，有瘀斑，舌苔薄白，脉沉细涩。

【中医辨证】瘀血凝滞，脉道不通，郁久化热。

【治法】清热解毒，疏通血脉，凉血化瘀。

【方名】四妙勇安汤加味。

【处方】金银花30克，当归30克，玄参30克，乳香10克，没药10克，黄芪30克，刘寄奴15克，桃仁10克，牛膝10克，甘草10克。

【用法】水煎服，每日一剂，混合分三次服。

【临床案例】

鲁××，男，49岁，于2001年1月17日就诊。患者左足背肿胀、疼痛半年余。患者于半年前去外地出差，回来后即感左足背部肿胀，当时以为是劳累所致，未引起注意，后出现足背部及大趾疼痛，遂去某医院就诊，诊断为血栓闭塞性脉管炎，经治疗多日未见明显好转。患者来诊时见其左足背青紫、肿胀、疼痛，昼夜不得眠，步履艰难，右足背动脉搏动消失。舌质黯红，边有瘀斑，舌苔黄腻，脉弦数，辨证属瘀血凝滞，阻塞血脉所致。即投以上方服用，连续服药20天后，疼痛有所减轻。服药至3个月时，左足青紫肿胀消失，只觉轻微疼痛，足背动脉搏动存在，再继续服药以巩固疗效。

【按】血栓闭塞性脉管炎属祖国医学"脱疽"范畴，多因寒湿及外伤血瘀等瘀阻经脉，致气血不能到达肢端，肢端失去气血之濡养所致。早在春秋战国时代《黄帝内经》对脱疽就有详细的论述，曰："寒邪客于经络之中则血泣，血泣则不通。不通则卫气归之，不得复反故痈肿……发于足指名脱痈，其状赤黑。"晋代皇甫谧《针灸甲乙经》将脱痈改作脱疽，脱疽病名延用至今。汉代华佗《神医秘传》曰："此症发于手指或足趾之端，先痒而后痛，甲现黑色，久则溃败，节节脱落"，并创立四妙勇安汤。至今用四妙勇安汤加减治疗脱疽仍有一定疗效。方中金银花甘寒入心，善于清热解毒；当归活血散瘀；玄参泻火解毒；甘草清解百毒，配银花以加强清热解毒之力；黄芪活血通络、补气养血；乳香、没药活血化瘀，消肿生肌；刘寄奴、桃仁活血祛瘀；牛膝活血化瘀、补益肝肾，引诸药下行。诸药合用，既能清热解毒，又能活血散瘀，是治疗脱疽的良方。

172. 雷诺氏综合征

【症候】指端麻木、刺痛、发凉、紫绀时间较长，伴有轻微肿胀，每遇寒冷发病，平素畏寒肢冷，喜温怕凉，尤以发作时为甚，腰膝酸软，疲乏无力，舌暗或有瘀点，脉沉细。

【中医辨证】肾阳不足，风寒气血凝滞。

【治法】温阳益肾，祛风除湿，温经散寒。

【方名】蠲痹饮加减。

【处方】制附子15克（先煎），干姜10克，当归25克，党参15克，炙麻黄10克，防风10克，桂枝15克，生黄芪30克，赤芍15克，熟地10克，羌活15克，桑寄生20克，桃仁10克，玄参15克，甘草10克。

【用法】水煎服，每日一剂。

【临床案例】

何××，男，42岁，于1996年11月15日初诊。患者手指苍白、麻木与冷感反复发作已8个月。每次均为遇风寒而引起，取暖之后可自行缓解。近1个月来，病情加剧，手指苍白后又呈紫绀色，并感刺痛，两手掌多冷汗而潮湿。两下肢有冷感，但不似上肢严重，伴有脱发、眩晕、纳呆等症，诊断为雷诺氏综合征。曾用药物治疗，症状未见改善。现症见手指苍白，带紫绀色，有麻木刺痛感，四肢不温，舌苔薄白，脉沉细等，中医辨证此乃肾阳不足，风寒阻络，气血凝滞所致。治用上方10剂，服药后刺痛感减轻，精神转佳。上方加入鸡血藤15克、红花10克，连服40余剂，虽值严冬，手足也不变色，且脱发、眩晕、纳呆等症均改善，继续服药巩固疗效。

【按】雷诺氏综合症是植物神经系统功能紊乱的疾病。根据本病案的临床见证，属于中医学中"痹痛"的范畴，本例因肾气虚则卫气不足，复感风寒外邪，而致筋脉拘挛，脉络壅闭，故呈苍白、麻木。方中附子、干姜、桂枝以温肾助阳；防风、麻黄以辛温发散风寒；当归、黄芪、赤芍、党参以养血祛风，根据"治风先治血"的理论，重用当归、黄芪而得到了满意的效果；羌活、桑寄生祛湿而疏风，通气而活血；熟地甘温黏腻，补益肝肾，滋阴养血，生精补髓；桃仁活血化瘀；玄参滋阴降火；甘草通营卫，缓中补虚，调和药性。方中诸药合用能深入经脉驱逐风、寒、湿、痰邪，疏畅经络，宣通表里，调畅气机，疏通血气，涤荡瘀滞，起到温阳通脉、活血化瘀的作用。

173. 雷诺氏综合征

【症候】指端麻木，刺痛，发凉，苍白或紫绀，伴有轻微肿胀，每遇寒冷发病，平素畏寒肢冷，喜温怕凉，尤以发作时为甚，舌暗或有瘀点，脉沉细。

【中医辨证】感受寒冷，血滞不通。

【治法】通阳温经，活血祛瘀。

【处方】红花10克，桃仁10克，当归10克，赤芍10克，川芎10克，五灵脂10克，细辛5克，桂枝10克，附子10克（先煎），地龙10克，党参10克，鸡血藤25克。

【用法】水煎服，每日一剂。

【临床案例】

鲁××，女，26岁，于2005年1月30日就诊。患者自去年冬季开始，感觉双手关节疼痛，接触冷水后手指发白，有麻木感，随即由白变紫，屈伸受限，并见头晕，全身酸困无力，食欲不振，大便秘结。曾在某医院诊断为雷诺氏综合征，曾用过多种中西药治疗无效。现诊见面色㿠白，形体消瘦，双手指关节微肿，皮肤紫暗，麻木刺痛，屈伸不利，唇淡，舌淡，舌苔薄白，脉来细弱而涩。血沉 64mm/h，抗 "O" 为 640IU/mL。中医辨证为寒邪凝滞，阻塞经络所致。就诊后给以上方 10 剂，服药后即觉发躁，肠鸣，大便通畅。继服 25 剂后，关节疼痛减轻，指端麻木减轻。再继服上方 40 剂，疼痛基本消失，手指痛麻发紫等症亦不明显，精神体力基本恢复，继续服药坚持治疗。

【按】本例患者为感受寒邪，血滞不通所致，方中细辛、桂枝温经散寒，通利血脉；当归、川芎、赤芍、五灵脂养血祛瘀；红花、桃仁活血化瘀；党参、鸡血藤补血养血，通行经络；地龙通经行络。诸药相配，共奏温经散寒，养血祛瘀，通行经络之功。

174. 雷诺氏综合征 ●

【症候】患指（趾）肤色苍白，麻木，肢端逆冷时间较长，继而转为青紫，遇温则肢端皮色恢复正常，同时伴有关节肿胀，活动欠利，神疲乏力，少气懒言，肌肉瘦削，面色无华，舌质淡嫩，边有齿印，脉细弱无力。

【中医辨证】阳虚血弱，气血不荣。

【治法】补益气血，温经散寒，活血和营。

【处方】党参 15 克，炮附子 10 克（先煎 30 分钟以上），干姜 10 克，肉桂 10 克，黄芪 30 克，当归 20 克，丹参 20 克，红花 10 克，川芎 10 克，鸡血藤 30 克，木香 10 克，枳壳 10 克，甘草 10 克。

【用法】水煎服，每日一剂。

【临床案例】

毕××，男，45 岁，于 2008 年 12 月 24 日就诊。患者平素体质虚弱，受寒后易腹泻或溏便，于 2 年前冬天，因感寒冷忽然发现左手食指及中指变苍白，伴手指紧缩麻木感，当即以手揉搓后转青紫再转潮红，然后逐渐恢复。此后每遇寒冷病即诱发，但不甚严重，发作不频繁，曾作颈椎放射线检查，颈椎未见骨质增生，西医诊断为雷诺氏综合征，未行任何特殊治疗。3 个月前病情加重，秋天遇寒风也可发病，发病时先觉身上寒冷，然后手指苍白麻木，苍白持续时间渐次延长，发作也渐次频繁，发作后用温热水浸泡，可促进恢复。就诊后乃服用上方治疗，服药 50 余剂后躯干四肢温暖，对寒风吹袭能抵抗，发作次数明显减少，春季后间断服药。次年入冬前即开始服药预防，发病明显减少，但仍偶然发病，第 3 年入冬前再继续服药，未再发病，获临床基本治愈。

【按】患者素因肾气虚损、阳气虚弱，不能达于四肢，未能温煦肌肤，故表现阳寒证，如患肢喜暖怕凉，遇冷则肢端皮肤变苍白、青紫色，发凉、麻木而胀痛，温暖后皮肤色渐恢复正常，疼痛消失等。此病因阳气不足，寒从内生或外袭所致。方中采用附子、干姜、肉桂等大辛大热之品温里祛寒；重用黄芪、党参温补气血；当归、川芎、丹参、红花、鸡血藤活血化瘀，行气通经；木香、枳壳行气止痛。方中诸药合用祛除内生外感之寒邪，补益气血，活血止痛。本病常有变化，用药尤应审慎，此病治疗宜早，越轻越好治愈。

175. 颈椎综合征

【症候】颈肩上肢窜痛麻木，以痛为主，头有沉重感，颈部僵硬，活动不利，恶寒畏风，舌淡红，苔淡白，脉弦紧。

【中医辨证】肾气不足，挟有寒湿。

【治法】温通散寒，补肾除湿。

【处方】虎杖20克，桑寄生25克，葛根20克，木瓜15克，薏苡仁20克，女贞子20克，杜仲15克，党参15克，续断15克，天麻10克。

【用法】水煎服，每日一剂。

【临床案例】

龚××，男，44岁，于2015年4月5日就诊。患者颈项强痛，旋转不利，上肢酸麻，头晕1年余。患者于1年前因俯身拾物时用力过猛，不慎扭伤颈部。此后颈部经常酸痛，俯仰屈伸头目眩晕。曾在某医院X线拍片显示：颈椎生理曲度消失，第4、5颈椎体后缘及第6颈椎前缘可见唇样改变，提示为颈椎关节炎和颈椎增生性改变，建议其手术以解决病苦，患者不同意手术治疗，而前来要求服用中药。证见颈项转侧不利，活动受限，面色无华，舌微红苔白，脉弦细。此系肾气不足，挟有寒湿之症。治宜温通散寒，补肾除湿为主。就诊后投以上方服用，另外以药渣煎水外敷，每日一次。治疗1个月后，自觉颈痛大减，旋转已灵活自如，头晕现象已无，精神好转，后继续采用此方内服外敷两月，症状全无，病获痊愈。

【按】颈椎综合征临床又称作颈椎病或颈肩综合征，其主要表现为颈部的不适，又兼有上背、肩胛、胸前区以及肩、臂、手等部位的疼痛、酸困等症状。目前尚无满意的治疗办法。此病祖国医学认为与肾有关，肾主骨，因肾气虚亏，不能生髓，加以气血不足，寒湿之邪乘虚而入，凝聚于颈项，壅闭经络，气血不通，不通则痛，而成此病。治疗此症，以内外兼治，获以较理想效果。方中木瓜通行十二经络；桑寄生补肾善疗痹止痛；葛根舒筋活络；杜仲、续断、女贞子、虎杖补肾壮骨，活血通络；薏苡仁祛风湿除痹；天麻甘平柔润专入肝经，既能熄肝风，又能平肝阳；党参补气益脾，益气补血。诸药合用活血通络，祛湿除痹以达治疗效果。

176. 颈椎综合征

【症候】头痛目眩，面色苍白，心悸气短，四肢麻木，舌淡苔白，脉沉细。

【中医辨证】气血亏虚，脉络瘀阻。

【治法】通络化瘀，调补气血。

【处方】丹参15克，葛根20克，桂枝10克，赤芍15克，当归15克，白芷10克，羌活20克，黄芪15克，党参10克，地龙10克，川芎10克，大枣15克，炙甘草10克。

【用法】水煎服，每日一剂。

【临床案例】

汪××，女，46 岁，于 2016 年 2 月 24 日就诊。患者自诉头晕颈痛 2 年，近 1 月来加重。患者于 2 年前无明显诱因出现头晕颈痛，曾口服药物治疗，症状时好时坏，反复不定。2 月前因劳累后加重，逐渐迁延至肩臂部麻木、酸胀感，转侧则晕，俯仰则头颈牵痛难忍，疼痛剧烈时即要卧床，伴有视物模糊，小便频数，精神萎靡不振，面色暗黄，舌淡而晦黯，脉沉细尺脉微。X 线所见：颈椎退行性变。就诊后给以上方治疗，连服 50 余剂，头晕颈痛减轻，视物模糊消失，面色体力显著转佳，但右上肢尚有麻木感。上方稍做加减后继续服用 30 剂以巩固疗效。

【按】 方中葛根重用则取其升阳解肌之效，此药还具有扩张椎基底动脉血管，改善脑血流量的作用；加入黄芪、党参、炙甘草之品补益气血，升举脾胃之阳气，俾其阳气升发，气血上荣，则苦眩必自止矣；桂枝温阳化气；丹参、赤芍、川芎、当归补血活血，通调经络；白芷、羌活祛风除湿，疏通经络；地龙通行经络。方中诸药合用温通阳气，通经活络，活血止痛。

177. 颈椎综合征

【症候】 头晕目眩，头痛如裹，四肢麻木不仁，纳呆，舌暗红，苔厚腻，脉弦滑。

【中医辨证】 脾虚痰湿，瘀血阻络。

【治法】 健脾化痰利湿，活血通络。

【处方】 葛根 30 克，半夏 10 克，橘红 15 克，茯苓 10 克，甘草 10 克，枳壳 10 克，丝瓜络 10 克，钩藤 10 克，川芎 15 克，菊花 15 克，炒栀子 10 克，竹茹 10 克，磁石 10 克。

【用法】 水煎服，每日一剂。

【临床案例】

栾××，男，58 岁，于 2018 年 10 月 7 日就诊。患者近 1 年来时觉头晕，颈项酸胀，右上肢酸麻，拍颈椎侧位片示：生理弯曲消失，颈 3、4、5 椎体前后上缘骨质均呈唇样增生。西医诊断为颈椎病。近 10 天来症状加重，胸闷，口苦，两手发麻，伸仰转侧颈项更觉不适，睡眠欠佳，虽经西药对症治疗，效果不佳。体检：体温、脉搏、血压均正常。舌质红，苔微黄滑腻，脉滑。辨证系脾虚痰湿，气郁化火，瘀血阻络。就诊后用以上方治疗，患者共服药 30 剂，颈部症状明显减轻，继续服药多剂巩固疗效。

【按】 方中葛根升阳解肌，以解项背强之苦；半夏辛温性燥，善能燥湿化痰，且又和胃降逆，橘红、枳壳既可理气行滞，又能燥湿化痰，三药相配，增强燥湿化痰之力；佐以茯苓健脾渗湿，渗湿以助化痰之力，健脾以杜生痰之源；菊花长于平肝潜阳，疏散风热；钩藤清肝泄热而平肝阳，熄风镇痉，两药配用，一疏一清，平降肝阳，清热祛风；川芎辛散温通，既能活血，又能行气，为"血中之气药"；丝瓜络甘平，能宣通经络直达病所；栀子清泻三焦之火；磁石镇惊安神；甘草调和诸药。方中诸药合用健脾化湿，活血通络。

第九章

其他疾病

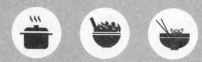

178. 白塞氏综合征

【症候】病情缠绵，口腔、外阴溃疡反复发作，疡面暗红，目睛干涩，视物不清，伴有手足心热，烦躁不安，头晕耳鸣，失眠多梦，腰膝酸软，面部潮红，小便短赤，大便燥结，舌质红少津，或见裂纹，舌苔薄白或少苔，脉弦细数。

【中医辨证】肝肾阴虚，虚火上炎。

【治法】滋阴降火。

【处方】金莲花10克，南沙参15克，北沙参15克，玄参15克，牡丹皮10克，石斛15克，山茱萸10克，枸杞子10克，天花粉15克，黄芪10克，生地黄10克。

【用法】水煎服，每日一剂。

【临床案例】

梁××，男，48岁，于2002年8月17日初诊。患者于1年前出现口腔内颊部、牙龈部反复溃疡，每次能持续1～2个月，发作同时皮肤也出现红斑和红色小疙瘩，曾在某医院治疗，效果不显。近半年来阴部也出现溃疡，在某医院检查诊断为白塞氏综合征。现今溃疡发展至咽部和食道，饮食饮水均感疼痛，影响吞咽，阴部亦见小溃疡，伴有全身乏力，低热，大便秘结等症，经多次治疗，均未见明显效果。内科检查未见明显异常，口腔内有多处溃疡面，直径在0.5～1cm左右，散在两颊部黏膜、牙龈及舌部，近龟头处有一不规则小溃疡，直径0.2cm左右，溃疡表面有少许分泌物，有剧痛，舌苔薄白，舌质红而稍绛，脉沉细稍数，证系肝肾阴虚、虚火上炎所致，治当滋阴降火。就诊后投以上方服用，局部外用以锡类散。连续服药50剂，溃疡已基本消失，未再出现新的溃疡，饮食吞咽已不感疼痛，食纳尚好。加入知母、地骨皮，嘱其再进20剂，药后溃疡完全愈合，精神体力均好转，二便正常。后又续服数剂，随访6个月，病症未见复发。

【按】白塞氏综合征又称为口、眼、生殖器综合征，是一种原因不明的免疫性疾病。在中医中属"狐惑"范畴，目前无特效疗法。中医用药结合患者的具体情况，辨证施治，亦可取得一定的治疗效果。此案例证属肝肾阴虚，湿毒与虚火交炽上炎而为患。其临床表现重在口腔，故用金莲花清上焦之湿热毒，此药苦寒无毒，功能清热明目且有引药上行的作用，具有消炎解毒，消肿止痛，收敛口腔溃疡的效果；南北沙参养阴润肺，益胃生津；石斛能清肾中浮火而摄元气，除胃中虚热而止烦渴，清中有补，补中有清；天花粉甘凉益胃又能生津，二药伍用，养阴生津止渴作用增强；山茱萸、枸杞子滋补肾阴；玄参、牡丹皮二药都能凉血、化斑，但玄参又能滋阴，牡丹皮又能祛瘀；黄芪补中益气；生地黄滋阴生津。诸药为伍，相得益彰，故而能收取较好的疗效。

179. 白塞氏综合征

【症候】口腔、外阴溃疡，灼热疼痛，伴发热，口苦咽干，坐卧不安，口臭便秘，小便黄赤，舌质红，舌边溃破，舌苔黄腻，脉象滑数或弦数。

【中医辨证】湿热毒邪壅滞。

【治法】清热燥湿，泻火解毒。

【处方】当归15克，赤小豆25克，苦参15克，板蓝根15克，土茯苓25克，滑石10克，薏苡仁15克，白花蛇舌草20克，金银花10克，连翘10克，黄柏10克，黄芩12克，龙胆草10克。

【用法】水煎服，每日一剂。

【临床案例】

于××，男，35岁，于2014年8月22日就诊。患者因患口腔溃疡3个月就诊，患者于3个月前无明显诱因出现口腔黏膜溃疡，口服维生素类药物，时好时坏，始终未愈。后于某医院求治，诊断为白塞氏综合征，经治疗效果不显，特求治于中医。诊见：口腔多处溃疡，灼热疼痛，口臭，口苦咽干，外阴溃疡，小便黄赤，舌红，苔黄腻，脉象滑数。诊断为白塞氏综合征，采用清热解毒除湿之法治之。就诊后投上方服用，服用30剂后，溃疡疼痛好转。继续服用30剂，诸溃疡面消失，其余症状亦好转，继续服用巩固疗效。

【按】方中赤小豆味甘、酸，性平，色赤入血，性善下行，既能清热利水消肿，又能解毒排脓消痈，当归味甘、辛、苦，性温，辛散温通，甘润能补，为血中气药，既能补血养血，又能活血解毒，两者相伍，共使邪去而正不受损，血活则毒邪易除；苦参清热燥湿，祛风解毒；薏苡仁、滑石、土茯苓清热利湿；龙胆草、黄柏、黄芩均味性寒，具有清热燥湿之功效，黄芩善于清上焦湿热，黄柏善清下焦湿热，龙胆草清泻肝胆实火，三药合用能清湿热，泻肝火；金银花、连翘、板蓝根、白花蛇舌草清热解毒。方中诸药合用清热燥湿，泻火解毒。

180. 白塞氏综合征

【症候】口腔、外阴溃疡，溃破处颜色鲜红，灼热疼痛，两目红肿疼痛，视物不清，伴发热，口苦咽干，心烦易怒，坐卧不安，口臭便秘，小溲黄赤，舌质红，苔黄腻，脉象滑数或弦数。

【中医辨证】湿热化火，气滞血瘀。

【治法】苦辛通降，清化湿热。

【方名】甘草泻心汤加减。

【处方】生甘草 10 克，黄连 10 克，黄芩 10 克，干姜 5 克，大枣 5 个，制半夏 10 克，陈皮 10 克，党参 10 克。

【用法】水煎服，每日一剂。

【临床案例】

汪××，女，25 岁，于 2004 年 11 月 25 日来诊。患者于 3 周前在两小腿内侧出现红色结节，疼痛肿胀，渐见结节增多，且伴有畏寒，发热，髋、膝、踝关节疼痛，胃纳不馨，口干思饮，曾在某医院就诊，诊断为结节性红斑，服药治疗未见效果。检查可见两小腿内侧有大小不等结节 10 余个，结节略高出皮肤表向，呈紫红色，按之色不退，有压痛，足踝显浮肿。初诊后曾用以清热、通络、活血之法，投药 5 剂。再次就诊时，追问病史，得知有口腔糜烂和阴部溃疡病症，反复发作已 1 年。检查可见咽不红，扁桃体不大，颈、下颌及腹股沟淋巴结亦不肿大，心肺正常，肝脾未触及，上下齿龈黏膜潮红，可见点状和小片糜烂，间有浅在溃疡，大阴唇可见四个黄豆大小较深之溃疡，边缘不整，无明显红晕，表面可见坏死白膜覆盖，舌质红，苔黄腻，脉象弦数，诊断为白塞氏综合征。接诊后投以上方治之，患者服药 15 剂，齿龈糜烂已减轻，溃疡缩小，大阴唇部四个溃疡缩小更明显，而红色结节尚无改变，畏寒、发热症状已去，仍觉口干而思饮，大便则不干，腕关节疼痛。嘱其照上方再进 15 剂，口腔溃疡同时外用冰硼散，再诊时双小腿结节趋向消退，尚有压痛，皮色黯褐，浮肿见消，口腔糜烂及阴部溃疡均得愈合，胃纳欠佳，二便正常，舌质正常，脉象弦细。又进 15 剂后两小腿结节大部分消退，口腔及阴部未见发生溃疡，纳食转佳，服药时略有恶心，舌脉如前。嘱其再进 40 剂，以期巩固疗效。

【按】白塞氏综合征临床主要表现为口腔溃疡、生殖器溃疡、视网膜炎及虹膜睫状体炎等，故亦称作眼、口、生殖器综合征。此综合征也常伴有结节性红斑、关节痛、周期性发热等，有些患者不一定诸症具备，一般只要具有两种以上症状，就有一定的诊断意义。本病似为《金匮要略》所载的"狐惑"病，又有"蚀于喉为惑，蚀于阴为狐"之说，此病例用甘草泻心汤加减方治之，收效尚理想，此病若初起不久，能及时诊断明确，用上方加减，药达效收；若此病已旷日时久，时常反复发作，则根治较难。方中以黄连、黄芩苦寒清化湿热；干姜、半夏辛温开通散结；并以甘草、大枣补脾和中；陈皮疏肝解郁；党参补中益气。全方合用苦降辛通，寒热并用，上下得治也。

181. 高热

【症候】身壮热，不恶寒，但恶热，口渴欲饮，汗多，心烦，气粗，大便秘结，小便短黄，面赤，舌红苔黄少津，脉洪数。

【中医辨证】阳明邪热，稽留肌肤。

【治法】甘寒清热。

【方名】白虎汤加味。

【处方】生石膏 50 克，知母 10 克，甘草 10 克，粳米 30 克（包煎），黄连 10 克，黄芩 10 克，栀子 10 克，黄柏 10 克。

【用法】生姜 3 片为引，水煎服，每日一剂。

【临床案例】

谢×，男，17 岁，于 2015 年 3 月 12 日就诊。患者发热 7 天，患者自述 7 天前因感冒后身发高热，经西药抗生素类、解热镇痛剂等药物输液治疗后，体温仍在 38.6℃以上，持续不退，家人为此惊慌不安，特寻求治疗。诊见：**体温 38.9℃，面红目赤，口干渴，烦躁不安，汗出蒸蒸，舌红绛，苔黄干而厚，脉数大。**此患者长期高热不退，而又具有身热口渴，汗出，脉滑数而大的四大症状，可诊为阳明热证，治以甘寒清热之法，并适当加入苦寒之类药物。就诊后即给以上方汤剂口服，服药 1 剂后身热已去大半，第 3 剂服完体温已降至正常，再服药 2 剂后病得痊愈。

【按】方以石膏甘寒，寒胜热，色白通肺，质重而气轻，具金能生水之用，以制内盛之热；知母苦寒质润，寒主降，苦以泻肺火，辛以润肾燥，养阴清热；二药相须，清肺胃而除烦热，更以甘草、粳米益胃生津，养护中气；黄连、黄芩、黄柏、栀子清热泻火，清泻上、中、下三焦之火，实火去则热自清。诸药共用，具有泻火除烦，清热生津之功。

182. 低热

【症候】午后低热，时作时止，劳累后尤甚，但患者无热感，疲乏无力。声低气短，自汗，面色苍白、虚浮，饮食无味。脉虚细无力，舌质淡。

【中医辨证】气虚发热。

【治法】补气升提，甘温除热。

【方名】补中益气汤。

【处方】黄芪 25 克，白术 10 克，陈皮 10 克，升麻 10 克，柴胡 10 克，党参 15 克，当归 10 克，甘草 15 克。

【用法】水煎服，每日一剂。

【临床案例】

倪××，女，43 岁，于 2014 年 12 月 1 日就诊。患者于 12 天前感冒后出现低热，时作时止，体温 37.5℃以下，活动后或喝热水时体温有所下降，休息时上升，自感身体疲乏，自汗，饮食无味，因体温升高不明显，未规律服用西药治疗。今特求中医诊治，就诊后根据脉证分析，确诊为气虚发热，予以补中益气汤 10 剂，服药后体温降至正常，疲乏感减轻，为巩固疗效，又服 10 剂，诸症消失。

【按】一些原因不明的低热不退用补气升提之法，多获理想疗效。此类低热，体温一般多为低热，而且日久不退，白细胞大致正常。同时具有一系列气虚症状，如少气懒言、纳呆、神倦、乏力、大便软溏、脉虚或虚数无力。本证用"补中益气汤"治疗，合理掌握药量很重要，方中黄芪用量应重，一般在 25～30 克，柴胡在 10 克左右，柴胡本可清热，但气虚发热者，如不与黄芪同用，则难奏效，此即所谓"甘温除大热"之法。方中黄芪味甘微温，入脾肺经，补中益气，升阳固表，配伍党参、炙甘草、白术补气健脾；当归养血和营，协党参、黄芪补气养血；陈皮理气和胃，使诸甘药补而不滞；少量升麻、柴胡升阳举陷，协助黄芪等药以升提下陷之中气，引胃气以上腾，复其本位，便能升浮以行生长之令矣；炙甘草之甘以泻心火而除烦，补脾胃而生气。补中之剂，得发表之品而中自安，益气之剂，赖清气之品而气益倍，此用药有相须之妙也。

183. 低热

【症候】发热多为低热或潮热，热势常随情绪波动而起伏，精神抑郁，胁肋胀满，烦躁易怒，口干而苦，纳食减少，舌红，苔黄，脉弦数。

【中医辨证】肝胆气滞，少阳之症。

【治法】疏肝清热，健脾理气。

【方名】小柴胡汤加减。

【处方】柴胡 15 克，黄芩 15 克，连翘 15 克，金银花 15 克，板蓝根 30 克，半夏 10 克，党参 10 克，陈皮 15 克，青蒿 10 克，枳壳 15 克，焦三仙各 10 克。

【用法】水煎服，每日一剂。

【临床案例】

段××，男，41 岁，于 2008 年 3 月 28 日就诊。患者自诉发热 1 个月，于 1 个月前不明原因出现低热，体温 37.1～37.5℃之间，曾服用多种解热镇痛药及抗生素，体温时高时低，未能明显控制，现求治于中医。诊见低热往来，头晕头痛，饭后腹胀，饮食欠佳，体重减轻，五心烦热，口苦咽干，胸胁隐痛，身乏易汗，舌苔薄白，舌质红黯，脉弦。化验检查：白细胞 7.3×10^9/L，中性粒细胞 72%，淋巴细胞 28%，肝功能正常，查体未发现阳性体征，胸部 X 线及各种检查亦未见异常。根据上述之症辨证为肝胆气滞之少阳症，投以上方 10 剂，服药后体温基本正常，症状明显减轻。原方又进 10 剂后体温正常，病获痊愈。

【按】此患者体质比较素弱，不论情志内伤或外邪乘虚内侵，都可致肝气瘀滞，肝主疏泄，性喜条达，久瘀即可化热，发为少阳之症，《伤寒论》曰："少阳之为病，口苦咽干目眩也"，又曰"往来寒热，胸胁苦满，嘿嘿不欲饮食，心烦喜呕……小柴胡汤主之"。此病例的治则，即宗小柴胡汤之法，并结合患者的具体病症，乃投以扶正和中及清热解毒之药，用柴胡、青蒿解少阳之郁热；板蓝根、连翘、黄芩、金银花解毒抗菌以清除少阳之内邪；党参补气和中，增强自身的抗病能力；陈皮、半夏、焦三仙、枳壳健脾和胃，消除胃肠道的症状。诸药合用，法药对症，药专力强，攻补兼施，故而收到速效。

184. 长期低热

【症候】长期低热，手足心热，烦躁，头晕，心悸，少寐多梦，盗汗，口干咽燥，舌质红，苔少，脉细数。

【中医辨证】阴津不足。

【治法】滋阴清热。

【方名】清骨散加减。

【处方】地骨皮 10 克，青蒿 10 克，鳖甲 15 克，知母 10 克，生地黄 10 克，当归 10 克，川芎 10 克，制何首乌 10 克，北沙参 10 克，五味子 10 克。

【用法】水煎服，每日一剂。

【临床案例】

徐×，女，38 岁，于 2017 年 8 月 30 日就诊。患者低热已两月余，疲乏无力，头晕，心悸，夜寐不安，体温每日上午偏高，为 37 ～ 38℃，舌略红，苔少，脉细数。曾经多方治疗而无效。后转中医治疗，诊见：面色无华，疲乏无力，体温 37.8℃，舌质红，苔少，脉细数。辨证为阴津不足之低热。给以上方服用，患者服药 10 剂，体温减至 37.5℃左右，头晕、心悸，疲乏好转，继服 15 天，体温正常而恢复健康，诸症消失。

【按】本方具有养阴清热，退热生津的功效。方中以知母、地骨皮、青蒿、清退虚热，鳖甲滋阴潜阳，加生地黄、制何首乌滋养阴精；加北沙参、五味子益气养阴；加当归、川芎以养血。全方合用，滋阴养血，清热除烦，补气生津，使津充血养，疾病自除。

185. 机体免疫机能低下

【症候】经常恶寒发热，头痛不适，体倦乏力，面色无华，腰膝酸软，舌质淡苔薄白，脉浮。

【中医辨证】肺气不足，卫表不固。

【治法】温肾补肺，益气固表。

【方名】玉屏风散加减。

【处方】炙黄芪 30 克，白术 20 克，防风 10 克，淫羊藿 15 克，黄精 30 克，北五味子 10 克。

【用法】水煎服，每日一剂。

【临床案例】

林××，女，48 岁，于 2015 年 6 月 12 日就诊。患者近 2 年来经常感冒，夏秋较轻，冬春转剧，轻则鼻塞、流涕、头痛不适，重则恶寒发热、咳嗽、吐痰，长年服用感冒清热颗粒，注射丙种球蛋白等，病情终未控制，以致食减形羸，动则易汗，面色不荣，舌淡少苔，脉弦虚而缓。此系肺气不足，卫表不固之症，投以玉屏风散加减方 10 剂。服药后症状基本控制，体倦疲乏感消失。因晨起受凉又见鼻塞，恐有复发，故又来复诊，照前方又进 10 剂。后随访 3 个月，未再有感冒，抵抗力较过去明显增强。

【按】本证多由卫虚腠理不密，感受外邪所致。方中炙黄芪甘温，内补脾肺之气，外可固表止汗；白术健脾益气，助炙黄芪以加强益气固表之功；佐以防风走表而散风邪，合炙黄芪、白术以益气祛邪。且黄芪得防风，固表而不致留邪；防风得黄芪，祛邪而不伤正，有补中寓疏，散中寓补之意。此方广泛用于预防感冒。据实验证明，确有提高机体血液中免疫球蛋白和单核－巨噬细胞的吞噬作用，并能促使机体干扰素的产生，是一剂能增强非特异性免疫功能的代表方。而在临床应用中再加入淫羊藿、黄精、北五味子，以温肾益阴、敛肺，其效果较单用上药显著提高，用于一切慢性病及感冒和过敏性哮喘、荨麻疹等疗效也甚好。

第十章

外科病

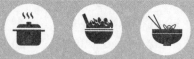

186. 软组织损伤

【症候】受损部位肿胀明显，疼痛拒按，活动不利，受损处皮色发青，筋脉怒张，舌质紫暗，苔白，脉涩。

【中医辨证】肌肤损伤，气血瘀滞。

【治法】活血散瘀，消肿止痛。

【处方】桃仁 30 克，红花 45 克，乳香 45 克，没药 45 克，栀子 45 克，赤芍 45 克，白芷 45 克。

【用法】上药混合，粉碎成细末，装瓶备用。用时视损伤范围大小，取药末适量加入白酒，调至成糊状外敷患处，每日换药一次。皮肤破损者忌用。

【临床案例】

柳××，男，42 岁，于 2016 年 7 月 15 日就诊，患者于 1 天前因劳动时不慎扭伤脚踝部，当时肿胀、疼痛不明显，未进行任何治疗，于今天晨起时肿胀加剧，活动不利，皮肤瘀青，急来就诊。经医院 X 线检查未见骨折影像。给予上方调好后外敷，敷药 4 次肿胀消退，活动自如，病获痊愈。

【按】方中乳香辛温香窜，善透窍以理气，能于血中行气，舒筋活络、消肿止痛，没药味辛性温，功擅化瘀理血、消肿痛，乳香以行气活血为主，没药以活血散瘀为要，二药参合，气血兼顾，相须为用，取效尤捷，共奏宣通脏腑、流通经络、活血祛瘀、消肿止痛、敛疮生肌之功；加入桃仁、红花活血通经，祛瘀止痛，可用于治疗瘀血阻滞各种症候；赤芍清热凉血，活血祛瘀；栀子、白芷清热燥湿，消肿止痛。诸药合用活血化瘀，消肿止痛之功较强，善治跌打扭伤之痛。

187. 软组织损伤

【症候】损伤部位红、肿、热、痛，活动不利，舌红苔黄，脉数。

【中医辨证】营卫不和，气血凝结，郁而化热。

【治法】清热解毒，消肿止痛。

【处方】菊花 15 克，蒲公英 15 克，紫花地丁 15 克，穿心莲 15 克，羌活 10 克，独活 10 克，乳香 10 克，没药 10 克。

【用法】水煎数沸，待温熏洗患处，每日数次。

【临床案例】

兰××，男，51 岁，于 1999 年 5 月 20 日就诊，患者于 1 周前在劳动时不慎扭伤右足踝部，受伤后足部肿胀明显，行动不利，经拍片诊断软组织损伤，口服止痛药物后疼痛减轻，但肿胀不消，行走困难，前来求治。检查：右足部红、肿、热、痛，不能穿鞋，不能着地行走，活动受限。就诊后立即给予上方，并加入透骨草引药入里。嘱其药煎成后，足部全部浸泡，每日 3 次。7 天后，患者足部红、肿、热、痛消失大半，继续采用此方治疗，又用 7 天，患者症状消失，健步如初。

【按】此方根据患者情况，适当加减，既可外用，也可内服，或内服、外洗同用，只要是适应证，均能获得理想效果。方中菊花、蒲公英、紫花地丁、穿心莲清热解毒，消肿止痛；羌活、独活善祛风湿，能除全身之风湿，外用多与他药相辅而行，取其祛风除湿，行气活血，引拔病毒外出之力；乳香、没药皆为临床常用的活血散瘀、消肿止痛之品，二药合用，一气一血，气血同治，相使为用，协调为用，相得益彰，共奏活血祛瘀，消肿止痛，敛疮生肌之效。现代研究乳香有镇痛、消炎、升高白细胞的作用，并能加速炎症渗出排泄，促进伤口愈合。方中诸药配伍活血止痛，消肿散瘀，则外伤肿痛可愈。

188. 急性腰扭伤

【症候】腰部疼痛，步履艰难，俯仰和转侧活动受限，拒按，舌质暗红或有瘀点，苔薄，脉弦紧。

【中医辨证】腰部损伤，气滞血瘀。

【治法】补肾理气，活血止痛。

【处方】红花 10 克，桃仁 15 克，羌活 10 克，赤芍 10 克，杜仲 15 克，川续断 10 克，木瓜 10 克，小茴香 10 克，补骨脂 10 克。

【用法】水煎服，每日一剂，分两次服，饭前服用，以黄酒为引。

【临床案例】

路××，男，42 岁，于 2011 年 5 月 17 日就诊。患者由于 1 天前活动时不慎扭伤腰部，疼痛不敢屈伸，双手撑腰缓步行走，在家休息 1 天后病情不见好转，遂来就诊。就诊时患者腰部疼痛，脊柱不能直立，需向一侧倾斜，腰椎左侧有压痛。应用上方配合针刺治疗，服药 5 剂症状减轻大半，继续服用 5 剂而获痊愈。采用此方配合针刺治疗急性腰扭伤，效果较好。

【按】急性损伤属于中医骨伤学"筋伤"与"骨错缝"范畴。《金匮翼》云："瘀血腰痛者，闪挫及强力举重得之。盖腰者，一身之要，屈伸俯仰、无不由之，若一有损伤，则血脉凝涩，经络壅滞，令人卒痛不能转侧，其脉涩，日轻夜重是也。"故以"不通则痛"的病机论治。方中桃仁苦，平，质润，"苦以泄滞血"，有活血祛瘀之功；红花辛散温通，长于活血通经，祛瘀止痛；赤芍苦降，有活血通经、散瘀消肿、行滞止痛之功；三药相须为用，有升有降，有散有收，活血祛瘀之力倍增，并有活血生新，消肿止痛之功。杜仲甘，温，归肝、肾经，甘温补肝肾，肝充则筋健，肾充则骨强；川续断甘缓，辛润，苦坚，以解肝肾之所苦，而随其所欲，故能补肝肾，而兼通行血脉，续骨疗伤，二药合用，性纯力效，相得益彰，补肝肾强筋骨。补骨脂补肾壮阳、涩精止遗，佐以小茴香温肾散寒、通络止痛，二药伍用，有温补肾阳，收敛固涩之功。木瓜益筋和血，善舒筋活络，且能祛湿除痹，温通肌肉之滞，酸敛腹满之湿，脚气湿痹自除。羌活辛散苦燥温通，主散肌表之风寒湿邪，又能通利关节而止痛。方中诸药配伍有活血祛瘀、补益肝肾、消肿生肌之功，从而起到标本兼治的作用。

189. 急性阑尾炎

【证候】转移性右下腹痛，呈持续性、进行性加剧，右下腹局限性压痛或拒按；伴恶心纳差，可有轻度发热；苔白腻，脉弦滑或弦紧。

【中医辨证】湿热郁积，气血瘀滞。

【治法】活血行气，清热解毒。

【方名】大黄牡丹皮汤加减。

【处方】大黄10克，牡丹皮15克，桃仁10克，冬瓜仁10克，赤芍15克，败酱草20克，蒲公英20克，金银花20克，木香10克，延胡索10克，当归20克，紫花地丁20克。

【用法】水煎服，每日一剂。

【临床案例】

田××，女，68岁，于2018年1月30日就诊。患者于5天前出现腹胀、腹痛，恶心纳差，去医院检查B超提示：阑尾炎症，化验检查：白细胞12×10^9/L。诊断为阑尾炎，应用抗生素类药物输液治疗，腹痛减轻，但有时仍感隐痛不适。因患者年龄较大，不想手术治疗，故寻求中医治疗。诊见右下腹疼痛，拒按，轻度发热，舌淡苔白腻，脉弦紧。就诊后给以上方服用，10剂后症状大减，病情好转，继续服用10剂痊愈。

【按】通过临床实践体会到，急性阑尾炎采用上方进行加减，效果是比较满意的。大黄牡丹汤味苦性寒，属清热通里泻下剂，有消肿排脓、清热破瘀的功用。阑尾炎属中医"肠痈"范畴，中医认为"肠痈"的病因病理属于"湿热郁积""气血瘀滞"，故治疗原则宜"下"宜"清"；本方具此性能，药味虽不多，但用药却精确得当。其中大黄味苦性寒，清热力猛，泻下功大，泻火凉血而清血分之热，逐瘀攻积而治肠中之气血瘀滞，泻肠中内困之湿毒能使里热由"下"而除，使炎症获得痊愈，为本方主药。桃仁破血，冬瓜仁祛湿，同为仁类之辈含油质而能润肠，亦能加强大黄泻下之功。牡丹皮、赤芍凉血清热，冬瓜子清热燥湿辅助大黄清肠中之热。桃仁破积行滞，丹皮活血行瘀，冬瓜仁排脓散结，三药佐大黄以逐瘀攻积，使肠中之瘀血滞气脓肿包块得以消散。败酱草、金银花、紫花地丁、蒲公英清热解毒，凉血消痈；延胡索、木香行气止痛；诸药合用使炎症消除，疾病自愈。

190. 急性阑尾炎

【证候】右下腹压痛加剧，腹痛拒按，伴发热、恶心，小便短赤，舌质红，苔黄腻，脉弦滑数。

【中医辨证】小肠积热成毒。

【治法】理气泄热，解毒散结。

【处方】陈皮 10 克，青皮 10 克，炒枳壳 10 克，连翘 10 克，金银花 15 克，蒲公英 15 克，大黄 10 克，川楝子 20 克，甘草 10 克。

【用法】水煎服，每日一剂。

【临床案例】

谷××，女，22 岁，于 2016 年 11 月 7 日就诊。患者于 3 个月前出现右侧上腹部疼痛拒按，伴发热，恶心，呕吐，后疼痛转移至右下腹。经医院检查化验及会诊，确诊为急性阑尾炎，给以抗生素输液治疗后症状消失。于 2 天前因劳累后又感右下腹部隐隐作痛，腹部拒按，拒绝手术治疗，要求服用中药。就诊后即给以上方服用，服用 5 剂后腹痛症状基本消退，继续服用 10 剂症状消失而痊愈。

【按】方中陈皮味辛，苦，温，气芳香入脾、肺，辛以行气，苦以降气，又苦以燥湿，芳香以化湿，温化寒湿，湿去则脾健；青皮其性峻烈，沉降下行，功能疏肝胆，破气滞，散结止痛，二药配伍，能调和肝脾，理气止痛，消积化滞。川楝子苦寒泄降，具有疏肝解郁、清肝泻火、行气止痛之功，常与枳壳为伍，以增强行气止痛之功；连翘苦能泻火，寒能清热，既能清心火，解疮毒，又能消散痈肿结聚；蒲公英、金银花皆清热解毒之专品，三药合用治疗痈肿疮毒诸证。大黄味苦性寒，走而不守，能清阳明蕴热，荡涤宿食，推陈致新。方中诸药合用共奏清热泻下、理气止痛、解毒散结之功。

191. 直肠脱垂

【症候】大便或咳嗽、远行时肛内肿物脱出，轻重不一，色淡红，肛门坠胀，疲乏无力，食欲不振，腰膝酸软，肢冷，舌淡苔白，脉细弱。

【中医辨证】脾肾阳虚。

【治法】补肾助阳，温补固脱。

【处方】附子 20 克，党参 15 克，肉豆蔻 10 克，干姜 10 克，赤石脂 15 克，粳米 15 克。

【用法】水煎服，每日一剂。

【临床案例】

孟××，男，75 岁，于 1995 年 11 月 17 日就诊。患者脱肛已 1 年有余，患者于 1 年前腹泻后出现肛门肿物，用手托后回纳，当时未进行治疗。后症状逐渐加重，时有腹痛下坠感，时有腹泻，下利清水，有时日便十余次，并常有腰膝酸软，疲乏无力，食欲不振等症，舌淡苔白，其脉沉细。脉症合参，此乃脾肾阳虚所致，治当温肾固脱。投以上方 30 剂，诸症见好转。嘱其继服用 60 剂调养，脱肛与腹泻未发作，余症得除。

【按】方中附子味辛甘性大热，能回阳救逆，补火助阳，散寒止痛；赤石脂温涩固脱以止痢；干姜大辛大热，温中祛寒，合赤石脂温中涩肠，止血止痢；粳米养胃和中，助赤石脂、干姜以厚肠胃；加党参、肉豆蔻以益气涩肠固脱。诸药合用，共奏温中散寒、涩肠止痢之功。

192. 直肠脱垂

【症候】肛门直肠脱垂，脘腹胀满，面色萎黄，食欲不振，经常便秘或泄泻不止，或排便溏秘不均，舌淡苔白，脉虚无力。

【中医辨证】气虚下陷，不能摄纳。

【治法】益气升提，清热燥湿，收敛固脱。

【方名】补中益气汤加减。

【处方】黄芪 20 克，党参 20 克，赤石脂 20 克，黄芩 15 克，黄连 10 克，升麻 15 克，当归 10 克，柴胡 10 克，枳壳 10 克，白芷 10 克，陈皮 10 克，甘草 10 克。

【用法】水煎服，每日一剂。

【临床案例】

葛××，男，65 岁，于 1997 年 4 月 5 日就诊。患者直肠脱出半年余，患者平日脾胃虚弱，消化功能不良，饮食稍有不慎即引起腹泻，每日大便多次，以致直肠脱出，近半年来饮食少进，形体消瘦，每次大便时都脱出直肠寸许，曾以桂圆干、参须等药治疗，总是收而复脱，不能根治。诊查其面色不荣，肛周赤紫，有轻度糜烂，舌质红，苔微黄，脉细数有力。证属虚中有实，因体内湿热未清所致。治宜益气升提，清热燥湿，收敛固脱。拟用上方 20 剂服用，服药后饮食渐进，大便次数减少。继续服药 40 剂，诸症好转，后继续服药多剂巩固治疗。

【按】肺与大肠相表里，脾者肺之本，土能生金，脾胃虚，肺气先衰，故气虚下陷而肛则脱。虽经桂圆、参须提之不固，因虚中有实，余热未清，久蕴化火，故证见肛赤糜烂，舌红苔黄，脉数有力等现象，若提而不清，非其提也，亦为闭门养贼矣。此方是补中益气汤加减而成，方中黄芪味甘微温，入脾肺经，补中益气，升阳固表；配伍党参补气健脾；当归养血和营，协党参、黄芪补气养血；陈皮理气和胃，使诸药补而不滞；升麻、柴胡升阳举陷，协助主药以升提下陷之中气；加入黄芩、黄连清热燥湿；赤石脂收敛阖脱；枳壳理气固脱，白芷散湿止痛、消肿排脓；甘草调和诸药。故本方乃有补气升阳、清热燥湿、收敛固脱、以达提肛之功。

第十一章

皮肤病

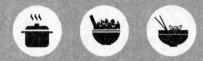

193. 皮肤瘙痒症

【症候】皮肤瘙痒明显，搔抓后成团，皮肤色红或起丘疹及有抓痕痂皮，纳食不香，口苦，渴不欲饮，小便色黄，舌质红，苔黄略腻，脉濡数。

【中医辨证】风湿内侵，结为湿毒。

【治法】除湿解毒，熄风止痒。

【处方】全蝎 10 克，皂角刺 15 克，黄柏 10 克，黄芩 10 克，刺蒺藜 15 克，炒槐花 15 克，枳壳 10 克，苦参 10 克，荆芥 10 克，蝉蜕 10 克，威灵仙 15 克，白鲜皮 30 克。

【用法】水煎服，每日一剂。

【临床案例】

刘××，男，55 岁，于 2017 年 9 月 25 日初诊。患者 1 年多来全身皮肤瘙痒，搔抓后皮肤发红，起风团，影响入睡。曾用过镇静药物及抗过敏药物，未见明显效果。检查全身皮肤粗糙，个别区域显苔藓样变，无渗出液，有明显抓痕血痂。西医经检查后诊断为皮肤瘙痒症。此证乃系风湿内侵，结为湿毒。治宜除湿解毒，熄风止痒。给以上方 10 剂服用，瘙痒已减轻，全身皮肤损害也逐渐光滑，皮肤润泽已见恢复。嘱其再进 25 剂，病获基本治愈。

【按】方中全蝎性辛平入肝经，走而不守，能熄内外表里之风；皂角刺辛散温通，功能消肿托毒，治风杀虫；黄柏、黄芩能通肺及大肠之气，涤清胃肠湿滞，清热散毒；白鲜皮气寒善行，味苦性燥，清热散风，燥湿止痒，协同苦参以助全虫祛除表浅外风蕴湿而止痒；刺蒺藜辛苦温，祛风，治"诸风病疬""身体风痒"，有较好的止痒作用；刺蒺藜协同祛风除湿通络的威灵仙，能够辅助全虫祛除深在之风毒蕴湿而治顽固性的瘙痒；荆芥、蝉蜕祛风止痒；枳壳、炒槐花旨在行气，清胃肠之结热，以期调理胃肠，清除湿热蕴积之根源。诸药相配合，不但止痒功效增强，而且可以促进肥厚皮损的消退。

194. 皮肤瘙痒症

【症候】发病急，变化快，痒无定处，时作时休，发作时瘙痒难耐，伴有恶风，微发热，头痛等症，舌淡苔薄白，脉浮缓。

【中医辨证】风湿郁于肌肤。

【治法】养血润燥，祛风利湿。

【处方】生地黄 15 克，赤芍 15 克，牡丹皮 10 克，白鲜皮 15 克，土茯苓 30 克，紫草 10 克，皂角刺 10 克，牛膝 15 克，苍术 15 克，陈皮 10 克。

【用法】水煎服，每日一剂。

【临床案例】

魏××，男，52 岁，于 2007 年 12 月 10 日来诊。患者皮肤瘙痒 2 年，自述近 2 年来每至秋季后两下肢皮肤瘙痒，逐渐蔓延至两大腿、躯干、上肢、颈部，搔后皮肤脱白屑或出现小丘疹。每发至次年 2 个月渐为缓解。曾多方医治未见明显效果。现又发作，周身痒而不能忍受，夜寐不安，脉弦，舌红，苔黄腻稍干。中医辨证系风湿郁于肌肤，日久伤营，复感秋凉风燥，血虚邪争，引起痒症。治宜养血润燥，祛风利湿。投以上方 20 剂服用，服药后周身痒止，夜寐安。又进 20 剂，得以巩固。

【按】本病与祖国医学文献中记载的"痒风"相类似。如《外科证治全书》记述："遍身瘙痒，并无疮疥，搔之不止"。又如《诸病源候论·风瘙痒候》记载："风瘙痒者，是体虚受风，风入腠理，与血气相搏，而俱往来，在皮肤之间。邪气微，不能冲击为痛，故但瘙痒也。"中医认为皮肤瘙痒症是由于身体在虚弱时被各种湿、热、燥、寒、风等病邪趁虚而入，导致体内的气血运行受阻，水谷精微转化不畅导致。方中生地黄、牡丹皮、赤芍清营凉血，散瘀化斑；紫草凉血活血解毒，土茯苓清热解毒祛湿毒，二药配伍，解湿毒与祛瘀毒并用，湿热瘀毒同解；皂角刺性极锐利，搜风败毒，消肿排脓；白鲜皮燥湿清热，利小便使湿热外泄；陈皮理气燥湿；苍术燥湿醒脾；牛膝引血下行。方中诸药合用能养血润燥，祛风除湿。

195. 慢性湿疹 ●

【症候】皮损潮红，轻度肿胀，继而粟疹成片或水疱密集，渗液流津，瘙痒不止，食欲欠佳，舌淡，舌苔白或黄，脉弦滑或滑数。

【中医辨证】风湿热毒，郁结肌肤。

【治法】祛风湿，解热毒。

【处方】土茯苓 30 克，莪术 10 克，川芎 10 克，甘草 10 克，白鲜皮 15 克，金银花 15 克，紫草 15 克，白术 10 克，陈皮 10 克。

【用法】水煎服，每日一剂。

【临床案例】

何××，女，55 岁，于 2014 年 12 月 2 日就诊。患者于半年前出现手掌部皮损，瘙痒，皮肤潮红，轻度肿胀，有少量渗液。后在医院检查诊断为慢性湿疹，服用多种药物未见明显效果，反复发作。现寻求中药治疗，给以上方 20 剂服用，自觉瘙痒减轻，效不更方，继续原方服用 30 剂，症状基本消失，为巩固疗效，又续服多剂。

【按】古代中医文献无"湿疹"之病名，根据其临床特征，主要归属于"浸淫疮""湿毒"

之范畴，又据其发病部位不同而名称各异。如《素问·至真要大论》中论及病机十九条中说："诸痛痒疮，皆属于心。"汉代张仲景在《金匮要略》中指出："浸淫疮，黄连粉主之。"首先提出中医治疗本病之方药。隋代巢元方在《诸病源候论》中记载："诸久疮者……为风湿所乘，湿热相搏，故头面身体皆生疮。"明确指出风、湿、热三邪为主要致病因素，初步奠定了本病的病因病机基础。本方以金银花、土茯苓、甘草解毒为主，其中金银花归肺经，善解疮疡热毒；土茯苓归肝经，善解肝胆湿热毒邪；甘草归脾经，善解诸药毒；白鲜皮能彻上彻下，走表达里，祛风燥湿，清热解毒；川芎、莪术活血化瘀，善解瘀毒；紫草凉血解毒；白术、陈皮健脾燥湿；诸药合用解除外犯之毒和内蕴之毒，兼以利湿通络祛瘀，以共奏解毒通瘀之功。

196. 肛周湿疹

【症候】肛门周围坠胀疼痛，瘙痒严重，局部溃烂、渗出、潮湿，皮肤增厚，伴有身困、纳呆，夜寐不安，舌淡红，苔黄，脉浮或兼数象。

【中医辨证】风湿热邪流注肌肤。

【治法】清热祛湿，祛风止痒。

【处方】苦参 30 克，明矾 30 克，芒硝 30 克，川椒 15 克，五倍子 20 克，马齿苋 30 克，黄柏 15 克，蛇床子 10 克，地肤子 20 克。

【用法】上药水煎，先熏后洗患处，每日两次，每次 30 分钟，每日一剂。

【临床案例】

蔺××，男，65 岁，于 2011 年 5 月 18 日就诊。患者自诉 4 个月前出现肛门瘙痒、渗出，曾在某医院诊断为肛周慢性湿疹。给以药膏外涂，症状未见明显好转，寻求治疗。现患者肛门周围瘙痒严重，有渗出，皮肤增厚，伴有身困，纳呆，夜寐不安，舌淡红，苔黄，脉浮。就诊后予以上方外洗，5 剂后痒减，再用 10 剂即痊愈。

【按】湿疹又叫浸淫疮、血风疮等，《外科正宗》云："血风疮，乃风热、湿热、血热三者交感而生。"湿疹发于肛门称为肛门湿疹，中医亦有谓"肛周风"。方中苦参、白鲜皮、黄柏具有清热燥湿、解毒止痒之功，且黄柏善行下焦，能清下焦湿热；蛇床子、地肤子除湿止痒；川椒杀虫止痒；五倍子收涩止痒；明矾解毒杀虫、燥湿止痒；马齿苋解毒消炎，止痒消肿，能抑制金黄色葡萄球菌等多种细菌的感染。方中诸药清热燥湿，杀虫止痒，祛风消肿，使疾病自愈。

197. 药物性皮炎

【症候】红斑，丘疹，小水疱，瘙痒，口渴，或伴恶寒发热，头痛，咽痛，鼻塞或咳嗽，全身不适，关节疼痛，舌质红，苔薄黄，脉浮数。

【中医辨证】药热入营血，蕴而成毒。

【治法】清热凉血解毒。

【处方】生地黄 30 克，牡丹皮 10 克，赤芍 10 克，知母 10 克，生石膏 30 克，黄芩 10 克，竹叶 10 克，金银花 10 克，连翘 10 克，生甘草 10 克。

【用法】水煎服，日服一剂，早晚两次煎服。

【临床案例】

纪×，男，21 岁，于 2005 年 11 月 10 日。自诉全身风团、瘙痒 1 周，患者于 10 天前因头痛服用止痛片，3 天后全身泛发风团，瘙痒，每日发作，服抗过敏药物治疗无效。现患者全身泛发风团，风团色偏红，瘙痒，舌质红，苔薄白，脉细弦滑。西医诊断为药物性皮炎。中医辨证为热入营血，蕴而成毒所致。就诊后给以上方 10 剂服用，服药后症状减轻，共服药 20 剂而愈。

【按】本方中生地黄、牡丹皮、赤芍清营卫、散瘀化斑；知母、生石膏清肺胃与肌肤之热，泻火除烦而不伤胃气；金银花、连翘辛散表邪，清热解毒而不伤阴；竹叶青清透散、除烦热利尿；黄芩清热燥湿，泻火解毒；生甘草解毒和中。综观全方，取其白虎化斑之意，类清瘟败毒之功，具有清营凉血、泄热化毒、化斑保津之用。

198. 神经性皮炎

【症候】皮损成片，呈淡褐色，粗糙肥厚，阵发性剧痒，夜间尤甚，舌苔薄白或白腻，脉濡缓。

【中医辨证】风湿瘀积肌腠。

【治法】健脾化湿。

【处方】党参 15 克，茯苓 10 克，白术 10 克，薏苡仁 15 克，淮山药 10 克，玄参 10 克，鸡内金 10 克，黄芩 10 克，白及 10 克，甘草 10 克。

【用法】水煎服，每日一剂，分两次服。服药期间忌酒、辛辣等食物。

【临床案例】

苗××，男，48 岁，于 2013 年 9 月 12 日就诊。患者自诉患神经性皮炎已 2 年，瘙痒难忍，不能入睡，渗液较多，精神萎靡。检查头颈部有 3cm×4cm、双肘弯部 5cm×1cm 苔癣样变，皮损境界清楚，局部皮色呈淡褐色，有少量黏液渗出，舌淡，苔白，脉濡缓。给以上方 15 剂服用，服药后患处皮肤变软，黏液渗出减少，瘙痒减轻，晚上能安睡。又服 15 剂而症状基本消失。巩固疗效继服 30 剂。1 年后随访未见复发。

【按】方中党参、白术、茯苓健脾益气；玄参咸寒，滋阴降火，软坚散结，清热解毒；山药、薏苡仁既能补脾益气，又能利水渗湿；黄芩性味苦寒，功能清热燥湿，善清上中焦之湿热；白及质黏而涩，入血分以泄热，生肌逐腐，收敛止血；鸡内金甘平，生发胃气，健脾消食，养胃阴，消瘀积；甘草健脾益气，调和诸药。方中诸药健脾益气以祛体内之湿，利水渗湿以解肌表之湿，湿邪得解，疾病可愈。

199. 泛发性神经性皮炎

【**症候**】见于弥漫性皮肤浸润肥厚的皮损, 几年至几十年顽固不愈, 周身剧痒, 夜寐不安, 舌淡, 苔白, 脉沉弦。

【**中医辨证**】风湿侵袭, 经气不畅。

【**治法**】活血散风止痒。

【**处方**】全蝎 10 克, 生地黄 15 克, 当归 20 克, 赤芍 15 克, 白鲜皮 15 克, 蛇床子 15 克, 浮萍 10 克, 厚朴 10 克, 苦参 10 克, 陈皮 10 克, 炙甘草 10 克。

【**用法**】水煎服, 每日一剂。

【**临床案例**】

关××, 女, 45 岁, 于 2010 年 10 月 13 日初诊。患者于 1 年前开始于颈部、两下肢皮肤瘙痒逐渐发展至全身, 皮肤变粗变厚, 晚间瘙痒加重, 致使不能入睡, 饮食、二便尚可。曾多次治疗而不效, 前来求治。检查颈部及双下肢伸侧面和躯干有散发铜钱大之皮损, 肥厚角化, 边缘不整齐, 皮纹变深, 颜色较正常皮肤稍黯, 表面有菲薄落屑, 皮损周围可见散在抓痕、血痂, 舌苔薄白, 脉沉弦。就诊后投以上方口服, 服药 60 剂后瘙痒已减轻, 皮损变薄。按此方继续服用 60 剂症状基本消失。后间断服用此药以巩固疗效。

【**按**】神经性皮炎与中医的"牛皮癣""摄领疮"等相类似。常因风湿蕴肤, 经气不畅所致。治疗以活血化瘀, 祛风止痒为主。方中全蝎能熄内外表里之风; 白鲜皮气寒善行, 味苦性燥, 清热散风, 燥湿止痒, 协同苦参以助全蝎祛除表浅外风蕴湿而止痒; 生地凉血活血, 养阴润肤; 厚朴、陈皮行气宽中; 蛇床子燥湿杀虫; 赤芍活血化瘀, 以使血行而风自灭; 浮萍宣散风热, 祛风止痒、清胃肠之结热以调理胃肠, 清除湿热蕴积之根源, 标本兼顾。诸药配伍达到熄风活血, 除湿解毒之效。

200. 银屑病

【**症候**】皮损不断增多、扩大, 或泛发全身皮疹嫩红、潮红, 鳞屑较多, 瘙痒明显, 有点状出血, 或同形反应, 伴心烦口渴、便秘溲赤, 舌质红绛, 苔薄白或微黄, 脉滑数或弦数。此型多见于寻常型银屑病的进行期, 或红皮病型银屑病。

【**中医辨证**】热入血分, 外发斑疹。

【**治法**】清热凉血, 解毒利湿。

【**方名**】犀角地黄汤合白虎汤加减。

【**处方**】生地黄 15 克, 赤芍 15 克, 牡丹皮 15 克, 紫草 15 克, 金银花 15 克, 土茯苓 30 克, 生薏苡仁 30 克, 黄连 15 克, 荆芥炭 10 克, 生石膏 30 克, 知母 15 克, 生甘草 10 克。

【**用法**】水煎服, 每日一剂。

【**临床案例**】

闫××, 女, 58 岁, 于 2001 年 10 月 28 日就诊。患者全身红斑、瘙痒不堪 1 年, 患者于 1 年前无明显诱因出现全身红斑、瘙痒曾多方治疗，未见明显效果。现皮损面积不断增多、扩大，皮疹嫩红、潮红，鳞屑较多，瘙痒甚，有点状出血，伴心烦口渴、便秘溲赤，舌质红绛、苔薄微黄，脉滑数。西医诊断为银屑病进展期，中医辨证属热入血分，气血两燔。即投以上方 30 剂治疗，服药后皮疹颜色变淡，瘙痒明显减轻。继续服药治疗，共服药 120 余剂病情稳定，嘱其清淡饮食，忌食辛辣，间隔服药以巩固疗效。

【按】银屑病中医又名"白疕""蛇风""松皮癣"等。白疕作为一个病名，始见于清代《外科大成》："白疕，肤如疹疥，色白而痒，搔起白疕，俗呼蛇风。"《外科证治全书》对其描写较为细致："白疕，一名疕风。皮肤燥痒，起如疹疥而色白，搔之屑起，渐至肢体枯燥坼裂，血出痛楚，十指间皮厚而莫能搔痒。"隋代《诸病源候论》首先提出了干癣的病因病机："皆是风湿邪气客于腠理，复值寒湿，与血气相搏所生"。治疗以清热凉血，解毒利湿为主。方中生地黄性味苦寒，凉血滋阴生津；赤芍、牡丹皮、紫草清热凉血、活血散瘀；生石膏、黄连专清肺胃之邪热，既可解肌透热，又可生津止渴除烦；知母苦寒质润，性寒以助生石膏清气分实热，质润可滋养热邪所伤之阴津；金银花清热解毒；土茯苓清热解毒，利湿；甘草调和诸药。全方共用起到清热凉血活血、养血滋阴润肤之效。

201. 银屑病

【症候】皮疹发展迅速，红色或深红色丘疹、斑丘疹及小片红斑散布于躯干、四肢，亦可见于头皮、颜面，素面覆有银白色鳞屑，易脱屑，剥落后有点状出血，或偶见同形反应，伴瘙痒，发热，周身不适，口渴咽干痛，舌质红，苔薄黄，脉浮数。

【中医辨证】风寒湿邪，客于肌腠，营卫失调。

【治法】辛凉解肌，祛风解表。

【方名】柴葛解肌汤加减。

【处方】柴胡 15 克，葛根 15 克，白芷 10 克，桔梗 12 克，玄参 15 克，赤芍 12 克，甘草 10 克，金银花 15 克，连翘 15 克，制穿山甲 15 克，川芎 10 克，茵陈 15 克，苦参 15 克，黄柏 15 克，蒲公英 15 克，紫花地丁 15 克，地肤子 15 克，白鲜皮 10 克，薏苡仁 10 克。

【用法】水煎服，每日一剂。

【临床案例】

董××，男，55 岁，于 2007 年 11 月 20 日就诊。患者全身皮疹、脱白屑及瘙痒 4 年。患者于 4 年前出现全身潮红而生癣，脱白屑及瘙痒。曾在某医院诊断为银屑病，经用药物治疗，疗效不著。近期皮疹发展迅速，红色或深红色丘疹、斑丘疹及小片红斑散布于躯干、四肢，亦可见于头皮、颜面，素面覆有银白色鳞屑，易脱屑，剥落后有点状出血，伴瘙痒，发热，周身不适，口渴咽干痛，特来就诊。现患者面色潮红，口唇发干，全身脱屑，且头昏及恶心，舌面沟状，苔黄腻，脉弦数，结合皮损所见，诊为银屑病进行期。中医辨证属风寒湿邪，客于肌腠，营卫失调所致。给以上方治之，服药 30 剂后，皮损潮红减轻，痒感渐轻。服用 70 剂后皮损变薄而无新疹，疗效显著，继续服药后，全身已不见皮损，残有浅淡色素治愈斑，病情稳定。

【按】方中葛根味辛性凉,辛能外透肌热,凉能内清郁热,为解散阳明温病热邪之要药也;柴胡味辛性寒,既为"解肌要药",且有疏畅气机之功,又可助葛根外透郁热。白芷助葛根辛散发表,并止诸痛;金银花、连翘、蒲公英、紫花地丁清热解毒;黄柏、苦参、地肤子、白鲜皮清热燥湿,祛风止痒;赤芍、川芎活血化瘀;桔梗宣畅肺气以利解表。诸药相配,温清并用,表里同治,共成辛凉解肌,兼清里热之剂。

202. 牛皮癣继发红皮症

【症候】皮损泛发全身或局限于两手足掌跖部。在红斑的基础上出现脓疱,成批出现,此起彼伏,结痂与鳞屑相兼附着皮损上,皮肤皱褶处湿烂,结脓痂,甲板受损,或肥厚、浑浊,伴壮热、心烦口渴,颜面红赤,便秘溲赤,舌质红,苔黄腻,脉弦滑或滑数。

【中医辨证】湿热内蕴,血热炽盛。

【治法】清热利湿,凉血活血。

【处方】紫草 15 克,土茯苓 30 克,茜草 15 克,红花 10 克,生地黄 15 克,栀子 20 克,黄芩 20 克,槐花 30 克,泽泻 15 克,茵陈 15 克,车前子 15 克,生甘草 10 克。

【用法】水煎服,每日一剂。

【临床案例】

胡××,女,59 岁,于 2005 年 7 月 18 日初诊。患者全身皮疹、脱屑 5 年余,患者于 5 年前四肢出现散在红斑,表面有白屑,曾在本地多次治疗无效。今年入夏以来皮疹逐渐增多,泛发全身,皮损色红,瘙痒,脱屑,两周前曾在某医院诊治,诊断为牛皮癣,使用一些外用药(药名不详),两天后全身皮损呈现广泛性潮红肿胀,自觉奇痒,伴有大量脱屑,两小腿肿胀更加明显,部分皮损有黄水浸润,渗出不止,遂前来诊治。诊见:从头到足全身皮肤弥漫潮红,轻度肿胀,表面有白色或黄白色之皮屑,躯干部可见散在块状银白色多层鳞屑灶,所有潮红皮损之间,可见有少量正常皮肤,两手背、两足、两小腿肿胀,舌质红绛,无苔,脉弦数。化验血常规未见异常,尿常规检查:蛋白(+++),红细胞 5 ~ 6,白细胞 0 ~ 1,尿糖(-),西医诊断为牛皮癣继发红皮症。中医辨证此乃湿热内蕴,血热炽盛所致。治宜清热利湿,凉血活血。投以上方 20 剂,配合外用普连软膏:黄柏粉 30 克,黄芩粉 30 克,凡士林 240 克,共和匀外用。服药后,皮损发红逐渐减退,鳞屑减少,两手背及下肢肿已减轻。原方稍作调整又进 20 剂,皮色发红全退,已无鳞屑,皮损大部分呈色素沉着,脉弦滑,舌苔薄,舌质淡。尿常规查:蛋白(++),红细胞 1 ~ 2,余无异常。再进 20 剂,诸症皆除,尿常规正常,病情稳定,后间断服药巩固疗效。

【按】方中紫草凉血活血解毒,土茯苓清热解毒祛湿毒,二药配伍,解湿毒与祛瘀毒并用,湿热瘀毒同解;栀子性寒味苦,气薄味厚,轻清上行,气浮而味降,清热利湿,凉血解毒,黄芩苦能燥湿,寒能胜热,泻热下气,凉血解毒,二药合用,黄芩得栀子清邪热并泻肺火,黄芩助栀子泻肝而利湿,相互促进,共奏清肺泻肝,泻火凉血之功;槐花味苦性凉,能清肝与大肠之火;茜草苦寒,活血行血中而有凉血之效,生地黄甘苦微寒,滋阴养血之中而有散瘀之用,二药配伍,既能滋补肝肾精血,又能行气活血散瘀;红花辛散温通,专入血分,功能活血祛瘀，通调经脉；泽泻、车前子淡渗利水，通调水道；茵陈清利湿热。方中诸药清热凉血，湿瘀并解，使疾病痊愈。

203. 荨麻疹

【证候】风疹块色淡红或苍白，搔抓后连成片状，受风着凉后即可发病，伴有头晕、乏力，舌淡苔薄白，脉紧或缓。

【中医辨证】血虚生风，表卫不固。

【治法】益气固表，养血祛风。

【方名】玉屏风汤加减。

【处方】黄芪 15 克，白术 15 克，防风 15 克，桂枝 10 克，地肤子 10 克，豨莶草 10 克，连翘 10 克，金银花 10 克，大枣 5 枚。

【用法】水煎服，每日一剂。

【临床案例】

宋××，女，28 岁，于 2011 年 7 月 16 日初诊。患者近 1 个月来风疹频发，每于受凉后即可发病，此起彼伏，瘙痒不已，夜难成眠，且伴头晕、乏力，而饮食尚可，舌淡苔薄白，脉细。脉证合参，此乃血虚生风，表卫不固所致。就诊后即给以上方服用，患者连服 10 剂，症状大减。嘱其再进 10 剂，药尽病除，随访亦未见复发。

【按】玉屏风散由黄芪、白术、防风三味配伍。黄芪重用益气固表，实卫止汗；白术健脾益气，助黄芪益气固表；防风走表而御风邪；黄芪得防风，固表不留邪；防风得黄芪，驱邪不伤正。加红枣以益气固表；金银花、连翘等以清热解毒；加地肤子、豨莶草以清化皮肤之湿；加桂枝助阳化气，宣通经络。诸药合用，补中有散，共建益气，固表止汗之功，补气虚，固表虚，增强人体抵御外邪的能力，故疗效卓著。

204. 慢性荨麻疹

【症候】皮肤起风团，色淡红或苍白，瘙痒，面色黄白不华，心悸乏力，头晕健忘，少寐多梦，舌质淡，苔薄白，脉细弱。

【中医辨证】脾虚兼风。

【治法】健脾利湿，祛风止痒。

【处方】苍术 15 克，白术 30 克，茯苓 15 克，荆芥 15 克，牡丹皮 15 克，防风 20 克，白蒺藜 12 克，白僵蚕 10 克，川芎 10 克，丹参 15 克，黄芩 10 克，龙骨 15 克，白鲜皮 12 克。

【用法】水煎服，每日一剂。

【临床案例】

皇甫××，男，52 岁，于 2005 年 8 月 2 日就诊。患者自述 1 年前患荨麻疹，间断发作，瘙痒难忍，少寐多梦，面色无华，伴有头晕心悸，乏力，健忘，反复服用抗过敏药物治疗，效果不明显。特寻求中医中药治疗，接诊后给以上方服用 10 剂后，自觉症状有所减轻，继续服用 20 剂，症状大减，继续按原方服用 20 剂后痊愈。

【按】方中白术益气健脾，助脾运化；脾主运化而喜燥恶湿，脾虚易生湿，故用茯苓甘淡渗湿，湿祛则脾得以运化；荆芥、防风发散表邪，使热邪透发于外，苍术、黄芩清热燥湿；丹皮、川芎、丹参补血活血，行气祛瘀，遵"治风先活血，血行风自灭"之旨；白鲜皮能清热解毒，祛风止痒；刺蒺藜平肝疏肝、祛风止痒，白僵蚕祛风解痉，两药合用，平肝祛风止痒之力增强。全方共奏健脾利湿，祛风止痒，活血通络之功。

205. 慢性荨麻疹

【症候】风团色泽暗红或呈紫红，病变多数在腰围和皮带压迫等部位，受凉后风团和痒感加重，伴面色晦暗，口不渴，舌质紫暗，苔少，脉细。

【中医辨证】风邪侵袭，气血阻痹。

【治法】疏风清热，活血散瘀。

【方名】麻黄连翘赤小豆汤加减。

【处方】麻黄 10 克，连翘 15 克，赤小豆 10 克，何首乌 15 克，苦参 10 克，石菖蒲 10 克，甘草 10 克。

【用法】水煎服，每日一剂。

【临床案例】

崔××，女，28 岁，于 2013 年 6 月 12 日就诊。患者于 3 个月前因受凉后出现全身疹块，疹块发红，奇痒难忍，大者如掌，小者如钱币，夜寐难眠，严重影响正常工作。曾在多家医院治疗，服用多剂中药及一些西药，有时略见减轻，或此起彼伏。就诊后给以上方服用，服 10 剂后而病去大半，服完 20 剂病情基本痊愈。因患者久受其苦，为防复发，又坚持服药 20 剂，以求根治。

【按】慢性荨麻疹属于祖国医学"瘾疹"范畴，中医又称"风湿疙瘩""风疹块""风疙瘩"。隋代巢元方在《诸病源侯论》中曰："人皮肤虚，为风邪所折，则起瘾疹。热多则色赤，风多则色白。……夫人阳气外虚则多汗，汗出当风，风气搏于肌肉，与热气并则生。"治疗以疏风清热，活血散瘀为主。方中麻黄发汗可宣泄郁热，透散邪毒，正如《素问·阴阳应象大论》所言："其有邪者，渍形以为汗，其在皮者，汗而发之"。麻黄意在辛温宣发，解表散邪；连翘、赤小豆旨在苦寒清热解毒；石菖蒲辛苦而温，芳香而散，祛湿除风；何首乌活血和络，安神养血；苦参苦寒，盖取其苦燥湿，寒除热也。热生风，湿生虫，故能治风杀虫。甘草甘平和中。方中药物组合共奏辛温解表散邪，清热祛湿之效。通过临床实践证明，应用此方治疗慢性荨麻疹，如能结合病情，辨证加减，多能收到非常理想的疗效。

206. 结节性红斑

【证候】起病较急，病前有轻重不等的发热、全身不适、关节痛等症状，之后在小腿伸侧出现略高出皮面的鲜红色红斑，结节局部灼热，压痛明显，不破溃，重者下肢浮肿，舌苔薄白，脉弦缓。

【中医辨证】湿热凝聚，经络阻隔。

【治法】清热利湿，活血化瘀，佐以养阴。

【处方】当归15克，丹参10克，白芍20克，赤芍15克，玄参10克，夏枯草10克，紫草10克，生地黄15克，白术10克，黄柏10克，牛膝15克，茜草10克。

【用法】水煎服，每日一剂。

【临床案例】

武××，男，45岁，于2012年4月19日初诊。患者于半年前开始时常发烧，咽部不适，头痛口渴，之后双膝及踝关节经常疼痛，同时发现双小腿胫前有数个散在小疙瘩，色红，有压痛。当皮疹消失后，常余留淡紫色痕迹，反复发作，经久不愈。两腿沉重麻木发胀，午后倦怠，手足心热，纳呆食少，二便尚可。检查见双下肢膝关节以下散在大小不等数个结节，直径约1～3cm，色红，有压痛，双膝周围肿胀、疼痛，血沉34mm/h，舌质红，舌苔薄白，脉象弦缓。证系湿热凝聚，经络阻隔。治当清热利湿，活血化瘀，佐以养阴。采用上方服药20剂，结节已消退，局部留下色素沉着，但血沉38mm/h，双腿沉重，胀麻感仍在，尿黄，手足心热，舌质稍红，舌苔薄白，脉细滑。再进10剂，复查：血沉为14mm/h，此关节仍有疼痛，怕风，怕寒冷。再将原方略作加减，又服药10剂后，诸症消失，获以临床治愈。

【按】结节性红斑一病，似为祖国医学中所述之"瓜藤缠"。其多因湿热下注，凝滞血脉，气血运行不畅，经络阻滞而致。治疗原则多以清热除湿，活血破瘀，软坚散结为主。该例病程较长，反复发作，气血凝滞聚结，经络阻隔，除下肢散发结节外，又兼见午后低热，手脚心热，阴伤而湿邪凝滞未解，舌质红等阴虚之象。在治疗时，过于养阴则缠邪，过于利湿则伤阴，所以方中黄柏健脾燥湿；白术健脾益气；生地黄、玄参清热养阴而不滋腻；紫草、茜草、当归、丹参、赤芍凉血而又活血；夏枯草清热软坚散结。根据疾病之实质，突出清热利湿以治其因，活血化瘀以治其果。既重视局部情况，又要考虑全面，故而能收以较为理想之效果，使之久疾之苦且获以除。

207. 多形性红斑

【证候】红斑色暗红或鲜红，丘疹较多，肌肉关节疼痛，或伴有发热、口干、咽痛，溲赤，舌淡苔薄黄，脉滑数。

【中医辨证】脾肺蕴湿化热，发于肌肤。

【治法】健脾祛湿，疏风凉血。

【处方】生地黄15克，牡丹皮10克，紫草15克，黄芩15克，防风20克，秦艽25克，白鲜皮 15 克，白术 10 克，茯苓 15 克。

【用法】水煎服，每日一剂。

【临床案例】

吴××，女，25 岁，于 2017 年 2 月 9 日初诊。患者于昨天运动后出汗，休息时即感觉腹部发痒，并发现几个椭圆形红斑，略高于皮肤表面，中央顶端有重叠之小水疱，继而颈部及右腹内侧均有同样皮疹出现，有微痛感，饮食尚可，二便如常。检查见腹部、颈后部及右下肢内侧均有散在 10 多个直径约 1cm 左右椭圆形红斑，形如上述，部分且有少量渗出及痂皮。舌质红，舌苔白，脉象滑数，诊断为多形性红斑。此乃脾肺蕴湿化热，发于肌肤。治当健脾祛湿，疏风凉血。采用上方服用，服药 10 剂，皮疹已大部分消退，水疱全部结痂，痒感消失。嘱其用上方稍作加减再服，服完 10 剂，病获痊愈。

【按】多形性红斑多在春秋季节发生。皮损好发于四肢，亦可常见于躯干，往往病程缠绵不断，反复发作，偶可出现高热，黏膜出现水疱。其皮肤损害常表现为深紫红色，中心略凹陷，可有中心水疱，部分水疱干燥后又可在上面出现新水疱，这种重叠水疱为该病的特点。一般认为此病似为古代文献所载之"血风疮"，乃多因血热受风所致。此例直接病因为出汗当风所发，故治疗当以疏风凉血为主，速以收效。故方用生地黄、牡丹皮、紫草凉血清热；黄芩清热燥湿；防风、秦艽、白鲜皮疏风祛湿；白术、茯苓健脾祛湿。诸药合用，共奏健脾祛湿，疏风凉血之功。

208. 带状疱疹

【症候】皮疹色红，疱壁紧胀，灼热刺疼，伴口苦咽干，口渴，烦躁易怒，食欲不振，大便干，小便黄，舌质红，苔薄黄或黄厚，脉弦滑微数。

【中医辨证】肝火妄动，湿热蕴结。

【治法】平泄肝火，清化湿热，佐散风热。

【方名】龙胆泻肝汤加减。

【处方】柴胡 20 克，龙胆草 10 克，甘草 10 克，荆芥 15 克，白芍 15 克，车前子 10 克，栀子 20 克，生地黄 10 克，黄芩 10 克。

【加减】伴有发热者，加生石膏；发于下肢者加牛膝；感染重者加金银花、蒲公英；年老体弱者加黄芪、党参、白术、茯苓。

【用法】水煎服，每日一剂。

【临床案例】

朱××，女，52 岁，于 1999 年 2 月 6 日就诊。患者于 3 天前自觉形寒微热，继见从腹中线右侧起有带形红晕，有刺痒剧痛。昨日起有疱疹出现，痛且加剧难忍，以致影响食欲与睡眠，口干，便秘，尿黄赤，舌质红，苔厚腻，脉象浮弦。依此辨证原则，治拟平肝泻火，清化湿热，佐以消散风热，投以"龙胆泻肝汤加味"。服药 10 剂后，疼痛减轻，又服 10 剂后痛止，疱疹可见枯萎，红晕消失。

【按】带状疱疹是由水痘带状疱疹病毒引起的急性炎症性皮肤病，中医称为"缠腰火龙""缠腰火丹"，俗称"蜘蛛疮"。《外科正宗》认为"心火妄动，三焦风热乘之，发于肌肤"。中医认为本病由于情志内伤，肝气郁结，久而化火，肝经火毒蕴积，夹风邪上窜头面而发。治疗应以清泄肝火，佐化湿热为主。方中龙胆草大苦大寒，既能泻肝胆实火，又能利肝经湿热，泻火除湿；黄芩、栀子苦寒泻火，燥湿清热，加强龙胆草泻火除湿之力，利导下行，给湿热以出路，从膀胱渗湿，故又用渗湿泄热之车前子，导湿热从水道而去；肝乃藏血之脏，若为实火所伤，阴血亦随之消耗，且方中诸药以苦燥渗利伤阴之品居多，故用白芍、生地养血滋阴，使邪去而阴血不伤；用柴胡疏畅肝胆之气，并能引诸药归于肝胆之经；甘草调和诸药，护胃安中。诸药相合，共奏清肝胆，利湿热之功。

209. 痤疮

【证候】面部有较多丘疹、结节，大小不一，部分顶端有脓疱，舌淡红苔偏黄，脉数。

【中医辨证】肺热郁滞。

【治法】清热滋阴，凉血活血。

【处方】川芎 15 克，当归 20 克，赤芍 15 克，生地黄 15 克，葛根 10 克，天花粉 10 克，黄芩 15 克，防风 10 克，薄荷 5 克，黄连 10 克，金银花 10 克，丹参 10 克。

【用法】水煎服，每日一剂。

【临床案例】

梁××，男，20 岁，于 2015 年 1 月 19 日就诊。患者面部痤疮 6 个月，红色丘疹，脓疱，有白头，服用药物治疗久治不愈，特来求治。现患者面部红色丘疹，顶有白头，舌质红，舌苔薄，略黄，脉滑数有力。即给予上方 20 即服用，服药后红色丘疹减少。继续服药两个月后患者丘疹基本消失，基本痊愈。

【按】痤疮中医又称为"粉刺、酒刺、肺风粉刺"，属于中医外科的范畴。痤疮的最早记录是在《黄帝内经》里面，"劳汗当风，寒薄为皶，郁乃痤"。中医对本病的辨证论治主要依据《医宗金鉴·外科心法要诀》中记载："此证由肺经血热而成。每发于面鼻，起碎疙瘩，形如黍屑，色赤肿痛，破出白粉汁。宜内服枇杷清肺饮，外用颠倒散，缓缓自收功也。"痤疮的发生与内分泌有密切关系，往往数剂药物难以奏效，欲求治愈，服药需得坚持为宜。饮食亦须注意禁忌。方中黄芩、黄连性味苦寒，苦能燥湿，寒能清热，泻火解毒之品，能清上、中、下三焦实热，尤善清中上焦肺胃之火；防风、薄荷味辛，能疏散风热，既助黄芩疏风清肺，又善缓解皮肤瘙痒；川芎、当归、赤芍、丹参善清血分风热，与葛根、天花粉配伍可滋阴清热；川芎、当归、赤芍、丹参活血化瘀，与清热解毒之金银花合用有助于消除肿痛，利于皮损消退。诸药合用，肺热清而痤疮得愈。

210. 囊肿性痤疮

【证候】粉刺日久，发作频繁，可以挤出黄白色的碎米样脂栓，触压有疼痛感，颜面出油光亮或者凹凸如橘子皮，伴口臭口苦，食欲时好时坏，大便黏滞不爽，舌暗红苔黄腻，脉涩。此型多见于长期慢性患者。

【中医辨证】脾胃积热，痰凝血瘀。

【治法】凉血清热，化痰软坚。

【处方】生地黄 30 克，牡丹皮 15 克，赤芍 10 克，蒲公英 15 克，七叶一枝花 15 克，夏枯草 15 克，昆布 20 克，海藻 15 克，三棱 10 克，莪术 10 克。

【用法】水煎服，每日一剂。

【临床案例】

史××，男，20 岁，于 2013 年 11 月 20 日就诊。患者近 3 年来面部出现甚多痤疮，开始为黑头粉刺，面部油多发亮，继之形成脓疱及囊肿，痒痛相兼，排出脓液后形成疱痕疙瘩，缠绵不断，屡治不效。检查：面部除密集之黑头粉刺外，散在脓疱、囊肿，部分成萎缩性疤痕，另见下颌部多处疤痕疙瘩，皮脂溢出明显，颈部、前胸、后背亦见多处相同损害。舌暗，舌质红绛，脉象弦滑。临床诊断为囊肿性痤疮。诊后即投以上方，服药 30 剂后，痤疮之症渐趋轻微，囊肿转平，已不起脓疱。其后以上方改作丸剂，以便携带而坚持服用，共研细末，水泛为丸，每次服 9 克，每日服 2 次。服药近 6 个月，囊肿性痤疮之症明显改善，面容大致趋平。

【按】方用生地黄、牡丹皮、赤芍凉血清热；蒲公英、七叶一枝花清热解毒；夏枯草、昆布、海藻消痰软坚；三棱、莪术破瘀通络。诸药合用共奏凉血清热、消痰软坚、破瘀通络之功。

211. 扁平疣

【症候】突然发病，颜面部起扁平丘疹，表面光滑，针头至芝麻大小，淡红色或正常皮色，伴轻度瘙痒，舌质红，苔薄黄，脉浮数。

【中医辨证】外感风毒，内动肝火。

【治法】清热解毒，疏风平肝。

【处方】大青叶 20 克，蒲公英 20 克，板蓝根 20 克，白花蛇舌草 30 克，土茯苓 20 克，黄芩 15 克，制大黄 10 克，牡蛎 20 克（先煎），磁石 20 克（先煎），生地 30 克。

【用法】水煎服，每日一剂。

【临床案例】

葛×，女，25 岁，于 2001 年 9 月 20 日就诊。患者颜面部扁平丘疹 3 个月，患者于 3 个月前面部开始出现米粒大小之扁平丘疹，透明，有时瘙痒，未进行正规治疗。近 1 个月来丘疹逐渐增多，面部两颊有多个扁平褐色丘疹，部分有抓痕，且见有血痂。舌尖红苔薄，脉象弦细。临床诊断为扁平疣。证系外感风毒，内动肝火所致，治当清热平肝。就诊后即投以上方 10 剂服用，服药后其扁平疣潮红瘙痒，且有增多。继进 10 剂时，部分扁平疣已脱落，部分已消退，见留有小瘀点。原方稍作加减续服 20 剂，疣皆除而获痊愈。

【按】扁平疣是病毒引起的皮肤病，常对称发生在面部或手背。采用上方内服，亦可外洗用之，收到较好治疗效果。部分患者服药数剂后，疣痒加重，其数有增，此为向愈之兆，继续用药，即可痊愈。方中大青叶、板蓝根清热解毒，凉血活血消斑；牡蛎、磁石平肝潜阳，软坚散结；蒲公英、白花蛇舌草清热解毒；土茯苓解毒除湿；大黄、黄芩清热泻火解毒。方中诸药合用共奏清热解毒，除湿疏风凉血之功效。

212. 扁平疣

【症候】皮疹淡红，数目较多，或微痒，或不痒，病程短，伴口干不欲饮，舌红，苔薄白或薄黄，脉浮数或弦。

【中医辨证】湿热蕴结皮肤。

【治法】清热除湿，解毒散结。

【处方】连翘 15 克，夏枯草 15 克，藿香 15 克，佩兰 15 克，薏苡仁 15 克，茯苓 15 克，白术 10 克，板蓝根 15 克，陈皮 10 克，白鲜皮 15 克，扁豆 15 克，甘草 10 克。

【用法】每日一剂，水煎三次，分 3 次服用。

【临床案例】

翟××，女，25 岁，于 2012 年 6 月 23 日就诊。患者颜面部皮疹 1 年，近半年颈部、前臂长出同样皮疹，自觉无痛痒，曾肌内注射胸腺肽、转移因子等药无明显效果，现特来求治。诊见患者颜面部有较密集的绿豆到黄豆大小椭圆或圆形扁平丘疹，色淡，颈部、前臂亦可见同样皮疹，舌淡苔微黄，脉弦细。中医辨证属湿热之邪蕴结于肌肤而发病，治以清热除湿，解毒散结。投以上方 10 剂服用，皮疹渐消，色变淡，继续服药 10 剂治疗，皮疹逐渐减少，病情控制，共服药 40 剂后病获痊愈。

【按】扁平疣属中医"扁瘊""面疣"等的范畴。瘊的病名最早见于《内经》，运用中医药内外结合辨证治疗本病有效。临床上，在使用具有抗病毒功效的中药时，配以扶正固本的中药提高患者的免疫功能，标本兼顾，常能取得高效。扁平疣主要由风热毒邪侵袭，湿热蕴结，阻于经络，客于肌肤而成。方用连翘、板蓝根清热解毒；藿香、佩兰、白鲜皮祛风化湿止痒；夏枯草清热散结；白术、茯苓、薏苡仁、陈皮健脾除湿、解毒散结。诸药合用，共奏清热除湿之功。

213. 多发性疖肿

【症候】多发于夏秋季节，好发于头面、颈、背、臀部，单个或多个成片，疖肿红、热、胀、痛，抓破流脓水，伴心烦，胸闷，口苦咽干，便秘，尿赤，舌红，苔黄而腻，脉滑数。

【中医辨证】暑湿蕴结。

【治法】祛暑化湿解毒。

【方名】六一散加味。

【处方】藿香 15 克，佩兰 10 克，金银花 10 克，连翘 10 克，牡丹皮 10 克，野菊花 10 克，蒲公英 10 克，黄连 10 克，滑石 20 克，甘草 10 克。

【用法】水煎服，每日一剂。

【临床案例】

翟××，女，18岁，于2000年8月1日就诊。患者自入夏以来臀部长疖，疖红发热，起初呈锥形隆起，硬肿疼痛，继则尖端破溃流脓，此愈彼起，达3～5个，无法端坐，影响正常学习。往年入夏亦是如此生疖，痛苦不堪。经用多种药物治疗，效果不佳。特服中药治疗，就诊后即给以上方服用，服药5剂后，疖肿症状减轻，新疖未发。继续服药20剂，所有疖肿全部消散，病告痊愈，而惟见原疖肿处有色素沉着。

【按】祖国医学认为疖肿的形成系湿热火毒蕴结于肌肤，痰气瘀血凝集而成。方中金银花、连翘、野菊花、蒲公英清热解毒，消肿散结；黄连解毒燥湿；现代药理研究证明，方中金银花、连翘、黄连、蒲公英对金黄色葡萄球菌均有一定的抑制或杀灭的作用。滑石味淡性寒，质重而滑，淡能利湿，寒能清热，滑能利窍，可引湿热从小便排出；少佐甘草和中，以防滑石寒滑过甚；两药合用，具有清暑利湿之功。加牡丹皮以活血祛瘀，配甘草以增强药力；藿香味辛，功能祛暑解表，化湿和胃；佩兰功能解暑化湿，辟秽和中；二者合用解表行气，去除中焦湿气、振奋脾胃。诸药合而用之，可清热解毒，透脓外出，养血活血，通达经络，颇切病机，故不失为治疗多发性疖肿的良药。

214. 斑秃

【症候】平素头发枯黄或灰白，发病时头发呈大片脱落，甚则全身毛发脱尽，或有家族史，常伴有腰膝酸软，头昏目眩，失眠，心悸，气短乏力，舌质淡，苔薄白，脉细弱。

【中医辨证】心肾不足，血不荣发。

【治法】补肾荣发，养血宁心。

【方名】四物汤加减。

【处方】生地黄15克，当归15克，磁石30克，砂仁10克，熟地黄15克，川芎10克，墨旱莲15克，桑椹子15克，白芍20克，制何首乌15克，茯神10克，黄精15克。

【用法】水煎服，每日一剂。

【临床案例】

曹×，男，44岁，于2012年3月24日就诊。患者于半年前洗脸时突然发现后头部有3cm×1.5cm大小面积头发脱光，头皮光滑，除偶有痒感外，局部无任何不适。现患者情志不遂，郁郁不欢，夜不成寐，腰痛，耳鸣，纳食、二便尚可，舌质红，少苔，脉细弦数。中医辨证为心肾不足，血不荣发所致。就诊后给以上方治疗1月余，临床症状改善，睡眠转佳，腰痛耳鸣减轻。局部皮损未再扩大，但亦无新发生长。守方继服，局部加用生姜涂擦，每日2～3次。治疗两月余，皮损周围出现新生黑色毳毛，质较柔软。3个月后皮损处已布满新生毛发。

【按】斑秃中医称之为"油风"，民间俗称"鬼剃头"。本病往往与精神紧张、刺激、创伤等有关系，此多因肾水不足，不能上济心阴，心肾不交，血虚不能荣养肌肤，腠理不固，风邪乘虚而袭入。风盛血燥，发失所养则脱落。肾其荣在发，发为血之余。所以多以滋补肝肾、养血宁心、祛风生发为治。方中当归补血养肝，和血调经；熟地黄滋阴补血；白芍养血柔肝；

川芎活血行气，畅通气血；此四药合用，补血配活血，动静相伍，补调结合，补血而不滞血，行血而不伤血。桑葚子、墨旱莲甘寒，入肾补精，能益下而荣上。制何首乌滋肾阴、益精血以生发；茯神平调阴阳，安神宁心；生地黄清热凉血。全方合用共奏清热凉血，补肾益精，养血生发的作用。

215. 脱发

【症候】素体虚弱，头发干焦发黄，发欠光泽，呈片状脱落，且新生头发易折断，反复难愈，伴面色萎黄，神疲倦怠，头晕耳鸣，腰膝酸软，舌红，少苔，脉细数。

【中医辨证】肝血不足，肾精虚衰，不荣于发。

【治法】补肾精，益肝血。

【处方】制何首乌20克，菟丝子20克，熟地黄15克，侧柏叶15克，黄精15克，枸杞子15克，骨碎补15克，当归20克，白芍10克，红枣5枚。

【用法】水煎服，每日一剂，一个月为一疗程。

【临床案例】

黄××，女，35岁，于2009年9月25日就诊。患者脱发已1年余，头发稀疏，干焦发黄，心情抑郁，影响工作及生活，特来就诊。现患者头发干焦发黄，发欠光泽，呈片状脱落，面色萎黄，神疲倦怠，头晕耳鸣，腰膝酸软，舌红少苔，脉细数。辨证属肝血不足，肾精虚衰，不荣于发所致，嘱其服用上方，服用30剂后，新发逐渐生长，但长到寸许又逐渐脱落，遂又坚持服药，服至90余剂，全头新发再生，头发生长良好。

【按】脱发在中医中属于"斑秃""油风"范畴，中医认为，"发为肾之候""发为血之余"，因此，头发的生长与脱落，润泽与枯槁和肝血肾精的盛衰有密切关系，治疗以补肾益精，养血生发为主。方中制何首乌、菟丝子、枸杞子滋肾阴、益精血以生发；当归、白芍养血生发，并和前三药共奏清虚热之效；侧柏叶其性味苦涩而寒，凉血止血，生发乌发；熟地黄补血滋阴，补精益髓，黄精补气养阴，健脾益肾，二者合用气血双补，补肾益精；大枣补益中气，养气和血。诸药合用，共奏补肝肾，乌须发之功效，中补肝肾，活血行气，给头部毛发以充足营养，故而达到生发、乌发之目的。

第十二章

妇科病

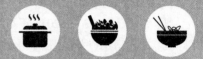

216. 急性乳腺炎

【症候】发热恶寒，乳房胀痛肿硬，乳汁不通，口干苦，时有呕逆，纳食不香，倦怠，苔薄黄或黄腻，脉弦数。

【中医辨证】肝气郁滞，乳汁积滞，热腐成脓。

【治法】疏肝解郁，通乳，清热解毒。

【处方】麻黄10克，川芎10克，赤芍10克，白芍10克，青皮10克，陈皮10克，桃仁10克，白芷10克，甘草10克，蒲公英30克。

【用法】水煎服，每日一剂。

【临床案例】

冷××，女，25岁，2014年8月30日初诊。患者产后3个月左侧乳房突感胀痛，有硬块，局部红肿，恶寒，头痛，全身不适，体温38.5℃。检查发现左侧乳房中部有一扁平硬块，疼痛明显，口苦，饮食欠佳，舌质红苔黄，脉象滑数。此为乳痈初期，给以上方5剂，服药后体温降至正常，乳房肿块缩小，继续服用上方10剂后，诸症消失，病告痊愈。

【按】急性乳腺炎是乳房疾病中的常见病，属中医的"乳痈"范畴，临床以乳房局部结块、红、肿、热、痛，并有恶寒发热为特征。乳汁乃血气所化，方中用白芍、川芎养血活血，培其本源；青皮、陈皮疏肝理气，通其经脉；蒲公英清热解毒，散结通乳，助其药力；白芷、桃仁、赤芍活血通经，散其瘀滞。诸药合用兼顾表里，有补有通，服后乳汁自通。

217. 急性乳腺炎

【症候】发热恶寒，乳房红肿胀痛，乳汁量少，口干苦，时有呕逆，纳食不香，倦怠，苔薄黄或黄腻，脉弦数。

【中医辨证】肝气郁结，胃热壅滞。

【治法】清热解毒，通乳散结，疏肝和胃。

【处方】蒲公英15克，王不留行15克，金银花10克，连翘10克，穿山甲10克，柴胡10

克，生地黄 10 克，赤芍 10 克，瓜蒌 10 克，甘草 10 克。

【用法】水煎服，每日一剂。

【加减】气虚者加党参、黄芪；痛甚者加乳香、没药；热甚口渴者加黄芩、栀子。

【临床案例】

蒋××，女，32 岁，2011 年 4 月 13 日就诊。患者产后 3 个月，婴儿吮乳时出现左侧乳头破裂，继而继发乳房结硬块，压痛明显，皮色红，感觉全身不适，未见明显恶寒发热，西医诊断为急性乳腺炎，给以抗生素治疗 1 周，红肿好转，但仍有硬块，特寻求中医治疗。现患者左侧乳房偏硬，有压痛，皮色不红，无恶寒发热，舌淡苔微黄，脉滑。中医辨证此为肝气郁结，胃热壅滞所致，给予上方 10 剂服用，服药后乳房较前柔软，继续服药 20 剂后痊愈。

【按】中医认为本病的病机为产后情志不舒，肝气郁结，乳络不通，郁而化热，热盛肉腐，乳络阻塞，外流不畅，瘀而成痈。胸胁乳房为肝经所郁之处，而肝性喜条达，而恶抑郁，乳痈发病急，来势猛，应抓紧早期治疗，以消为贵，以通为主。方中蒲公英清热解毒，利湿消肿，加强解毒发散之力；王不留行力能行散，以化乳汁；金银花、连翘清热解毒；穿山甲性善走窜，以出乳汁；柴胡性平味苦，清轻升散，能透表泄热，清少阳半表之邪，又长于疏肝解郁，并能升肝胆清阳之气，宣畅气血；赤芍苦寒，善走血分，能清肝火，除血分郁热而有凉血、止血之功；瓜蒌甘寒滑润，清热润燥，宽胸散结；生地清热凉血；甘草泻火缓中，以和胃气也。诸药合用使肝郁得解，阳明热化，则滞气自行而液化为乳。

218. 乳腺增生病 ●

【症候】乳房胀痛，乳房内的肿块质硬，界限清楚，不与周围组织粘连，推之可移，心烦急躁、月经提前，有血块，经来腹痛，白带多而黄，舌质红，舌苔薄黄，脉滑。

【中医辨证】肝气郁结，气滞痰凝。

【治法】疏肝解郁，化痰散结。

【处方】柴胡 15 克，川芎 10 克，赤芍 15 克，制半夏 10 克，牡蛎 20 克（先煎），陈皮 15 克，白术 15 克，当归 20 克，黄芪 15 克。

【用法】水煎服，每日一剂。

【临床案例】

林××，女，33 岁，于 2016 年 11 月 30 日就诊。患者自 6 个月前两侧乳房起条索状肿块，有胀痛之感。后来在医院检查，诊断为乳腺增生病，口服药物治疗后稍见好转，间断发作。特寻求中医治疗，诊见乳部仍可扪及条索状肿块，质稍硬，边缘不甚明显，自觉胀痛，余无特殊。舌淡，脉沉细。中医辨证属肝气郁结，痰凝血虚所致。治宜疏肝解郁，化痰散结，佐以益气养血。给以上方治疗，服药 60 余剂，其间酌情略作加减，服药后乳部肿块完全消失。

【按】乳腺增生病系祖国医学之"乳癖"范畴，其病机一般多为肝气郁结、气滞痰凝，治宜疏肝理气，解郁化痰散结为主。方中柴胡、陈皮疏肝理气，散结消滞，使肝气得以条达，气机舒畅；半夏利气化痰，散结消痞；川芎、赤芍、当归养血活血，行气解郁；黄芪补益气血；

白术健脾燥湿。纵观全方，疏肝解郁，活血化瘀，化痰散结，使乳腺经脉通畅，取得满意疗效。

219. 乳腺增生病

【症候】乳房胀痛，内有肿块，边界清楚，推之可移，心烦急躁，月经紫暗，有血块，舌质红，舌苔薄黄，脉滑。

【中医辨证】肝郁结滞。

【治法】疏肝解郁，软坚散结。

【处方】当归 10 克，赤芍 10 克，川芎 10 克，柴胡 15 克，郁金 10 克，白蒺藜 10 克，昆布 10 克，海藻 10 克，制香附 10 克，青皮 10 克，蒲公英 10 克。

【用法】水煎服，每日一剂。

【临床案例】

王××，29 岁，于 1998 年 4 月 22 日就诊。患者两侧乳房肿块半年余。患者于半年前发现乳房肿块，初起时小如梅核，其皮色如常，推之可移，未予注意，渐长至今，已大如杏李，用手触及，隐隐作痛，月经来前，肿块变大，经后复小。曾在某医院检查后诊断为乳腺小叶增生，因不想手术治疗而前来求治。现患者面容黄滞，经汛愆期，食纳不旺，胸中郁闷，舌色正常，诊其脉来弦缓。辨证此由肝郁结滞形成。其治当宜疏肝解郁，和血软坚。即投以上方 20 剂，服药后自觉乳房胀痛减轻。继续服药 20 剂，肿块缩小，前后共服 100 余剂，乳中肿块日渐变小，后仅有豆粒大小残存，且无不适之感。

【按】方中昆布、海藻，两药味皆咸，咸以软坚，具有软坚散结之功；郁金、柴胡疏肝解郁，助其散结；青皮、香附理气行气，入中焦调理气机，斡旋中州，调整整体机能，提高全方疗效；当归、赤芍、川芎活血散瘀、行气止痛可使结肿消散；蒲公英清热解毒，促进炎症消散。通观全方，软坚散结，疏柔相济，顾护正气，调理气机，调整了局部与整体的机能，使药物在机体内更好地发挥作用，故临床多取得良效。

220. 乳腺囊性增生病

【症候】乳房可触及肿块，质韧，肿块可有刺痛，胀痛或无自觉痛，或可伴有月经不调，或痛经；舌淡暗或有瘀斑，舌下脉络迂曲，苔白或腻，脉涩或滑。

【中医辨证】肝郁气滞，痰瘀阻结。

【治法】疏肝理气，活血化瘀，化痰散结。

【处方】柴胡 10 克，橘核 15 克，当归 12 克，川芎 10 克，红花 10 克，丹参 20 克，昆布 15 克，全瓜蒌 25 克，三棱 10 克，莪术 10 克。

【用法】水煎服，每日一剂，一月为一个疗程，可连续治疗 2 ～ 3 个疗程，见效后可酌情继续服用。

【临床案例】

李××，女，41岁，于2002年3月18日就诊。患者发现左乳肿块3个月余，局部疼痛。患者于3个月前无明显诱因出现左侧乳房胀痛，随月经周期而变化，经某医院病理组织切片检查，确诊为乳房囊性增生病，因拒绝手术治疗而要求服用中药。检查患者于左乳房内上方触及一椭圆形结节，约2cm×2cm，表面光滑，边界清楚，推之可活动，基底部无粘连，有触痛。且伴有月经失调，经前乳房胀痛，情绪不好时亦疼痛加重。中医辨证属肝郁气滞，痰瘀阻结所致，予以上方20剂服用，服药后乳房疼痛减轻，共间断服药90剂，复查乳房硬块已明显减小，继续酌情服药治疗。

【按】乳腺增生症临床表现应属于中医"乳癖""乳核"等病症相当。早在《中藏经》中就已有了"乳癖"病名的记载。在明清时期有关"乳癖"的论述渐趋详细，如明代著名外科学家陈实功描述说："乳癖乃乳中结核，形如丸卵，或坠重作痛，或不痛，皮色不变，其核随喜怒而消长，……"对本病之观察甚为细致，且已发现本病发生与七情变化密切相关。中医认为本病发生主要与肝气郁结及冲任失调有关。治疗疏肝解郁，活血化瘀，软坚散结为原则。方中柴胡、橘核疏肝理气，行气止痛；红花、当归、川芎、丹参活血消痛散结；瓜蒌、昆布消痛散结，现代药理研究二药能改善黄体功能，刺激黄体生成素的分泌，从而调节性激素，促进病理产物的吸收。三棱、莪术破血逐瘀，现代药理研究证实此类药物能消炎、抗纤维化、改善微循环，促进炎症的吸收，促进包块消散。西医认为乳腺增生是由于某些原因引起内分泌激素代谢失衡，雌激素水平增高，出现乳腺组织增生过度而致。疏肝活血类中药可降低雌激素，促进雌激素在肝脏的代谢，降低血液黏稠度，抑制胶原纤维合成，从而促进肿块及纤维的吸收。活血化瘀药能有效改善局部组织的血液循环，改善患者的凝血状态，消散肿物。

221. 痛经

【证候】经前或经期小腹胀痛拒按，胸胁、乳房胀痛，经行不畅，经色紫黯有块，块下痛减，舌紫暗，或有瘀点，脉弦或弦涩有力。

【中医辨证】气滞血瘀。

【治法】活血化瘀，行气止痛。

【处方】当归15克，丹参30克，乌药10克，枳壳10克，香附15克，桃仁10克，红花10克。

【用法】水煎服，每日一剂，每次月经前服用。

【临床案例】

张××，女，22岁，于2016年5月8日就诊。患者经期少腹胀痛已1年，半年来加重。患者14岁月经初潮，周期32天左右，经期4～5天，于1年前无明显诱因出现月经期下腹胀痛下坠，痛重时面色苍白，冷汗淋漓，恶心，肢冷，须用止痛针方能缓解，近半年用止痛药物也难显效，故要求服用中药治疗。现患者舌暗红，苔薄白，脉涩。就诊后给以上方20剂服用，服药后此次来月经腹痛已稍减轻。继续服药治疗，共服药3个月后，病获痊愈，痛经未再发生。

【按】中医学认为本病主要是由于冲任不畅，胞宫经血流通受阻，不通则痛。治疗以行气活血，温经散寒，调经止痛为主。方中当归能够补血活血，调经止痛；桃仁能活血祛瘀；红花、丹参能活血通经，祛瘀止痛；枳壳行气止痛；乌药行气，祛寒止痛；香附疏肝理气，调经止痛。诸药合用能够起到补气行气，温经散寒，调经止痛的作用。

222. 月经不调（中期出血）　●

【症候】月经不调，经血色红或有紫块或深红，质黏而稠，心胸烦闷，面红口干，咽干口燥，颜面潮红，尿黄便结，舌红苔黄，脉涩。

【中医辨证】阴虚内热。

【治法】养阴凉血，清热止血。

【处方】生地黄 20 克，地骨皮 15 克，白芍 15 克，墨旱莲 15 克，女贞子 15 克，槐米炭 30 克，仙鹤草 30 克，鹿衔草 30 克，牡丹皮 10 克，菟丝子 20 克。

【用法】水煎服，每日一剂。

【临床案例】

侯××，女，36 岁，于 2011 年 10 月 7 日初诊。患者主诉月经中期有阴道出血 3 个月。患者于 3 个月前出现月经中期出血，数天干净，平素口苦咽干，烦躁，烘热，腰酸，舌质红，苔薄，脉弦数。就诊后给以上方治疗，服药 20 剂后，此次月经中期阴道出血减少，诸症减轻。脉舌如前，继续服药治疗，于下次月经中期未再出血。后又连续服药进行调理，未再出现月经中期出血。

【按】方中地骨皮清其血热，退其虚火；生地黄、白芍养血滋阴，共呈滋阴降火功效；女贞子甘苦性凉，长于益肝肾之阴，滋而不腻，补中兼清；墨旱莲甘酸性寒，亦为清补肝肾之品，兼能凉血止血，两药配伍滋阴力强；槐米炭、仙鹤草、鹿衔草收敛止血；牡丹皮活血化瘀；菟丝子补益肝肾。方中诸药相配，于清热之中寓滋阴之法，养血之中寓散血之品，共奏清热止血，养阴凉血之功。

223. 经间期出血　●

【症候】月经间期出血，血色深红，质稠，平时带下量多色黄，小腹时痛，心烦口渴，口苦咽干，舌红，苔黄腻，脉滑数。

【中医辨证】湿热下注，热伤血络。

【治法】清热利湿，行气活血。

【处方】瞿麦 15 克，萹蓄 10 克，车前子 10 克（包煎），赤芍 10 克，白芍 10 克，延胡索 15 克，川楝子 10 克，黄芩 10 克，柴胡 15 克，荆芥穗 10 克。

【用法】水煎服，每日一剂。

【临床案例】

滑××，女，28岁，于2017年12月25日初诊。患者自诉经间期出血半年，每次于月经中期，出现阴道少量流血。曾去某医院就诊，诊断为经间期出血。近日正值月经中期，阴道少量流血，并伴有外阴明显瘙痒，口渴咽干，舌尖红，苔薄黄，脉象弦滑。就诊后即投以上方，服药3剂后，阴道出血止。后又连续服用30剂，其后未再出现月经中期阴道出血。

【按】经间期出血一般发生于两次月经中期，即月经后第12～16天之间，历时可数日，血量较少，色深，常伴有少腹寒冷疼痛，以及痛经等症。发病的主要原因不外乎下焦寒湿日久化热，或下焦湿热，热伤血分所致，故以清热利湿，行气活血为治，采用上方加减治疗，取得了较好的疗效。方中黄芩苦寒入血分，凉血清肝；瞿麦、萹蓄、车前子苦寒清热利湿；柴胡、荆芥穗、川楝子、延胡索既能和肝升阳除湿，又能疏解血中之热；赤芍、白芍活血通经，通因通用以清血中之伏热，导血分之湿热外出。方中诸药合用清热利湿而不伤正，升阳散湿而不助热。

224. 功能性子宫出血

【症候】面色㿠白，口干欲饮，疲乏无力，出血量多，经色鲜红，夹有血块，有时伴有腹痛，舌淡红，苔薄黄，脉数。

【中医辨证】气虚血热，瘀阻胞宫。

【治法】凉血益气，活血化瘀。

【方名】圣愈汤合失笑散加味。

【处方】党参20克，黄芪30克，白术15克，当归15克，白芍15克，牡丹皮10克，生地黄30克，阿胶15克（烊冲），蒲黄10克（包煎），五灵脂10克（包煎），煅牡蛎30克（先煎），陈皮10克。

【用法】水煎服，每日一剂。

【临床案例】

杨×，女，40岁，于2016年2月15日初诊。患者于3个月前出现子宫出血，淋漓不断，经某妇科诊所给以口服止血药物治疗，效果不明显。特寻求中医治疗，症见患者面色㿠白无华，精神萎靡，疲乏少气，口干欲饮，经色鲜红，夹有紫块，少腹时痛拒按，舌淡红，苔白薄，脉弦细数。妇科检查：宫颈轻度糜烂，附件无异常。诊断为功能性子宫出血。中医辨证为气虚血热，瘀阻胞宫所致。就诊后投以上方15剂服用，服药后排出些许紫黑色血块，腹痛减轻，出血渐止。又服20剂，食欲好转，神色转佳，脉和缓。后又连续服用20剂以调理善后。

【按】此例患者血热迫血妄行，淋漓不断，致失血过多，血虚累及气虚，气虚主统无权，以致渗血更多。如此前因后果，造成恶性循环，所以出血不休，虚羸毕现。药用生地黄、牡丹皮凉血清热；当归、白芍养血平肝；党参、黄芪、白术补脾益气；阿胶养阴止血；蒲黄、五灵脂活血祛瘀；煅牡蛎固涩止血。因而药后血热平则出血自止，瘀血消则新血自生，元气固则阴血自复，则出血自止。

225. 功能性子宫出血

【**症候**】月经周期紊乱，量多或少，淋漓不净，血色暗红质稠，腹部时有胀痛，心烦潮热，手足心热，尿赤便干，舌红少苔，脉细数。

【**中医辨证**】气郁血虚，郁而化热，伤及冲任。

【**治法**】疏肝解郁，养血，凉血止血。

【**方名**】丹栀逍遥散加减。

【**处方**】柴胡 15 克，香附 20 克，白芍 15 克，当归 10 克，白术 15 克，茯苓 15 克，牡丹皮 10 克，栀子 10 克，海螵蛸 15 克，茜草 15 克，蒲黄炭 10 克，生牡蛎 30 克，甘草 10 克。

【**用法**】水煎服，每日一剂。

【**临床案例**】

牛 ××，女，48 岁，于 2014 年 8 月 15 日就诊。患者月经淋漓不断半月余，血色黯红，有块，腹部时有痛胀，时心悸，曾用西药治疗而效不显。现患者面色苍白，精神尚好，舌红，苔薄腻微黄，脉沉弦略数。经妇科和 B 超检查排除宫颈息肉、子宫肌瘤等疾病。临床诊断为功能性子宫出血。证系气郁血虚，郁而化热，伤及冲任，而成崩漏。治宜疏肝解郁，养血，凉血止血。投以上方 15 剂，服药后月经基本停止，腹部胀痛亦轻，惟仍有心悸，原方加酸枣仁 15 克，又进 10 剂，此后诸症消除，又服药两个月经周期，月经正常。

【**按**】功能性子宫出血中医认为属于"崩漏"。妇女不在行经期间阴道突然大量出血，或淋漓下血不断者，称为"崩漏"，前者称为"崩中"，后者称为"漏下"。若经期延长达两周以上者，亦属"崩漏"范畴。崩漏之病多是因为血热、气虚、血瘀而致冲任失其固摄引起，除此之外肝郁血热，迫血妄行也是本病的重要病因。中医认为肝为女子之先天，以血为本，以肝为用，若肝气疏泄失常，肝郁化火，灼伤血络，迫血妄行而致经期延长。治宜疏肝清热，凉血止血，标本兼治。方中白芍养血以涵肝木；茯苓、白术、甘草补土以培其本，茯苓又有宁心安神之效；柴胡、香附疏肝解郁以顺肝条达之性；牡丹皮清热凉血以清血中伏火，栀子泻火除烦又能导热下行，两者合用以平其火热；茜草味苦酸性寒，入肝经止血凉血祛瘀；牡蛎收涩软坚，蒲黄炭止血化瘀。全方宗《黄帝内经》"木郁达之""火郁发之"之意，共奏疏肝健脾、清热养血、凉血止血之功，由此则肝郁得解，肝火可清，而崩漏自止。

226. 功能性子宫出血

【**症候**】月经初为淋漓不尽，继则突然大下，血色鲜红无臭，无腹胀腹痛，腰膝酸软，口燥咽干，颧红，盗汗，五心烦热，耳鸣，健忘，舌红无苔，脉细数。

【**中医辨证**】肝肾亏损，冲任不固。

【**治法**】补肾养血，固冲调经。

【**处方**】菟丝子 15 克，续断 15 克，桑寄生 10 克，生地黄 10 克，熟地黄 10 克，当归 20 克，白芍 10 克，艾叶 10 克，川芎 15 克，蒲黄 10 克（包煎），益母草 15 克，侧柏叶 15 克，香附 10 克，五灵脂 10 克（包煎），仙鹤草 15 克。

【用法】水煎服，每日一剂。

【临床案例】

霍××，女，48岁，于2007年8月11日就诊。患者于5个月前出现月经淋漓不断，持续月余，当时检查子宫及附件均未见明显异常，给以止血药及中药调理后略有好转，以后转为月经延期，大多200天一潮，经量多，且淋漓不断，迁延10余日方止。两次月经之间相隔时间不过数日。在某医院作子宫内膜活检，报告为"子宫内膜囊状增生"。临床诊断为功能性子宫出血。现患者头昏，周身困乏无力，腰部酸痛，白带多，舌质淡紫，苔白微黄，脉沉弱无力。证系肝肾亏损，冲任不固，血不归经所致，治宜补益肝肾，固冲调经为主，佐以化瘀及健脾。采用上方 10 剂服用，服药后头晕，周身乏力减轻，效不更方，继续服药治疗，上方共服用 90 余剂，月经转为正常，诸症皆除，病获痊愈。

【按】方中熟地黄、生地黄二药相伍，补血而凉血止血，滋阴而生津润燥；菟丝子、续断、桑寄生温肾养精，如张景岳所云："善补阴者，必于阳中求阴，则阴得阳化，源泉不竭，善补阳者，必于阴中求阳，则阳得阴助而生化无穷"。蒲黄行血消瘀，五灵脂活血行气、化瘀止痛，相配有活血行瘀、散结止痛的功效；当归、白芍、川芎养血活血，行气调经；益母草行瘀血而新血不伤，养新血而瘀血不滞，香附解郁调经，气顺血行，益母草和香附配合，活血化瘀之力强；艾叶温而不热，且有止血和血作用，配伍侧柏叶凉血止血，仙鹤草收敛止血，三药合用增强止血之功。方中诸药合用补肾益精，调经固冲。

227.闭经

【症候】月经逐渐延后，渐至闭经，头晕眼花，心悸气短，神疲肢倦，食欲不振，面黄肌瘦，脉沉缓或虚弱。

【中医辨证】气血不足，冲任不调。

【治法】补脾养血，调理冲任。

【处方】党参 10 克，黄芪 20 克，山药 30 克，炒白术 30 克，鸡内金 15 克，当归 20 克，白芍 20 克，香附 10 克，桃仁 10 克，枸杞子 10 克。

【用法】水煎服，每日一剂。

【临床案例】

柳××，女，27岁，于2016年8月4日就诊。患者自诉闭经10个月。患者素体偏弱，月经每2月一行，量少色淡，头晕乏力，神疲肢倦。近10个月来经闭不行，经中西药治疗，均未获愈。现患者乏力，心悸，失眠，纳差，皮肤不润，无光泽，舌质淡红，脉沉细涩无力。中医辨证属心脾两虚，精血不足，血虚经闭。拟补脾养血，调理冲任。采用上方 20 剂，服药后精神转佳，食欲渐增，少腹有下坠感，继服 25 剂，月经来潮，经量偏少，色淡红。又继服50 剂，月经正常。

【按】方中山药、党参、白术、黄芪健脾益气，此四味药以健脾为主要功能，但药性清淡平和，无血肉滋腻之品，补先天而健后天；枸杞子补肾养精；桃仁活血化瘀；香附为气药之总司，长于疏肝理气并有止痛作用，因其性平，故寒热均宜；当归与白芍一开一合，动静相宜，养血补血调经之功最良，当归能补肝血而活血止痛，白芍能敛肝阴养血和营而止痛，二药合用，增强和血止痛作用；鸡内金有较强消食化积作用，并能健运脾胃。方中诸药合用能健脾益气，行气止痛，调理冲任。

228. 慢性盆腔炎

【**症候**】腹痛拒按经期加重，腰酸腿软，腹部可触及包块，白带量多色黄赤，舌质紫暗或边尖有瘀点，脉沉弦或沉涩。

【**中医辨证**】风寒外袭，冲任受损，瘀血滞留。

【**治法**】补中益气，活血化瘀，消癥散结。

【**处方**】生黄芪 15 克，党参 15 克，白术 15 克，知母 20 克，山药 15 克，天花粉 20 克，三棱 15 克，莪术 20 克，鸡内金 15 克，桂枝 10 克，郁金 20 克，柴胡 10 克。

【**用法**】水煎服，每日一剂，分早晚服。

【**临床案例**】

田 ×× ，女，31 岁，于 2009 年 10 月 15 日初诊。患者低热、腰腹部坠痛 7 天，患者于半月前做流产后出现发热、腰腹部坠痛，在某医院诊断为盆腔炎，经抗生素治疗后好转。其后常感腰胁少腹疼痛，月经周期缩短，量多色红有块，经前及经期腰腹疼痛加重，不能坚持工作。平时带下量多色黄味臭，纳差，口干而苦，渴不多饮，心烦易怒，小便色黄，大便不爽，舌质淡红，边尖有瘀点，苔黄腻，脉弦滑略数。妇科检查：宫颈充血，分泌物黄色量多，子宫后位常大普硬，活动不良，压痛明显，诊断为慢性盆腔炎。中医辨证为风寒外袭，冲任受损，瘀血滞留，郁久化热所致。就诊后给以上方服用，先后共用药 45 剂，病获痊愈。

【**按**】方中三棱、莪术既善破血，又善调气，消冲脉之瘀血；黄芪、党参护气血，使瘀血去而不至于损伤气血，且党参、黄芪补气，得三棱、莪术以流通，则补而不滞，元气愈旺，元气既旺，则能鼓舞三棱、莪术消癥痕之力，临证相得益彰。白术、山药益气健脾，扶正培元；天花粉、知母滋阴退热，解毒排脓；鸡内金运脾消食；郁金、柴胡行气止痛。全方有补气健脾、活血化瘀、消癥散结，行气止痛之功效。现代药理研究证实方中活血化瘀药有降低毛细血管通透性，减少炎症渗出作用，有抗炎及减轻炎症作用，促进炎症的吸收，并使炎症局限化，使炎症过程停止进行。另一方面，活血化瘀药能扩张血管，改善局部血液循环，促进炎症渗出物吸收，促进增生病变，如瘢痕、粘连等的软化或消退，显示软坚化结的作用。

229. 慢性盆腔炎

【**症候**】低热，小腹疼痛灼热感，口干不欲饮，带下量多色黄质稠，或赤黄相兼，舌质红、苔黄腻，脉滑数。

【**中医辨证**】湿热下注胞宫。

【治法】清热燥湿，活血清带。

【处方】黄柏 15 克，苍术 10 克，薏苡仁 30 克，香附 15 克，红藤 30 克，败酱草 30 克，白芍 20 克，甘草 10 克。

【用法】水煎服，每日一剂，分 3 次服。

【临床案例】

陈××，女，44 岁，于 2002 年 4 月 26 日就诊。患者带下痛经 1 年余。近 1 年来黄白带下气腥味浊，腰腹坠痛，经期提前至 25 天左右，色黯质浓，7 日方净，经前感觉会阴及腹部胀痛，痛苦不堪，须服用止痛药方能缓解，舌质红，苔略黄，脉细弦而数。辨证属湿浊之邪久滞带脉，瘀热互结成为带下，治宜清热燥湿，活血化瘀为主。嘱其服用上方，共服药 25 剂，带下渐少，色转浅淡，腰腹坠痛明显减轻，经期已可停服止痛药。嘱其照原方再进 20 剂，述此次月经 28 天至，颜色正常，四天净，腹痛及诸症已消，带下状如蛋清，甚少。惟腰骶略酸，上方加入山药 30 克，芡实 20 克，又服 10 剂，以善其后。

【按】祖国医学中没有盆腔炎病名的记载，但根据其临床表现，可概括于"热入血室""带下病""妇女癥瘕"等病之中，其病因病机是由于外邪侵入瘀积胞中，以致冲任脏腑功能失调，气机不利，经络受阻而致。湿邪是其主要发病原因正如《傅青主女科》所说："夫带下俱是湿证。"湿邪致病病程较长，缠绵难愈，反复发作。方中黄柏清热燥湿，苍术芳香化湿；红藤、败酱草清热解毒，活血止痛；香附调经理气止痛；薏苡仁利水渗湿健脾；白芍养血柔肝止痛；甘草调和诸药。诸药合用，共奏健脾利湿、清热解毒等功效，中病机而收良效。

230. 附件炎

【症候】腰腹部酸胀下坠疼痛，带下绵延，时多时少，周身筋骨疼痛，或憎寒，或烘热，神疲力弱，食欲欠佳，舌质淡，苔白，脉濡细。

【中医辨证】肾气亏虚，带下不已。

【治法】温肾补虚，除湿止带。

【处方】补骨脂 15 克，桑螵蛸（先煎）10 克，锁阳 15 克，煅龙骨 15 克（先煎），砂仁 10 克，熟地黄 20 克，茯神 10 克，山茱萸 15 克，菟丝子 10 克，白芍 10 克，煅牡蛎 30 克（先煎）。

【用法】水煎服，每日一剂，服药半个月后可隔日一剂。

【临床案例】

岳××，女，34 岁，于 2002 年 5 月 12 日初诊。患者腰腹酸痛坠胀、带下量多 1 年余，患者自 1 年前出现腰腹胀痛，带下绵延量多。最近月经来潮时周身筋骨疼痛，经净后则继以白带，有时憎寒，有时烘热，神疲力弱，食欲欠佳，舌质淡，脉濡细。治当温煦肾气，除湿止带。给以上方 10 剂服用，服药后正值经期，自感周身筋骨疼痛减轻，暂停服药，待经期过后续服 10 剂，服药后憎寒烘热已降，带下减少。仍用上方隔日一剂，服药 25 剂后病获痊愈。

【按】方中锁阳、熟地、菟丝子、补骨脂补肾以宣补督带二脉；桑螵蛸龙骨、牡蛎滋阴潜阳以静摄带脉、固涩止带；砂仁宽中理脾以复脾阳，使水湿得化；茯神宁心安神；山茱萸养肝柔肝，白芍缓急止痛；桑螵蛸收涩止带。诸药合用，温能通络，涩能止带，以温补为主，以涩为用，共奏温煦督带之功。

231. 子宫内膜增生症

【症候】经期或经后腹痛，腰部酸胀，月经量或多或少或有血块，头晕目眩，大便不实，小便频数，舌质淡，舌苔薄白，脉沉细。

【中医辨证】气血亏虚伤及冲任，冲任不固。

【治法】补气养血，固涩止漏。

【方名】当归补血汤。

【处方】熟地黄 20 克，当归 15 克，白芍 15 克，川芎 10 克，续断 15 克，丹参 20 克，茜草 15 克，地榆炭 15 克，槐米炭 15 克，枸杞子 10 克，牡丹皮 15 克，荆芥 10 克，艾叶 10 克，炙甘草 10 克，阿胶 10 克（冲服）。

【用法】水煎服，每日一剂。

【临床案例】

顾××，女，42 岁，于 2009 年 4 月 22 日就诊。患者自述半年前月经来潮血量过多，经期前后错乱，经行头昏腰痛，面色苍白，有时延期月余不净。此次行经开始血量多，有 1 周左右，以后则淋漓不净，经后白带多，精神疲乏，睡眠差，食欲不振，四肢无力，舌苔薄黄，脉象弦细。经妇科检查诊断为子宫内膜增生症，未见子宫肌瘤。症属气血亏虚伤及冲任，致冲任不固。治当补气固涩，养血止血，投以上方 30 剂，腰部酸胀减轻，血亦止。嘱其续服 50 剂，以巩固效果，随访得知病未再发，月经正常。

【按】本证多由气血亏虚伤及冲任，冲任不固所致，治疗以补气生血为主。本方中熟地黄滋阴养血填精，白芍补血敛阴和营，当归补血活血调经，川芎活血行气开郁，四物相配，补中有通，滋阴不腻，温而不燥，阴阳调和，使营血恢复。丹参养血活血；茜草、牡丹皮清热凉血，活血散瘀，凉而不留瘀，活血不动血；艾叶温经止血暖宫，配伍凉血止血药中，以防其寒凉太过而留瘀；续断、枸杞子调肾阴阳，滋阴生血；地榆炭、槐米炭凉血止血；阿胶补气养血。诸药合用气血双补，肾中阴阳得调，冲任得固，药进病愈，得心应手。

232. 子宫肌瘤

【症候】经行量多，色紫暗，下行不畅，下腹部时有作痛，按之柔软，带下较多，带下色白质黏腻，形体畏寒，舌淡苔白，舌质暗紫，脉细濡而沉滑。

【中医辨证】脾虚湿阻，瘀血阻滞。

【治法】益气健脾，祛瘀通络。

【处方】党参 20 克，白术 20 克，茯苓 15 克，炙甘草 10 克，莪术 30 克，三棱 30 克，牛膝 15 克。

【**用法**】水煎服，每日一剂。

【**临床案例**】

吕××，女，45岁，于2006年4月23日就诊。患者自诉于半年前出现月经量多，色暗，经行腹痛，后去某医院诊断为子宫肌瘤，B超检查提示：肌瘤2.3cm×2.8cm大小。因肌瘤较小，暂时不想手术治疗，故求治于中医。诊见患者面色萎黄，舌淡苔白，舌质暗紫，脉细濡。就诊后给以上方服用，服用20剂后，正值经期暂停服用，自觉此次月经较前减少，腹部疼痛减轻。经行过后继续服用60剂后症状消失，去医院检查B超提示肌瘤缩小至2.0cm×1.8cm。嘱继续服用以巩固疗效。

【**按**】方中党参甘温益气，健脾养胃，配以苦温之白术，健脾燥湿，加强益气助运之力，佐以甘淡茯苓，健脾渗湿，苓术相配，则健脾祛湿之功益著，加以炙甘草益气和中，调和诸药。三棱苦平辛散，入肝脾血分，为血中气药，长于破血中之气，以破血通经；莪术苦辛温香，入肝脾气分，为气中血药，善破气中之血，以破气消积，二药伍用，气血双施，活血化瘀、行气止痛、化积消块力彰。牛膝活血化瘀并引诸药下行。诸药配伍，共奏益气健脾、化瘀消积之功。

233. 子宫肌瘤

【**症候**】月经量多，色淡，面色萎黄，神疲体倦，食少，白带较多，舌淡苔白，脉细弱。

【**中医辨证**】脾虚湿盛，脾不统血。

【**治法**】补血益气，健脾养血。

【**处方**】党参15克，白术10克，茯苓10克，炙黄芪30克，龙眼肉10克，炒酸枣仁10克，木香10克，当归10克，远志10克，杜仲炭10克，炙甘草10克，大枣5枚。

【**用法**】水煎服，每日一剂。

【**临床案例**】

常××，女，46岁，于2003年1月30日就诊。患者于5个月前发现月经量多，色淡。经某医院妇科检查，发现子宫体较正常稍大，质硬，附件阴性，B超提示子宫内多发肌瘤。西医诊断为子宫肌瘤。曾经中西药医治月余，效果不显，患者情绪不安，思虑重重，前来求治。现患者面色萎黄，神情恍惚，健忘心烦，食少体倦，腰困乏力，白带较多，月经提前，量多色淡，舌淡苔白，脉细弱。此系患者长期思虑伤脾，脾失健运，故食少体倦，面色萎黄；脾不统血，血溢清道，酿成此证。治当健脾益气，补血安神。就诊后给以上方服用，服药15剂，精神好转，面色转华，腰困减轻，神思安定，脉缓有力，舌红苔薄白，余症如前。方既见效，守法不变，原方再进45剂，服药后诸症皆除。嘱其继续服用以巩固疗效。

【**按**】脾胃为气血生化之源，脾失健运统血无权，血失所养溢于脉外，故出现上述症状。方中党参、白术、茯苓、甘草补气健脾，脾胃强健，气血自生，气能统血；黄芪、当归补气生血，使气固血充；龙眼肉、炒酸枣仁、远志养心安神；木香理气醒脾，使补而不滞；杜仲炒炭，壮腰止血；大枣调和营卫。诸药合用，则有益气健脾、补血止血、安神定志的功效，故用药后疾患消除。

234. 子宫肌瘤

【症候】经行量多,色紫黯,下行不畅,挟有血块,有时经血淋漓不止,下腹胀痛,拒按,苔薄,舌紫,有瘀斑或瘀点,脉弦。

【中医辨证】瘀血阻滞。

【治法】活血化瘀,消癥散结。

【方名】桂枝茯苓汤加减。

【处方】桂枝 15 克,茯苓 15 克,牡丹皮 15 克,白芍 15 克,桃仁 15 克。

【用法】水煎服,每日一剂。

【临床案例】

黄××,女,48 岁,于 2012 年 9 月 23 初诊。患者自诉半年来左下腹部疼痛,月经紊乱,阴道不规则出血。近 1 个月来左下腹疼痛加重,月经较多,血色黑褐,夹有瘀块,腰膝酸软,疲乏无力,小便频数。去医院行妇科检查:外阴正常,阴道内残留少量黑褐色血性分泌物,子宫增大,B 超提示宫腔内子宫肌瘤 3.2cm×1.9cm。寻求中医治疗,诊其下腹部疼痛,拒按,舌质淡紫,苔薄白,脉象沉弦,脉症合参,诊其为石瘕之病,乃系瘀滞胞宫,凝结而成。治当活血化瘀,消癥散结。投以上方治之,患者服药 10 天后,流血渐止,又续服 30 剂,腰痛亦消失,月经恢复正常。后继续服药多剂,子宫肌瘤缩小至 2.8cm×1.6cm,继续服药以观察病情。

【按】桂枝茯苓汤出自《金匮要略》卷下,具有化瘀生新,调和气血之功效。桂枝茯苓汤为化瘀消癥之缓剂。方中以桃仁、牡丹皮活血化瘀;配伍等量之白芍以养血和血,使瘀血去,新血生;加入桂枝,既可温通血脉以助桃仁之力,又可得白芍以调和气血;以茯苓之淡渗利湿,寓有湿祛血止之用。综合全方,乃为化瘀生新、调和气血之剂,药力和缓,使瘀化病除而不伤正。

235. 卵巢囊肿

【症候】小腹包块,腹部胀痛,胸闷不舒,精神不佳,月经不调,腰膝酸软,大便不畅,尿频尿急,舌淡有瘀点,脉沉涩。

【中医辨证】气滞血瘀。

【治法】活血软坚,理气行滞。

【处方】桃仁 10 克,杏仁 10 克,陈皮 10 克,牡丹皮 10 克,桂枝 10 克,甘草 10 克,夏枯草 15 克,延胡索 15 克。

【用法】水煎服,每日一剂。

【临床案例】

缴××,女,35 岁,于 2011 年 9 月 13 日就诊。患者自诉月经不调,小腹疼痛胀满 1 年余,患者 1 年前无明显诱因出现腹部胀满,月经不调,开始未引起注意,后症状逐渐加重,去某医院就诊,经检查诊断为卵巢囊肿,因暂时不想手术治疗,故寻求中医诊治。接诊后可见患者面色无华，腹部胀痛，舌淡有瘀点，脉沉涩，中医辩证属"积聚"范畴。给以上方服用，服药 14 剂后，腹部症状减轻。继续服药 28 剂，全身症状明显减轻，继续服药 3 个月后，诸症消失。

【按】祖国医学一般将卵巢囊肿归属为"癥瘕"范畴。中医指出：妇女下腹有结块，或胀，或满，或痛者，称为"癥瘕"。本病多因气滞血瘀而成，治疗以活血化瘀为主。方中杏仁味苦，性微温，体润多脂，味苦能降，偏行于气，既有宣肺降逆利气之功，又有宣肺润肠通便之能；桃仁味苦、甘，性平，质润多油，偏行于血，散而无收，泻而无补，为破血化瘀之要药，润燥通便之良品，两者相伍，气血并治，活血化瘀功倍，润肠通便功良；陈皮、桂枝辛温行气而温通血脉；牡丹皮活血化瘀；夏枯草消肿散结；延胡索行气止痛；甘草调和诸药。方中诸药合用活血散瘀，理行滞，促进癥块的消散，使邪去而正不伤，所以用之颇效。

236. 更年期综合征

【症候】月经提前，经量多，色鲜红，烦躁易怒，血压偏高，头晕耳鸣，手足心热，口苦咽干，饮食减少，大便秘结，小便黄赤，舌质淡红，少津，苔薄黄，脉细。

【中医辨证】肝肾阴虚。

【治法】平肝潜阳，补肾宁心。

【处方】浮小麦 30 克，大枣 30 克，炙甘草 15 克，百合 10 克，酸枣仁 10 克，珍珠母 30 克，枸杞子 15 克，麦冬 10 克，当归 10 克。

【用法】水煎服，每日一剂。

【临床案例】

劳××，女，51 岁，于 2009 年 11 月 27 日初诊。患者近 1 年来自觉眩晕，频发潮热，汗出心烦失眠，口舌咽干，腹胀便秘，四肢发麻，月经不调。此症状时轻时重，反复发作，在某医院诊断为更年期综合征，曾口服药物治疗（具体不详），效果不明显。现寻求中医诊治，诊见患者面色无华，舌红苔薄，脉弦细，证属肝肾阴虚，心血不足。采用上方治疗，随症加减共服 60 剂，诸症显著好转，睡眠基本正常。嘱继续服用浮小麦 30 克，大枣 30 克，炙甘草 15 克，水煎服，以资巩固。

【按】方中浮小麦养心阴，益心气，安心神，除烦热，甘草补益心气，和中缓急，大枣甘平质润，益气和中，润燥缓急，三药合用，甘润平补，养心调肝，使心气充，阴液足，肝气和，则诸症自可解除。麦冬养心止汗；百合、酸枣仁养肝宁心；珍珠母平肝潜阳，安神定惊；当归有补血和血，调经止痛的作用，枸杞子则可以滋补肝肾，益精明目。方中诸药合用，可达到平肝潜阳，补肾宁心，养血安神的作用，使人体肝气和，阴液足，心气充而疾病自愈。

237. 更年期综合征

【症候】绝经前后腰酸乏力，烘热出汗，继而畏寒肢冷，月经量中或少，淋漓不净，舌尖红，苔薄，脉沉细弱。

【中医辨证】阴阳失调。

【治法】平补阴阳。

【处方】淫羊藿 15 克，当归 10 克，栀子 10 克，珍珠母 30 克，酸枣仁 10 克，夜交藤 15 克，石菖蒲 10 克，浮小麦 20 克，麻黄根 10 克。

【用法】水煎服，每日一剂。

【临床案例】

陈××，女，49 岁，于 2015 年 6 月 23 日就诊。患者于半年前开始月经周期紊乱，起初 40～50 天一次，而后 2～3 月来潮一次，经量少，色暗，同时伴有阵发性面部烘热潮红，汗出心慌，几分钟后自行消失，性情急躁，心烦易怒，记忆力减退，睡眠不佳。检查血压 130/85mmHg，心电图正常，妇科内诊检查：子宫较正常略小，余无明显异常，舌淡苔薄，脉细弱。就诊后给予上方服用，共服用 40 剂，症状消除而愈。

【按】本方从西医药理来说，有促进卵巢功能、抑制垂体功能、具有调节植物神经系统和心血管系统的作用。从中医理论来说则有温肾壮阳、清热凉血、养血平肝的功能，亦具有温下清上、平调阴阳的作用。故对于更年期所产生的一些病症能收到较好疗效。方中珍珠母、酸枣仁、夜交藤、石菖蒲镇惊安神；浮小麦、麻黄根退除虚热，止汗；淫羊藿补肾壮阳；当归养血柔肝。诸药合用具有平补阴阳、养血安神的作用。

238. 习惯性流产

【症候】反复流产，腰酸膝软，精神萎靡，小便频数，头晕乏力，常伴月经失调，苔薄，质淡，脉细沉。

【中医辨证】脾肾虚亏，胎气不固。

【治法】补脾益气，固肾安胎。

【处方】黄芪 20 克，白术 10 克，党参 10 克，当归 10 克，桑寄生 15 克，黄芩 10 克，甘草 10 克，杜仲 20 克，菟丝子 20 克，续断 10 克，砂仁 10 克。

【用法】水煎服，每日一剂。

【临床案例】

毛××，女，28 岁，于 2014 年 12 月 21 日就诊。患者于 4 年前怀孕 2 个月时因生气而致流产，以后连续两次，均在怀孕 2～3 个月时流产，现特来求治。现患者腰酸膝软，精神萎靡，小便频数，头晕乏力，月经失调，苔薄，质淡，脉细沉。辨证此为脾肾亏虚，以致胎气不稳，治当固肾安胎，健脾益气。给以上方 40 剂服用，服药后自觉腰酸膝软，头晕乏力好转，共服 4 个月余，患者已怀孕，调整药物剂量，继续服药固胎，后足月顺产一胎。

【按】习惯性流产，《巢氏病源》称之为"数堕胎"，《医宗金鉴》称之为"滑胎"。中医认为胞宫与肾有密切的联系，如《素问·奇病论》云："胞脉者系于肾"。说明胞胎的维系、妊养首先责之于肾气的盛衰。此病的发生原因多为气血虚弱，肾气不固所致。治疗以调养气血，补肾安胎为主。方中黄芪、白术、党参、甘草健脾益气；当归补血养血；桑寄生、杜仲、菟丝子、续断补肾益精,固肾安胎;砂仁、黄芩清热安胎。诸药相配,共奏健脾固肾、气血双补、固摄冲任之功,从而使胎元得固,胞胎自安,其病自愈。

239. 产后发热

【症候】产后发热恶寒,或高热寒战,头痛身疼,心烦不宁,小腹胀痛,恶露量不多色暗,咳嗽,苔薄白,脉浮数。

【中医辨证】产后外感,往来寒热。

【治法】和解少阳,活血化瘀。

【方名】生化汤加减。

【处方】柴胡 15 克,黄芩 10 克,牡丹皮 10 克,当归 10 克,桃仁 10 克,益母草 10 克,山楂 10 克,蒲黄 10 克,川芎 10 克,甘草 10 克,干姜 5 克。

【用法】水煎服,每日一剂。

【临床案例】

范××,女,29 岁,于 2001 年 1 月 5 日就诊。患者于产后 10 日出现体温升高,体温高达 39.2℃,头身疼痛,心烦不宁,小腹胀痛,恶露量不多色暗,咳嗽。去某医院检查胸片正常,乳房无异常,白细胞总数 12.2×10^9/L,中性粒细胞 88%,淋巴细胞 12%,使用抗生素治疗,3 日后高热控制,停止使用抗生素。过了两日后又开始发冷发热,头昏,心悸,口干苦,胸片仍正常,心电图正常,血常规已无异常,再用抗生素治疗,热不见退,体温波动在37.5 ～ 38.5℃之间。患者要求服用中药治疗。即给予上方 3 剂,服药后体温逐渐下降,在服药 3 剂后体温完全降至正常,又服药 2 剂巩固疗效,后未再发生体温升高。

【按】方中柴胡善疏散少阳半表半里之邪,使邪气外达,解表而和里;黄芩善清肝胆气分之热,使半里之邪内彻,二药配伍,使枢机得以和畅,调肝胆之气机,清内蕴之湿热;当归补血活血,化瘀生新,行滞止痛;川芎活血行气;桃仁、牡丹皮活血祛瘀;蒲黄辛香行散,性凉而利,专入血分,功善凉血止血,活血消瘀;益母草主入血分,行瘀血而新血不伤,养新血而瘀血不滞;炮姜入血散寒,温经止痛。诸药配合,寓补血于行血之中,生新于化瘀之内,使生新不致留瘀,化瘀不致于损营,共奏和解少阳,活血化瘀之功,可使邪气得解,少阳得和。

240. 产后缺乳

【症候】乳房柔软,乳汁量很少或无,乳汁稀薄,面色苍白或萎黄,头晕目眩,四肢倦怠,气短懒言,心悸怔忡,食欲不振,舌质淡,苔薄白,脉细弱或脉大无力。

【中医辨证】气血两虚。

【治法】补益气血,通络下乳。

【处方】党参 20 克,炙黄芪 20 克,炒白术 10 克,当归 10 克,川芎 10 克,制穿山甲 10克,王不留行 20 克,陈皮 10 克。

【用法】水煎服，每日一剂，早晚分服。

【临床案例】

戴××，女，32 岁，于 2013 年 5 月 26 日就诊。患者第一胎足月顺产后 5 天，乳汁甚少，乳汁稀薄，乳房无胀感，饮食尚可，自觉头晕肢倦，心悸气短，舌淡，苔薄，脉细。中医辨证为气血不足，乳络不通致产后缺乳。就诊后予以上方 10 剂，服药后乳汁增多，头目眩晕，气短乏力减轻。继续服药 20 余剂，乳汁分泌正常，已够婴儿吮吸，其余症状消失。

【按】产后缺乳又称"乳汁不足"，本病始见于《诸病源候论》："妇人手太阳、少阴之脉，下为月水，上为乳汁……既产则水血俱下，津液暴竭，经血不足，故无乳汁也。"冲为血海，是全身气血汇聚之所；任为阴脉之海，总司全身的精血、津液。脾胃乃气血生化之源，脾胃之气壮，化生的水谷精微充足，使冲任二脉之气血也旺盛，则乳汁生化源源不断，量多汁浓。方中党参、黄芪、白术、陈皮益气健脾，以助化源；当归、川芎补血行血，推动血运，益气补血，补而不滞以治本；制穿山甲、王不留行通络下乳，疏通乳腺以治标。方中诸药合用共奏补益气血，通络下乳之功。

241. 子宫脱垂 ●

【症候】子宫下移，或脱出阴道口外，劳则加剧，小腹下坠，神倦乏力，少气懒言，小便频数，或带下量多，色白质稀，面色少华，舌淡，苔薄，脉缓弱。

【中医辨证】中气不足，带脉失约，冲任不固。

【治法】补中益气，升提收摄，补肾固脱。

【方名】补中益气汤加减。

【处方】黄芪 30 克，炙甘草 10 克，党参 10 克，白术 15 克，当归 15 克，熟地黄 15 克，金樱子 20 克，菟丝子 20 克，葛根 10 克，五味子 10 克，升麻 10 克，柴胡 10 克。

【用法】水煎服，每日一剂。

【临床案例】

王××，女，49 岁，于 1996 年 12 月 27 日就诊。患者子宫脱垂 1 年，平时腰及下腹痛，阴部闷坠，大便不适，小便不畅，偶尔失禁。经某医院妇科检查诊断为Ⅰ度子宫脱垂。现患者腰腹胀痛，阴部坠胀，气虚乏力，舌淡，苔薄白，脉细。就诊后给予上方 10 剂服用，另以升麻等升提之类药物煎汤熏洗坐浴，服药后腰腹胀痛，阴部坠胀感已减轻。继续服药 10 剂后，诸症好转，子宫已显回缩。继予原方又进 40 剂，其宫颈位置回复正常，诸症消失，随访未见复发。

【按】本方证系中气不足，冲任不固所致。治宜补中益气，升阳举陷。方中重用黄芪补中益气，固表止汗，升阳举陷；党参、白术、炙甘草甘温益气健脾；血为气之母，故用当归养血和营；少入柴胡、升麻升阳举陷，佐助黄芪以升提下陷之中气，又能透表退虚热，且引芪、参走外以固表；金樱子、菟丝子固肾益精；葛根升阳举陷，解肌发表；炙甘草调和诸药。综合全方，一则补气健脾，使后天生化有源，脾胃气虚诸证自可痊愈；二则升提中气，恢复中焦升降之功能，使下脱、下垂之证自复其位。

第十三章

儿科病

242. 小儿上呼吸道感染

【症候】发热恶风，有汗或少汗，头痛，鼻塞，流浊鼻涕，喷嚏，咳嗽，痰稠色白或黄，咽红肿痛，口渴，舌质红，苔薄黄。

【中医辨证】风热犯肺卫。

【治法】疏风清热，宣肺止咳。

【处方】淡豆豉 10 克，蝉衣 5 克，荆芥 5 克，薄荷 3 克（后下），前胡 5 克，桔梗 5 克，牛蒡子 10 克，僵蚕 10 克。

【用法】水煎服，每日一剂，分两次温服。

【临床案例】

李××，男，5 岁，于 2008 年 3 月 28 日就诊。患者发热、咳嗽 3 天，患者于 3 天前出现发热，体温 38.6℃，鼻塞流涕，喷嚏，咳嗽，痰稠色黄，咽红肿痛，舌质红，苔薄黄。中医辨证为风热犯于肺卫。就诊后给以上方 3 剂服用，服用后诸症明显减轻，继服 3 剂而愈。

【按】方中淡豆豉归肺、心经，能够解肌发表，清热解毒；牛蒡子能够抗多种病毒；蝉衣透疹清热，解痉消肿；前胡散风清热，宣肺化痰；荆芥退热，解表，具有抗病毒作用；薄荷清热凉血，具有抗病毒和抗菌作用，能够使毛细血管扩张，促进汗腺分泌，从而降低体温，其含有的儿茶萘酚酸，有明显抗炎作用；僵蚕祛风通络解痉；桔梗祛痰排脓，抗炎止咳，宣肺利咽。方中诸药合用清热解毒，宣散肺热，起到抗炎抗病毒的作用。

243. 小儿病毒性肺炎

【症候】发热畏寒，高热不退，汗出而不解，咳嗽气急，鼻煽气粗，咯痰黄稠，胸痛，口渴烦躁，小便黄赤，大便干燥，舌红苔黄，指纹青紫。

【中医辨证】邪热壅肺。

【治法】清热宣肺，化痰止咳。

【处方】鱼腥草 10 克，金银花 10 克，生石膏 15 克，海蛤粉 10 克，北沙参 10 克，杏仁 10

克，木蝴蝶 5 克，川贝母 5 克，橘红 10 克，前胡 10 克。

【用法】水煎服，每日一剂，分四次服。

【临床案例】

马××，男，4 岁 6 个月，于 2013 年 12 月 22 日就诊。患儿咳嗽、气喘 10 余日。患儿初病时高热，咳嗽，喉中痰鸣，经某医院检查化验，诊断为病毒性肺炎，用抗生素及止咳糖浆（具体药名不清）治疗数日效果欠佳。现仍发热，咳嗽，气喘，喉中痰鸣，鼻翼翕动，哭闹不止。检查：指纹青紫，舌质红，体温 38.5℃，两肺有大量湿性啰音。就诊后投上方 5 剂，服药后发热退，体温 36.5℃，咳喘大减，指纹紫，舌质红。此乃肺热仍盛，效不更方，继服上方 5 剂。服药后咳喘痰鸣均消失，两肺湿性啰音全部消失，指纹红，舌质正常淡红，病告痊愈。

【按】本方为治疗小儿病毒性肺炎较为有效的方剂，方中鱼腥草味辛，性微寒，有清热解毒、化痰止咳之功，凡因肺热而引起咳喘，吐脓痰者用之皆有良好效果。金银花、石膏清热泻火止渴除烦，川贝母、海蛤粉化痰散结，善治痰喘火咳；杏仁、前胡宣散风热止咳平喘；沙参润肺生津；橘红理气祛痰；木蝴蝶清肺开音、理气利水而止咳，亦是治疗百日咳、慢性支气管炎的有效药物。方中药物合用能清热泻火，化痰止咳。

244. 流行性腮腺炎 ●

【症候】轻微发热或无热，咽红头痛，腮部一侧或双侧漫肿疼痛，咀嚼不便，舌质红，苔薄白，脉浮数。

【中医辨证】外感风温邪毒。

【治法】清热解毒，疏风散结，软坚消肿。

【处方】板蓝根 20 克，大青叶 5 克，金银花 10 克，连翘 10 克，蒲公英 15 克，荆芥穗 5 克，海藻 5 克，郁金 5 克，石菖蒲 5 克。

【用法】水煎服，每日一剂，重症者，两日用三剂。

【外用】黄柏粉 6 克，青黛粉 4 克调匀，加入食醋调成糊状外敷腮部肿痛处，只要皮肤不敏感，可连敷 8～10 小时，休息 3～4 小时换药再敷。

【临床案例】

姚××，男，7 岁，于 2013 年 5 月 7 日初诊。患儿自 3 天前开始发热畏寒，两腮肿痛，进食困难，神昏嗜睡。查体可见发育中等，急性病容，体温 38.1℃，呼吸急促，脉象滑数，心肺检查未见异常，肝脾未触及，两腮肿大，皮紧光泽，热而发红，咽部充血，扁桃体不大。化验：白细胞 $9.5×10^9$/L，中性粒细胞 62%，淋巴细胞 38%。西医诊断为流行性腮腺炎。中医辨证此乃外感风湿邪毒，气血运行受阻，蕴结腮部所致。治当清热解毒，疏风散结，软坚消肿。就诊后即投以上方和外用散剂外敷，服药 5 剂后，体温正常，两腮肿痛减轻，继续服药 10 剂后，患儿症除病愈。

【按】流行性腮腺炎是由腮腺炎病毒所引起的一种急性呼吸道传染病，本病中医称之为"痄腮""蛤蟆瘟"。本病由风温邪毒引起，风温邪毒从口鼻而入，壅阻少阳经脉，郁而不散，经脉壅滞，气血流行受阻，故腮颊漫肿疼痛。中医治疗流行性腮腺炎多选用疏风清热解毒、消肿散结之药。方中金银花、连翘清热解毒；板蓝根散结消肿；大青叶解毒凉血；蒲公英性味甘平，清热解毒，解热凉血；郁金、石菖蒲活血止痛，行气解郁，清心凉血；海藻软坚散结，消痰利水。诸药合用，共奏疏风清热解毒、消肿散结之功。

245. 小儿多涎症

【症候】口水清澈，色白不稠，时多时少，断断续续，唇白舌淡，苔白，脉沉弱无力或迟，指纹淡红，或隐而不显。

【中医辨证】脾胃不和，心神不宁。

【治法】健脾安神，收涩止涎。

【处方】桑螵蛸 20 克，石菖蒲 10 克，远志 5 克，五味子 5 克，山茱萸 5 克，龟板 10 克，五倍子 10 克，当归 10 克，茯苓 10 克，党参 10 克。

【用法】水煎服，每日一剂。

【临床案例】

韩××，女，5 岁，于 2011 年 5 月 23 日就诊。患儿口流清涎 3 个月，自 3 个月前无明显诱因口水增多，口水清澈，色白不稠，时多时少，断断续续，曾口服药物治疗，未见明显效果。现患儿仍口流清涎，时多时少，多时每日衣襟尽湿，神疲面白，四肢欠温，舌淡，苔白，指纹淡红。就诊后给以上方服用，服药 10 剂流涎减少。继续服药 20 剂后，不再流涎，症状消失，疾病痊愈。

【按】方中桑螵蛸甘咸平，补肾固精止遗；龟板滋养肾阴；桑螵蛸得龟板则补肾益精之功著。佐以党参补气健脾，配茯苓健脾益气；当归补心血，与党参合用，能补益气血；远志芳香清利，性温行散，宁心安神，散瘀化痰；石菖蒲辛散温通，利气通窍，辟浊化湿，理气化痰，活血止痛。远志通于肾交于心，石菖蒲开窍启闭宁神，二药合用，益肾健脑聪智，开窍启闭宁神之力增强；五味子收敛固涩，益气生津。诸药相合，共奏调补心肾，健脾安神，收涩固涎之功。

246. 小儿消化不良

【症候】久泻不止，或反复发作，大便稀溏，或呈水样，带有奶瓣或不消化食物，食后作泻，色淡酸臭，肛门发红，时轻时重，神疲纳呆，面色少华。舌质淡，苔白微腻，脉虚弱。

【中医辨证】脾虚湿盛。

【治法】健脾除湿，清肠助运，消导化滞。

【处方】白头翁 5 克，香附 5 克，砂仁 5 克，茯苓 5 克，苍术 10 克，山楂炭 10 克，焦神曲 10 克，炙甘草 5 克。

【用法】水煎服，每日一剂，分多次服用。

【临床案例】

曹××，男，2岁5个月，于2005年10月12日初诊。患儿解蛋花样便1周。患儿于1周前出现腹泻，为蛋花样便，每日十余次，先后用过多种药物（具体名称不详）及补液治疗效果均不明显。现患儿面色萎黄，精神萎靡，食欲欠佳，腹痛肠鸣，大便1日十余次，呈水样便，有时挟沫，带有不消化残渣，其气酸臭，舌苔薄腻，脉数。中医辨证其乃饮食内停，脾胃损伤，运化失司所致。采用上方治之，服药3剂，泄泻次数减少，大便成形，精神好转，肠鸣腹痛已除，纳食增加，再以原方续投5剂而痊愈。

【按】方中白头翁味苦性寒，既能清热解毒凉血，又能燥湿，对金黄色葡萄球菌、绿脓杆菌、痢疾杆菌、伤寒杆菌均有明显的抑制作用；香附味辛能行，甘以缓急止痛，有理气宽中，消食下气之功，砂仁行气调中，和胃醒脾，二者配伍，理气醒脾调中作用增强；苍术芳香辛温，醒脾燥湿，脾阳健运，则水湿可去；茯苓理气和胃；山楂消油腻肉积；神曲消酒食陈腐之积；炙甘草补脾和胃。方中诸药相伍，健脾助运，清除肠内湿浊，湿浊去则下利止。

247. 婴幼儿秋季腹泻

【症候】大便稀薄色淡，臭味不甚，食后则泻，伴有不消化食物残渣，呕吐腹胀，面色萎黄，神疲倦怠，舌苔薄白或腻，指纹淡红或脉细沉无力。

【中医辨证】脾虚泄泻。

【治法】补脾益胃，理气祛湿。

【方名】七味白术散加减。

【处方】党参3克，白术2克，茯苓3克，葛根2克，藿香2克，木香2克，炙甘草2克，神曲3克，鸡内金3克。

【用法】水煎服，日服一剂。

【临床案例】

樊××，男，1岁7个月，于2006年9月8日就诊。患儿父母诉3天前开始泻蛋花样稀便，日十余次，时有呕吐，神疲纳少，经多种药物治疗症状效果不明显。现患儿神疲无力，腹胀，身体微热（37.7℃），舌苔白滑，指纹淡红，临床诊断为小儿腹泻。给以上方3剂，体温降至正常，腹泻次数减少。继续服药3剂腹泻次数明显减少，其余症状消失，继续服药2剂后痊愈。

【按】小儿腹泻属祖国医学"泄泻"范畴，是以大便次数增多，粪便稀薄或如水样为特征的疾病。中医认为"夫泄泻者，注下之症也，盖大肠为传送之官，脾胃为水谷之海，或为饮食生冷之所伤，或为暑湿风寒之所感，脾胃停滞，以至阑门清浊不分，发注于下，而为泄泻也。"方中党参甘温益气，健脾养胃；白术苦温，健脾燥湿，加强益气助运之力；茯苓甘淡，健脾渗湿；葛根升阳生津；藿香化湿止呕；木香调理中焦气机；鸡内金、神曲健胃消食；炙甘草甘温，益气和中，调和诸药。该方药性平和，温而不燥，党参、白术平补，葛根、木香、藿香平泄，补中有泻，寓泻于补，补时不致气机壅塞，脾胃壅滞，泻时不致脏腑不耐，伐伤正气。全方融补、运、升、降为一体，补而不滞，并且针对婴幼儿腹泻的脾运不足，容易耗伤阴液的特点，起到标本兼顾的治疗效果。

248. 小儿尿频

【症候】小便频数，神疲乏力，面色萎黄，食欲不振，甚则畏寒怕冷，手足不温，大便稀薄，舌质淡或有齿痕，苔薄白，脉细弱。

【中医辨证】脾肾虚寒。

【治法】补脾益肾，温中补虚。

【方名】小建中汤。

【处方】桂枝 5 克，白芍 8 克，生姜 3 克，大枣 6 枚，炙甘草 3 克，饴糖 30 克。

【用法】水煎服，每日一剂。

【临床案例】

潘××，女，3 岁，于 1999 年 4 月 23 日就诊。患儿尿频已两月余，每日 20～30 次，每次量少，尿时无不适感，尿化验未见异常，睡眠佳，无遗尿，食量不大。检查：发育一般，身体较瘦，面色稍黄，心肺正常，腹平，腹直肌较紧张，肝脾均未触及，神经系统检查正常。中医辨证诊为肾气不足，脾胃虚弱所致。服上方 10 剂后，尿频好转，减少到每日 20 次左右，面色转红。继服 10 剂之后，尿频治愈，每日小便仅 10 次左右，同时食量增加，面色红润，体力增强。

【按】本证多由中焦虚寒，化源不足所致，脾胃为气血生化之源，中焦虚寒，化源匮乏，气血俱虚，故见神疲乏力、面色无华、畏寒怕冷等症。治疗以温中补虚，和里缓急为主。方中重用甘温质润之饴糖，温补中焦，缓急止痛；以辛温之桂枝温阳气，祛寒邪；酸甘之白芍养营阴，缓肝急，止腹痛；佐以生姜温胃散寒，大枣补脾益气；炙甘草益气和中，调和诸药，是为佐使之用。其中饴糖配桂枝，辛甘化阳，温中焦而补脾虚；芍药配甘草，酸甘化阴，缓肝急而止腹痛。六药合用，温中补虚缓急之中，蕴有柔肝理脾，益阴和阳之意，用之可使中气强健，阴阳气血生化有源。

249. 遗尿症

【症候】睡中经常遗尿，甚者一夜数次，尿清而长，醒后方觉，神疲乏力，面白肢冷，腰腿酸软，舌质淡，苔薄白，脉沉细无力。

【中医辨证】肾气虚弱，膀胱失其约束。

【治法】补益肾气，固涩小便。

【方名】缩泉丸加味。

【处方】乌药 9 克，山药 15 克，益智仁 9 克，五味子 6 克，桑螵蛸 10 克，熟地黄 9 克，甘草 5 克，龙骨 10 克，枸杞子 9 克，菟丝子 9 克。

【用法】水煎服，每日一剂。

【临床案例】

董××，男，6 岁，于 2010 年 5 月 3 日初诊。患儿夜间遗尿已 1 年余，患儿于 1 年前出现尿床，身体未见其他不适，经用多种方法及中西药医治无效，睡眠及饮食均好，大便正常，舌苔薄白，舌质正常，脉略数。就诊后给以上方 10 剂，服药后发生遗尿情况减少。舌脉同前，继续用上方 10 剂服用，服药后遗尿明显减少，又服 20 余剂其病已愈，未见复发。

【按】肾主水，膀胱为津液之府，肾与膀胱俱虚，而冷气乘虚而入，不能拘制，其水出不禁，即成遗尿，遗尿即肾与膀胱俱虚夹冷所致。方中益智仁温肾固精，缩小便；乌药行气散寒，能除膀胱肾间冷气，以止小便频数；两药相配收散有序，涩而不滞。山药健脾补肾，固涩精气，与上两药合用，温肾祛寒，缩尿止遗。加入桑螵蛸、菟丝子补肾止遗；五味子收敛固涩，益气生津，补肾宁心；熟地黄、枸杞子温肾滋阴；甘草调和诸药。诸药合用，温而不燥，除下元虚冷，则肾气复而膀胱约束有权，遗尿可愈。

250. 小儿夏季高热 ●

【症候】发热持续不退，口渴不甚，皮肤灼热，无汗或少汗，小便频数，色泽淡黄，烦躁不宁，口唇干燥，舌质淡红，舌苔薄白，脉数。

【中医辨证】暑热伤阴。

【治法】清暑解表，滋阴清热。

【处方】青蒿 3 克，黄芩 3 克，金银花 5 克，竹叶 3 克，荷叶 3 克，丝瓜络 3 克，滑石 5 克，甘草 5 克。

【用法】水煎服，每日一剂。

【临床案例】

戴 ××，男，13 个月，于 2015 年 7 月 13 日就诊。患儿高热 2 天，给以退热药注射，未见效果。现患儿面赤唇干，体温 39.1℃，烦躁不安，小便短赤，指纹浮紫，舌淡红，苔薄白。中医辨证为暑热所伤，邪在气分，治宜清暑益气，解表，就诊后给以上方 3 剂，服用后体温恢复正常，诸症悉除。

【按】本方主治暑伤肺经气分，暑热轻微，津伤未甚之证。因其邪浅病轻，故身热口渴不甚；舌淡红，苔薄白亦为邪浅病轻之象。微暑伤人，治则不必重剂，只宜辛凉芳香轻药祛暑清热，以免药过病所。本方中青蒿苦寒芳香，有清热凉血退蒸之功，以清泄肝胆和血分之热见长；黄芩为清热燥湿之品，善清上中二焦湿热邪火；二药配对，青蒿清透少阳邪热，黄芩清泄胆腑邪热，清泄湿热之力增强。荷叶主入心、肝、脾经，兼入肺经，清暑利湿，升发清阳；竹叶长于清心除烦，生津利尿；金银花为气分要药，长于清热解毒；滑石性寒味淡，寒能清热，淡能渗湿，使三焦湿热从小便而出，少佐甘草以和中气，与滑石相配，有甘寒生津之效，使小便利而津液不伤，二药相配，共成清暑利湿之功。全方聚集诸多辛凉轻清、祛暑解热之品于一方，轻清走上，以清肺经暑热之邪。

第十四章

五官科疾病

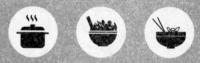

> ### 251. 眼睑下垂（重症肌无力眼肌型）

【症候】眼睑下垂或四肢无力，甚至全身无力，容易疲乏，畏寒肢冷、腰膝酸软、小便频数或夜尿多，大便稀溏或完谷不化，舌质淡、边有齿痕，舌苔薄白，脉沉细。

【中医辨证】脾肾阳虚，经脉失养。

【治法】补脾益肾，温阳通络。

【处方】党参 20 克，黄芪 30 克，芡实 10 克，金樱子 10 克，巴戟天 10 克，仙茅 20 克，肉桂 10 克。

【用法】水煎服，每日一剂。

【临床案例】

赵××，男，50岁，于 2003 年 11 月 6 日就诊。患者眼睑不能抬举两月余，患者于两个月前无明显诱因出现左侧上眼睑抬举无力，看前方物体时需仰头而视，曾到某医院眼科就诊，眼科检查未见任何异常。近一个月逐渐出现两眼睑下垂，眼裂不能睁大，晨起时视力好些，午后为甚，伴有全身乏力，腰膝酸软。后经北京某医院做"新斯的明"试验，确诊为重症肌无力症（眼肌型），曾用"新斯的明"治疗两个月，每日 3 次，每次 1 片。服药后症状虽然得到改善，但在停药后又照样复初。寻求中医治疗，症见患者眼睑下垂，神疲肢倦，畏寒肢冷，性情烦躁，小便频数，苔白润，脉虚缓。治疗以温肾健脾为主，服上方 30 剂，眼睑午前尚能微抬举一点，畏寒肢冷、困倦乏力等症好转。继续服药 30 剂后，两眼睑午前抬举明显好转，仅午后低垂些，其余症状消失。又服 30 剂，已完全复常。后又继服数剂巩固疗效。

【按】中医称眼睑下垂为"睑废"或"睢目"。中医古籍《黄帝内经》就已记载关于眼睑下垂的相关知识，分别从脏腑、经络、外邪、内伤等多个角度来论述关于眼的解剖结构、生理功能和病理现象。巢元方《诸病源候论·睢目候》曰："目是脏腑血气之精华，若血气虚，其皮缓纵，垂复于目，则不能开，此呼睢目。"《圣济总录》称"眼睑垂缓"。眼睑在眼科五轮中为"肉轮"，属脾目，司眼之开合，脾气虚弱，以致下垂不举。方中党参、黄芪益气补脾，且黄芪还有升阳之功；巴戟天、仙茅、肉桂、芡实、金樱子温阳益肾。合而用之，共奏补脾益肾之功。

252. 多发性麦粒肿

【症候】眼睑部肿物，伴有口臭，口干，心烦，舌淡苔黄腻，脉数。

【中医辨证】脾经郁火。

【治法】清热泻火解毒。

【处方】全蝎3克，大黄5克，金银花9克，甘草5克。

【用法】共研为细末，每次服1克，早晚各服一次，白水送服。

【临床案例】

金××，女，10岁，于2007年8月15日就诊。患者半年来双眼反复生麦粒肿，此愈彼起。因不想手术治疗，特请中医诊治。检查：双眼睑缘红赤，上眼睑有两处麦粒肿，小便短赤，苔黄，脉数。就诊后给以上方5剂服用，服药后症状明显减轻，又照方再服5剂，症状全部消失，疾病痊愈。

【按】本病属于中医"针眼""土疳""土疡"范畴。倘胞睑红赤肿痛，也列为"眼丹"范畴。中医认为本病过食辛辣炙煿厚腻之品，以致脾胃积热，升扰于目。方中全蝎味辛，咸，有散结攻毒之功；大黄苦降，能使上炎之火下泻，又具清热泻火、解毒之功，可使热毒下泄；金银花甘寒，清热解毒消痈；甘草调和诸药。方中诸药合用清热解毒，使上炎之火下泄，疖肿消散。临床中观察本方除对麦粒肿有良好效果外，对多发性疖肿，眼部丹毒等亦有较好的效果。

253. 睑缘炎

【症候】眦部睑缘红赤，糜烂，灼热刺痒，舌尖红，苔黄，脉数。

【中医辨证】心火上炎。

【治法】清心泻火。

【方名】黄连泻心汤加减。

【处方】黄连10克，当归15克，黄芩15克，黄柏10克，牡丹皮15克，生地黄20克。

【用法】水煎服，每日一剂。

【临床案例】

唐××，男，42岁，于2014年4月17日就诊。患者双眼内外眦部赤烂刺痒已1年余，时轻时重，尤以夜间睡眠不好或熬夜后双眼红赤刺痒加重，曾服用药物治疗，病情未见明显控制。现寻求治疗，检查：双眼睑缘红赤糜烂，结膜充血，舌尖红而脉数。中医辨证诊断为心火上炎之睑缘赤烂，治以上方10剂服用，服药后症状减轻，继续服药40剂后，睑缘红赤刺痒消失，病获治愈。

【按】睑缘炎中医称"睑弦赤烂"，又名"风弦赤眼""迎风赤烂"等。是指睑缘表面、睫毛毛囊及其腺体组织的亚急性或慢性炎症。常为双眼发病，病程长，病情顽固，时轻时重，缠绵难愈。此案为心火内盛，风火上炎灼伤睑眦而成，治宜清心泻火止痒。方中黄连既入上焦以清泻心火，盖因心为君火之脏，泻火必先清心，心火宁，则诸经之火自降，又入中焦，泻中焦之火；以黄芩清上焦之火，黄柏泻下焦之火；生地黄清热凉血，兼能养阴；牡丹皮有凉血清热、活血散瘀之功，偏泻心经之火，长于清热凉血，善治血中结热；当归补血活血。诸药相伍，共奏泻火解毒之效。

254. 急性结膜炎

【症候】以发病急暴，势如暴风骤起之状，传染性强，眼结膜急性充血，红肿热痛，分泌物增多，涩痛刺痒，羞明怕光，伴有头痛鼻塞，恶寒发热，口渴，尿赤，便结，舌尖红，苔薄白，脉浮数。

【中医辨证】风热上扰。

【治法】清热祛风解表。

【处方】秦皮10克，菊花10克，黄柏15克，花椒10克，薄荷6克，荆芥10克，防风10克。

【用法】上药共煎，熏洗患眼，每次熏20～30分钟，每日一剂煎两次用。

【临床案例】

褚××，男，38岁，于2012年3月11日就诊。患者于2天前出现两目赤红，分泌物增多，且痛且痒，曾在眼科诊为结膜炎，用抗生素类眼药水滴眼效果不明显，寻求中医治疗。就诊后可见患者双眼赤红，分泌物较多，伴有头痛、鼻塞、口渴，舌红，苔白，脉浮数，给以上方3剂熏洗，3天后痊愈。

【按】方中秦皮清泄肝火而明目，菊花甘寒，善于祛风清热，清肝明目，二药配伍，有清肝明目之攻；黄柏清热燥湿，泻火解毒；荆芥长于发表散风，且微温不烈，药性和缓，防风辛而不烈，甘缓不峻，微温不燥，药性和缓，亦为治风通用之品，二药相须配伍，则发散风寒之力增强；薄荷疏散风热，又能清利头目；花椒温中止痛，杀虫止痒。方中诸药共用，清热祛风，消肿止痒。

255. 慢性单纯性青光眼

【症候】眼珠胀痛，白睛混赤，黑睛混浊，瞳神散大，眼干涩昏花，伴面红口苦，咽干，失眠多梦，五心烦热，颧红盗汗，舌红少苔，脉细数。

【中医辨证】阴虚火旺。

【治法】滋水涵木，滋阴降火。

【方名】知柏地黄汤加减。

【处方】熟地黄10克，知母12克，黄柏15克，生地黄10克，泽泻10克，茯苓10克，山药15克，牡丹皮10克，菊花10克，石斛10克，生甘草10克。

【用法】水煎服，每日一剂。

【临床案例】

倪××，男，52 岁，于 2012 年 12 月 22 日就诊。患者视物模糊 1 年余，初起右眼发红作胀，流泪畏光，继而头痛，视力减退。经某医院检查，视力右眼：0.4，左眼：1.0，右眼压高达 56mmHg，眼底：右眼视神经乳头生理凹陷较大，虹膜发胀，前房浅，瞳孔对光反应迟钝，诊为慢性单纯性青光眼，经内服降压药及滴眼缩瞳剂，眼压未降。后自觉视力渐减，眼胀，心悸健忘，夜寐梦多，食欲不振，口苦咽干，小便赤涩，舌红，脉弦数。特来此求治，中医辨证属相火内炽，心神不藏，真阴亏损，目失所养之证，治当"壮水之主以制阳光"之法，拟上方加减。服药 20 剂后，视力增强，右眼：0.7，口苦乏味，小便色黄，舌象同前，脉弦数，两尺弱。再拟滋阴泻肝，上方去山药，加龙胆草。又服 20 剂，精神振作，食欲转佳，视力右：1.2，左 1.2，右眼压降为 20mmHg，瞳孔对光反应良好，苔薄质淡，脉弦而细，乃宗前意，改用"杞菊地黄丸"。经治 3 个月，症状消失而愈。

【按】青光眼在中医属"五风内障"范畴，是由于阴阳偏盛、气机失调等诸种原因，导致气血失和、经脉不利，目中玄府闭塞，气滞血瘀，肾水瘀积而发病。约成书于宋元时代的我国著名的眼科专著《秘传眼科龙木论》，首次提出了"五风变内障"之名，并分别就病因病机、临床症候、治疗方药（包括针刺）均加以详论，特别是肝风为本说，对后世产生了重要的影响。明代的《证治准绳》也有类似记载。古代医家所积累的丰富的实践经验，至今仍有重要的借鉴价值。此案所患之青光眼乃阴虚火旺之症，方中熟地黄滋阴补肾、益精填髓；山药滋肾补脾，助熟地黄滋补肾阴，知母清虚热、滋肾阴，黄柏清肾中伏火、坚肾阴，助熟地黄以滋阴降火；茯苓健脾渗湿；生地黄、牡丹皮清热凉血；菊花、石斛清肝明目。诸药合用，使补中有泻，补而不腻，以达到滋阴降火，清肝明目之功。

256. 急性中耳炎

【症候】感冒后出现耳胀、耳闷、疼痛，或有耳鸣，听力减退，伴有发热，口干，怕风，鼻塞等，舌红苔薄黄，脉浮数。

【中医辨证】风热邪毒上壅耳窍。

【治法】疏气行血，清热解毒。

【方名】普济消毒饮加减。

【处方】连翘 10 克，黄芩 10 克，板蓝根 15 克，僵蚕 10 克，金银花 15 克，桃仁 10 克，玄参 10 克，黄连 10 克，牛蒡子 10 克，陈皮 10 克，苍耳子 10 克，蝉蜕 10 克。

【用法】水煎服，每日一剂。

【临床案例】

史××，男，48 岁，于 1999 年 3 月 3 日初诊。患者开始为上呼吸道感染，继之耳痛，身热，体温 38.5℃，面腮颊部亦牵掣作痛，经检查确诊为急性中耳炎，其舌红苔黄，脉细。证系风热邪毒上壅耳窍，治当行血疏气，清泄热毒。给以普济消毒饮加减。患者连进 7 剂，其热退症除，病获愈。

【按】原方普济消毒饮乃李东垣所创用，此以加减用之，获以良效。方中之黄芩、黄连清泄上焦热毒；牛蒡子、连翘、金银花、蝉蜕、僵蚕疏散头面风热；玄参、板蓝根清热解毒；陈皮理气而桃仁行血，二者合用，能疏气血之壅滞；苍耳子散风热，而利上窍，引诸药直达病所。方中诸药共奏清热解毒、疏风散邪、宣壅通利之功。

257. 神经性耳聋（外伤性）

【证候】持续性、高音调耳鸣、耳聋，多因外伤所致，或耳聋日久，耳内或有堵塞感，舌暗红或淡红，边有瘀斑或瘀点，苔薄白，脉弦。

【中医辨证】气血瘀滞。

【治法】活血化瘀，通络开窍。

【方名】血府逐瘀汤加味。

【处方】生地黄10克，枳壳10克，当归10克，赤芍10克，川芎10克，桔梗15克，柴胡15克，甘草10克，桃仁10克，红花10克，牛膝20克，丝瓜络20克，路路通10克。

【用法】水煎服，每日一剂，分两次服。

【临床案例】

马××，男，48岁，于2000年5月27日就诊。患者于3个月前因左耳部受外伤，以后亦无听力。曾去多个医院诊治，经检查均诊断为外伤性神经性耳聋，多次治疗，未见明显好转。现患者感觉左侧耳中鸣声无休止，胀痛，耳周围有时阵痛，舌尖红，舌面有瘀点，余无特殊不适。此证系外伤导致气血凝滞，壅结耳窍。治宜活血化瘀，通络开窍。予以血府逐瘀汤加味治疗。连服30剂后，自觉耳中鸣声减弱，胀痛消失。继续服药30剂，诸症皆除而愈。

【按】耳司听觉，位于头面两侧，是清阳之气上通之处，属清窍之一。其功能须依赖气血阴阳调和而发生作用。《医林绳墨》耳部中有"然阳主乎声，阴主乎听，如寂然而听，声必应之，此阴阳相合，气之和也"。《灵枢·口问篇》有"耳者，宗脉之所聚也"。由于全身各大脉络会聚于耳，使耳与脏腑相连接，脏腑的生理功能和病理变化，常循经反映于耳。此例由于外伤导致气血凝滞，壅结耳窍，阴阳气血失调，呈现耳聋等症。方中桃仁破血行滞而润燥，红花活血祛瘀以止痛；赤芍、川芎活血祛瘀；牛膝活血通经，祛瘀止痛，引血下行；生地黄、当归养血益阴，清热活血；桔梗、枳壳，一升一降，宽胸行气，桔梗并能载药上行；柴胡疏肝解郁，升达清阳，与桔梗、枳壳同用，尤善理气行滞，使气行则血行；加之丝瓜络、路路通以助通络开窍，甘草调和诸药。合而用之，使血活瘀化气行，组成调和阴阳气血之剂，获良效。

258. 过敏性鼻炎

【症候】阵发性鼻塞，鼻痒，喷嚏频频，清涕如水，嗅觉减退，早晚易发，畏风怕冷，遇风寒即作，容易感冒，气短懒言，语声低怯，自汗，面色苍白，咳嗽痰稀或咳喘无力，舌质淡，舌苔薄白，脉细虚弱。

【中医辨证】肺虚卫气不固。

【治法】补肺固表，调和营卫。

【方名】桂枝汤加味。

【处方】桂枝 10 克，白芍 10 克，炙甘草 10 克，黄芪 15 克，白术 10 克，黄芩 10 克，川芎 10 克，白芷 15 克，苍耳子 15 克。

【临床案例】

邢××，女，33 岁，于 2015 年 1 月 14 日初诊。**患者自诉阵发性鼻痒，喷嚏连声，流白色清涕，鼻塞，头痛，反复缠绵半年之久，清晨遇凉风刺激后尤为严重，感冒后病情亦加重。**曾经多次治疗病情时好时坏，反复发作，**特寻求中医治疗。**中医辨证属肺虚卫气不固所致，给以上方服用，服药 10 剂后患者病情明显好转，**鼻塞、鼻痒、喷嚏等症状减轻，继续服用 10剂，疾病基本痊愈，为巩固疗效继续服药 10 剂。

【按】过敏性鼻炎又称变态反应性鼻炎，中医称之为"鼻渊"。此案病机为风寒袭肺，肺虚卫气失调所致。肺合皮毛，开窍于鼻，加之患者正气不足，腠理疏松，卫表不固，风寒邪气乘虚而入，犯及鼻窍，邪正相搏，肺气不得通调，津液停聚，壅滞鼻窍，遂致喷嚏、流涕等。本部表现在肺，但其病理变化与脾肾亦相关，所以选用桂枝汤解肌散寒，调和营卫，加黄芪、白术补中益气，增强机体免疫力；白芷、苍耳子宣通鼻窍，祛风解表；黄芩清热燥湿；川芎活血行气止痛。诸药合用风寒散，营卫和，则症可愈。

259. 过敏性鼻炎 ●

【症候】阵发性鼻塞，鼻痒，喷嚏频频，清涕如水，嗅觉减退，早晚易发，畏风怕冷，遇风寒即作，舌质淡，舌苔薄白，脉浮。

【中医辨证】风寒侵扰。

【治法】辛温散寒，祛风解表。

【方名】荆防败毒散加减。

【处方】荆芥 10 克，防风 15 克，苍耳子 10 克，薄荷 5 克（后下），菊花 10 克，羌活 10克，川芎 10 克，生姜 2 片，甘草 10 克。

【用法】水煎服，每日一剂。

【临床案例】

黄××，男，29 岁，于 2010 年 12 月 14 日就诊。**患者间歇性鼻塞，鼻痒，打喷嚏，流清水样鼻涕 2 个月。**近几天来因感受风寒又复发作，**伴头痛，畏寒，微热，全身不适，身痛，**舌质红，苔薄白，脉浮紧。诊断为风寒侵袭型过敏性鼻炎。给以上方 10 剂服用，服药后症状全无，病获痊愈。

【按】本方中以荆芥、防风、羌活辛温解表，发散风寒；菊花辛凉清芬，能疏风热，清头目，止头痛，为疏风散热之要药；川芎辛温走窜，散风寒，行气血，止头风，为祛风散寒之佳品，二药合用，平正无偏，故头风昏痛，不论是寒是热，属表属里，皆可应用；苍耳子宣肺通鼻窍；薄荷味辛性凉，辛能发散，凉能清热，轻浮上升，芳香通窍，功善疏散上焦风热，清头目；

甘草调和诸药。诸药协同，具有疏风解表，败毒消肿作用。

260. 过敏性鼻炎

【症候】鼻塞鼻胀较重，鼻涕清稀，鼻塞不通，淋漓而下，嗅觉迟钝，鼻塞，鼻痒，清涕连连，喷嚏突发，面色萎黄无华，消瘦，食少纳呆，腹胀便溏，四肢倦怠乏力，少气懒言，舌淡胖，边有齿痕，苔薄白或腻，脉细弱无力。

【中医辨证】肺脾气虚。

【治法】补肺益气，健脾利湿。

【方名】参苓白术散加减。

【处方】党参 15 克，白术 10 克，茯苓 10 克，山药 10 克，泽泻 10 克，薏苡仁 15 克，苍耳子 10 克，黄芪 10 克，甘草 10 克。

【用法】水煎服，每日一剂。

【临床案例】

佟××，男，10岁，于2014年3月12日就诊。患者时常流清涕已1年余，鼻塞鼻胀较重，晚上睡觉需张口呼吸，嗅觉迟钝，面色萎黄无华，食少纳呆，四肢倦怠无力，少气懒言，舌淡胖，边有齿痕。曾在某医院检查鼻道通畅，鼻黏膜淡红，诊断过敏性鼻炎。就诊后中医辨证为脾肺气虚型过敏性鼻炎，给予上方服用，服药10剂后症状明显减轻，继续服药20剂，病获痊愈。

【按】过敏性鼻炎属于祖国医学"鼻鼽"范畴，具有病程长，反复发作的特点。本例病例的病机乃是肺脾气虚，卫表不固，风寒之邪乘虚而入，侵犯鼻窍，邪正相搏，肺气不得宣畅，津液停聚。肺气的充实有赖于脾气的输布，脾气虚则肺气虚。方中党参、白术、茯苓益气健脾渗湿，山药助上药以健脾益气，兼能止泻；并用薏苡仁助白术、茯苓以健脾渗湿；黄芪补中益气，固表；甘草健脾和中，调和诸药。综观全方，补中气，渗湿浊，行气滞，使脾气健运，湿邪得去，则诸症自除。本方通过调理脾胃，而使清阳上升，肺有所养，肺卫得固。通过临床实践观察证明，本方药性平和，标本兼顾，适合长期服用，对肺脾气虚型过敏性鼻炎，疗效确切。

261. 鼻窦炎

【症候】鼻涕黄浊，间歇或持续鼻塞，嗅觉减退，眉间或颧部有叩压痛，胃脘胀满嘈杂，头痛，胸闷，咳嗽多痰，口干，小便黄少，大便秘结，舌质红，苔微黄，脉浮数。

【中医辨证】肺胃蕴热，热毒循经上扰。

【治法】清肺泻胃，清热解毒。

【处方】苍耳子 15 克，白芷 15 克，辛夷 10 克，金银花 30 克，蒲公英 30 克，黄芩 15 克，大青叶 15 克，鱼腥草 30 克，细辛 5 克，生石膏 30 克。

【用法】水煎服，每日一剂。

【临床案例】

赵××，男，40岁，于1996年12月15日初诊。患者右侧鼻孔流黄脓样浊涕1个月，严重时呼吸亦感其气味腥臭，眉额及眼眶疼痛，张口呼吸睡眠。曾在某医院诊断为鼻窦炎，经药物治疗无明显效果。现患者自感上述症状加重，舌质紫，苔薄黄，脉缓，特来治疗。中医辨证为肺胃蕴热，热毒循经上扰所致。给以上方10剂服用，服药后浊涕变稀，但仍有少量脓样物，晨起腥臭味减轻。原方续服10剂，鼻涕正常，已无腥臭味。又服药10剂后，诸症全无，一切正常。

【按】中医学将鼻窦炎归属于"鼻渊"范畴，《素问·阴阳应象大论》记载："肺主鼻……在窍为鼻"，意思是鼻为肺之外窍，所以鼻窦炎需要及时进行治疗，以防他变。方中苍耳子、白芷、辛夷可以发散风寒，辛凉宣散，通窍止痛；金银花、大青叶、蒲公英清热解毒；黄芩清热解毒，祛邪解表；鱼腥草透脓解毒；细辛辛温宣散，疏风通窍，使邪从表解；石膏清泻肺胃实火。诸药合用共奏清热通窍，清利头目，透脓排涕之功。

262. 上颌窦炎

【症候】鼻塞，浊涕，头痛，上午较轻，下午较重，伴有头晕、失眠，精神萎靡，舌淡，苔微黄，脉浮数。

【中医辨证】外感风寒之邪，内困脾胃湿热所致。

【治法】疏风散邪，燥湿清热。

【处方】苍耳子15克，辛夷15克，白芷10克，黄芩15克，荆芥15克，防风10克，柴胡10克，金银花10克。

【用法】水煎服，每日一剂，一般10剂为一疗程，最多服20剂，如无效则停药。

【临床案例】

万××，男，30岁，于2003年3月26日就诊。患者于一个月前因感冒出现头痛，头晕，时有喷嚏，经治后稍轻。因未注意，几日后复又发作，发热，头痛鼻塞，右侧偏重，检查：体温38.7℃，右上颌窦外部皮肤稍肿胀压痛，鼻黏膜、鼻甲均充血肿胀，中鼻道及鼻腔底部有少量黏脓性分泌物。诊断为急性单纯型上颌窦炎。经治疗后体温正常，鼻塞，头痛减轻，现求治于中医。诊见患者鼻塞，头痛，舌质淡，苔薄白，脉浮数。此为外感风寒，风邪犯肺，肺失清肃，上攻于鼻故鼻塞，风邪郁于鼻故痛，证属风寒型鼻渊。治以疏风，宣肺，通窍开塞。用上方服药15剂，鼻塞，头痛消失，病获痊愈。

【按】上颌窦炎属中医"鼻渊"范畴，多因湿热郁阻，上蒸清窍，肺气失宣所致。表现为鼻塞流涕、头痛为主要症状，治疗宜燥湿清热，宣肺通窍为主。在临床上应分清虚实进行诊治。方中辛夷、白芷、苍耳子通利鼻窍，祛风散邪；黄芩清热燥湿，泻肺之实火；荆芥、防风辛温散风利窍；柴胡清热解表；银花清热解毒。合而用之，共奏透脑散邪，燥湿清热之功。

263. 急性化脓性扁桃体炎

【症候】咽部疼痛剧烈，连及耳根，吞咽困难，痰涎较多，可伴有高热，口渴引饮，咳嗽，痰黄稠，舌质红，苔黄，脉洪大而数。

【中医辨证】热毒壅阻咽喉。

【治法】清热解毒，活血消肿。

【处方】蒲公英30克，大青叶30克，板蓝根20克，黄芩20克，牡丹皮15克，赤芍15克，甘草10克。

【用法】水煎服，每日一剂，分三次服。重症可每日二剂，分六次服。

【临床案例】

谢×，女，30岁，于2017年4月23日就诊。患者咽痛伴发热3天。患者于3天前出现咽喉肿痛，伴有发热，自己口服抗生素治疗，病情未完全控制。特来求治，现症：体温38.3℃，咽部明显充血，扁桃体Ⅱ度肿大，有较多分泌物。化验检查：白细胞1.2×10^9/L，中性粒细胞82%，淋巴细胞18%。中医辨证属热毒壅于咽喉所致，即给以上方每日两剂，分六次服，体温在2天后降至正常，3天后扁桃体脓性分泌物消失，以后改为每日一剂，治疗7天后咽充血明显减轻，再继服3剂痊愈。

【按】本病属中医学"乳蛾"范畴，为外邪壅盛，乘势传里，肺胃热盛，火热上蒸，灼腐喉核而为病。《金匮要略》言："热之所过，血为之凝滞。"血受热灼成瘀，血不利则为水，血瘀水停，故形成咽部充血肿大、渗出的病理变化。临床上多选用清热解毒药治疗，同时加入活血利水药，可明显提高疗效。方中蒲公英、大青叶、板蓝根、黄芩皆属苦寒类药物，蒲公英能消痈肿，大青叶凉血散肿，板蓝根解毒利咽，黄芩清热燥湿；牡丹皮、赤芍清热凉血，祛瘀止痛；甘草缓急止痛，调和诸药。全方共奏清热解毒、消肿散结，利咽止痛之功。本案在运用蒲公英、大青叶、板蓝根、黄芩清热解毒利咽的同时，加入牡丹皮、赤芍清热活血利水来促进咽喉部血液循环和代谢，改善局部充血、渗出的病理变化，疗效良好。现代药理研究表明，蒲公英、大青叶、板蓝根、黄芩具有明显的抗菌作用，赤芍、牡丹皮能显著降低红细胞的聚集性，同时对血小板聚集、血小板血栓形成有抑制作用，全方合用抗菌消炎，消肿止痛。

264. 溃疡性咽峡炎

【症候】咽和口腔黏膜、扁桃体等处出现浅溃疡，周围黏膜呈鲜红色，伴有畏寒、发热、咽部灼热疼痛，舌淡苔微黄，脉数。

【中医辨证】胃火郁热，热邪壅聚，蕴蒸而肉腐。

【治法】清热解毒，清胃凉血。

【处方】升麻15克，黄连10克，当归10克，生地黄15克，牡丹皮10克，生石膏15克，栀子10克，芦根10克，蒲公英20克，紫花地丁20克，山豆根10克，连翘15克，大黄

10 克。

【用法】水煎服，每日一剂。

【临床案例】

苑××，男，29 岁，于 2015 年 8 月 15 日初诊。患者因咽峡部溃疡 2 个月而求治，患者于 2 个月前无明显诱因出现咽峡部溃疡，经用抗生素、激素等多种疗法，症状未见明显好转，故来就诊。现患者痛苦面容，体质瘦弱，咽部充血，咽后壁有大小不等浅层溃疡，咽干口臭，食纳欠佳，便秘尿赤，舌苔黄腻，脉数有力。诊断为溃疡性咽峡炎。此乃胃热蕴毒之症，采用上方辨证加减治疗，共服药 20 剂而诸症悉除，溃疡愈合，而告痊愈。

【按】溃疡性咽峡炎系属中医"喉痛"范畴，本案乃胃热蕴毒积聚而成，故以清热解毒之法治之。方用苦寒泻火之黄连直折胃腑之热；以甘辛微寒之升麻，一取其清热解毒；一取其轻清升散透发，可宣达郁遏之伏火，有"火郁发之"之意。黄连得升麻，降中寓升，则泻火而无凉遏之弊；升麻得黄连，则散火而无升焰之虞。胃热盛已侵及血分，进而耗伤阴血，故以生地黄凉血滋阴；牡丹皮凉血清热；当归养血活血，以助消肿止痛；石膏味辛甘，体重而沉降也，能清泄胃火，故胃火亢盛所引起的疾病，可与清热凉血之生地黄同用；栀子清泻三焦之火；芦根、山豆根解毒利咽；蒲公英、紫花地丁、连翘清热解毒。诸药合用，共奏清胃凉血之效，以使上炎之火得降，血分之热得除，于是循经外发诸症，皆可因热毒内彻而解。

265. 慢性咽炎

【症候】咽部胀闷不适，异物感明显，如痰堵塞，咽腔淡红或淡白，肿胀肥厚，咽底颗粒增生如串珠样，心情不畅时症状加重，伴有急躁易怒，嗳气频发，口苦，咽干，舌淡红，苔腻，脉滑。

【中医辨证】肝气郁结，痰滞咽中。

【治法】疏肝理气，化痰散结。

【处方】半夏 10 克，陈皮 15 克，茯苓 10 克，甘草 10 克，厚朴 10 克，生地黄 15 克，玄参 10 克，沙参 10 克，制天南星 10 克，石菖蒲 15 克，桔梗 15 克，僵蚕 10 克。

【用法】水煎服，每日一剂。

【临床案例】

金××，男，41 岁，于 2014 年 4 月 23 日就诊。患者出现咽部不适感半年，经某医院检查后诊断为慢性咽炎。现咽中胀闷不适，如有物梗塞，吞之不下，吐之不出，口苦，咽干，舌红，苔腻，脉沉缓。就诊后给予上方连服 20 剂，诸症明显好转，咽部不适感消失，其他诸症减轻，继续服药 10 剂后，诸症均除，病获痊愈。

【按】方中半夏、制天南星辛温性燥，善能燥湿化痰，且又和胃降逆，配伍陈皮，既可理气行滞，又能燥湿化痰。厚朴下气除满，茯苓健脾渗湿，渗湿以助化痰之力，健脾以杜生痰之源。生地黄、玄参、沙参滋阴降火，清热凉血；石菖蒲、桔梗化痰散结，上行咽喉；甘草健脾和中，调和诸药。诸药合用理气化痰，使痰祛气散，乃病除而无恙。

266. 慢性咽炎

【症候】咽喉干燥，微痛刺痒，干咳少痰，甚或痰中带血，易呕，咽中如有物堵塞，夜间尤甚，常伴手足心热，腰膝酸软，心烦失眠，耳鸣眩晕，午后潮热，盗汗，舌红苔薄，脉细数。

【中医辨证】肺肾阴虚。

【治法】养阴清肺，清热利咽。

【处方】玄参 15 克，麦冬 10 克，牡丹皮 10 克，赤芍 10 克，桔梗 15 克，生甘草 10 克，射干 10 克，玉蝴蝶 10 克，芦根 30 克。

【用法】水煎服，每日一剂。

【临床案例】

唐××，女，35 岁，于 2011 年 7 月 18 日初诊。患者自觉咽部不适 3 个月，现咽部干燥，如有异物，干咳少痰，自觉内热，入夜为甚，大便燥结，小便黄赤，舌红苔薄，脉细数。就诊后给以上方 15 剂服用，服药后症状明显改善，偶觉少许热感，继服 10 剂诸症消失而愈。

【按】咽喉为肺之门户，慢性咽炎主要病机是肺燥伤津，本病其治大多在肺。方用麦冬养阴生津，滋阴降火，玄参清热凉血，滋阴降火，解毒散结，二者合用可以泻热生津，止嗽行水；牡丹皮、赤芍活血散结；桔梗、射干、玉蝴蝶清热解毒，利咽止咳；甘草可以调和诸药，利咽解毒，辅以芦根载药上行，可使其他诸药上行咽喉直达病所，以达治疗效果。全方药物共用具有清热解毒、养阴敛肺、消肿利咽之功。

267. 溃疡性口腔炎

【症候】口腔溃疡，色泽鲜红，经久不愈，反复发作，疼痛昼轻夜重，伴口干咽燥，手足心热，伴有腰膝疼痛，遗精盗汗，舌红少苔，脉数。

【中医辨证】肾阴不足，虚火上炎。

【治法】滋肾养阴，佐以清虚火。

【方名】六味地黄汤加减。

【处方】山茱萸 10 克，山药 15 克，牡丹皮 10 克，泽泻 10 克，茯苓 15 克，生地黄 15 克，淡竹叶 10 克，黄柏 15 克，玉竹 10 克。

【用法】水煎服，每日一剂。

【临床案例】

陈××，女，40 岁，于 2007 年 11 月 3 日就诊。患者 2 个月前出现口腔溃疡，反复发作，每因吃煎炸、熏制、多油的食物或劳累后即发作，咽干口燥，下肢无力，舌红苔少，脉细数。此乃肾阴不足，虚火上浮之候，法当滋阴降火，以上方加减主之。投以 10 剂，口疮大减，体力较前增加，大便 1 日一行，脉象同前。原方又服 10 剂，原发口疮已愈，虽吃油煎食物及劳累，左侧舌边有欲生口疮之征象，但未形成。脉象同前，仍以前方加减服之。其后虽因工作繁忙，舌边稍感不适，但未发生溃疡。嘱其常服六味地黄丸以善其后。

【按】口疮为病，实火者十之八九，虚火为患十之一二，实火者当清下，虚火者当补之。此案乃是每食煎、熬、熏、炙的滋膏厚味或劳累后则发作，乃肾水衰惫之征，故以滋肾养阴，佐以清虚火，防止其虚火上炎，则口疮而得以治愈。方中山茱萸补养肝肾，并能涩精；山药补益脾阴，亦能固精，两药相配，滋养肝脾肾，故以补肾阴为主，补其不足以治本。配伍泽泻利湿泄浊；牡丹皮清泄相火，并制山茱萸之温涩；茯苓淡渗脾湿，并助山药之健运；黄柏清热解毒，泻火燥湿，走手厥阴经，而有泻火补阴之功；玉竹滋阴润燥，养阴生津；生地黄清热凉血，滋阴生津；淡竹叶清热除烦，利尿，与生地黄配伍可治口舌生疮。方中诸药合用，以补肾阴为主，清退虚火，口疮可愈。

268. 复发性口疮

●

【症候】溃疡以两颊及唇为主，疮面覆黄苔，灼热疼痛，口渴不欲饮，伴有口臭，口干口苦，舌苔厚腻，脘痞胸闷，大便秘结，舌红苔黄腻，脉滑数。

【中医辨证】胃肠燥热，津液被灼。

【治法】滋阴泻热，增液润肠。

【方名】增液麻仁汤加减。

【处方】玄参 15 克，麦冬 15 克，生地黄 15 克，厚朴 10 克，大黄 10 克，杏仁 10 克，白芍 10 克，枳实 10 克，沉香 10 克。

【用法】水煎服，每日一剂。

【临床案例】

王××，女，51 岁，于 2009 年 11 月 19 日就诊。患者口腔黏膜溃疡、灼痛 5 个月，于 5 个月前口腔内黏膜溃疡灼痛，反复发作。初起时为一小疮，继而溃破成为溃疡，经十余天后渐愈，间歇几日后复又再发，未经治疗。今日特来就诊，现患者下唇内黏膜可见一绿豆大小溃疡，灼痛较剧，口干口苦，大便秘结，舌质正常，苔薄黄，脉弦。诊断为复发性口疮。中医辨证为胃肠燥热，津液不足。即给以上方 10 剂，服药后大便正常，口疮即愈。继续服药 10 剂巩固疗效。

【按】本证辨证是以大便燥结与口疮同时出现为特点。临床表现口疮反复发作或此愈彼起，灼痛较剧，伴有口干舌燥或咽痛口臭，大便燥结，或有嗳气，小便短赤，舌边尖红，苔黄燥，脉滑数或弦数，按之无力，此乃胃肠燥热，津液被灼所致。方中重用玄参滋阴泄热通便，麦冬、生地黄滋阴生津，三药合用功能滋阴清热，增液通便；大黄泄热通便、软坚润燥；滋阴与攻下相合，使阴液得复，热结得下，正邪合治，共成"增水行舟"之剂；加杏仁润胃肠之燥热，白芍补血；枳实除大肠之热；厚朴、沉香理气，厚朴和枳实，尚有通便之力。通过这些药物除胃肠之内热且有润肠作用，燥热已除，则津液自复，口疮得以治疗。

269. 复发性口疮

【症候】多见于女性患者，口疮位于舌侧边缘，常随情绪的波动或月经周期而复发和加重，伴有烦躁易怒，胸胁胀满，口苦口酸，舌红苔黄，脉弦数。

【中医辨证】肝气郁结，气郁化火。

【治法】疏肝清热，佐以养阴降火。

【处方】牡丹皮15克，白芍15克，生地黄15克，香附15克，栀子10克，当归10克，柴胡10克，茯苓10克，甘草6克，牛膝10克，丹参10克，玄参10克。

【用法】水煎服，每日一剂。

【临床案例】

朱××，女，45岁，于2010年4月28日就诊。患者经期即发口腔溃疡10个月，患者于10个月前出现行经期间口腔溃疡，此后经期提前1周左右，量多，色红黯，有血块，每次经期即发口腔黏膜溃疡，灼痛，伴有头晕、头痛、颜面烘热，手心发热，心烦易怒，胸胁乳房发胀，善太息。上述症状经后而减。现诸症发作时来就诊，唇颊黏膜可见溃疡两处，如绿豆大小，胸胁胀痛，烦躁易怒，口干口苦，舌质正常，苔薄黄，脉弦细稍数。辨证为肝郁化热，拟用上方治疗，以后每于月经前服上方10剂，连用3个月经周期后，口疮未再发生，诸症亦消失。

【按】本例口疮患者随情志波动或月经周期而发作，伴有口苦咽干，心烦易怒，精神抑郁，胸胁或乳房作胀，此乃肝气郁结，郁久化火而致。方中柴胡疏肝解郁，使肝气得以调达，香附为疏肝解郁，行气止痛之要药，二者合用共奏疏肝解郁，清热凉血之效；栀子泻火除烦，凉血解毒，消肿止痛；牡丹皮、生地黄清热凉血，活血散瘀，丹参清热凉血，散瘀止痛，除血分瘀热与牡丹皮相须为用，清热泻火，凉血活血之力倍增；白芍养血柔肝；牛膝引血下行，使肝郁之火下行而出；甘草调和诸药；全方共奏疏肝清热，凉血活血之力。

270. 过敏性唇炎

【症候】唇部潮红肿胀，自觉痒痛，灼热，伴食欲减退，脘腹痞闷，口中黏腻，小便黄，大便黏腻不爽，舌红，苔黄腻，脉滑数。

【中医辨证】脾胃湿热。

【治法】健脾和胃，清热除湿。

【处方】防风15克，荆芥10克，薄荷6克，连翘15克，栀子10克，黄芩15克，生石膏20克，白术15克，白芍10克，当归15克，滑石10克，薏苡仁15克，甘草10克。

【用法】水煎服，每日一剂。

【临床案例】

王××，男，19岁，于2012年7月10日初诊。患者于7天前晨起出现上唇红赤肿胀，痒痛，第二天肿胀、痒痛更加明显，故就诊于某医院口腔科，诊断为过敏性唇炎，用西药抗过敏治疗，时好时犯，故来诊求治。现患者上唇肿胀较甚，色稍红，轻痒，舌淡无苔，脉沉缓。投以上方 10 剂，症状消失，病获痊愈。

【按】唇炎中医称之为"唇风"。《外科正宗》："唇风，阳明胃火上攻，其患下唇发痒作肿，破裂流水，不疼难愈。"从经络循行来看，人体的口唇部位与脾胃二经循行有关。故中医理论认为口唇疾患应从脾胃论治。方用连翘、栀子、黄芩、生石膏清热泻火；防风、荆芥、薄荷疏散风邪；白芍、当归养血和肝，活血祛风；滑石、薏苡仁、白术健脾除湿；甘草解毒，调和诸药。诸药合用，共奏散风，清热，除湿之功。

271. 牙痛

【症候】牙痛时痛时止，牙龈色紫而肿，痛齿摇动，口燥咽干，头晕耳鸣，舌红苔薄黄，脉细数。

【中医辨证】阴虚火旺。

【治法】补肾益阴。

【处方】生地黄 20 克，熟地黄 20 克，玄参 15 克，骨碎补 10 克，金银花 15 克，白芷 10 克，细辛 6 克。

【用法】水煎服，每日一剂，分两次服用。

【临床案例】

吕××，男，35 岁，于 2013 年 5 月 3 日就诊。患者左侧下方牙齿疼痛两天，疼痛明显，但牙齿局部无明显炎症，经用止痛药肌内注射，缓解不到 1 个小时后，仍疼痛难忍。就诊后投以上方 5 剂，服药后痛止而病获痊愈。

【按】此患者为体内阴虚火旺导致的牙痛，比较常见的症状是口渴、牙齿疼痛等，只要所痛之牙局部红肿不甚，无明显炎症现象者，投用此方，屡屡收效，一般 3～7 剂可获治愈。方中熟地黄味甘、性平而入血分，滋阴补血、补精益髓，玄参咸寒，滋阴降火，清热解毒，更由于玄参入肾偏清热，熟地黄入肾偏滋阴液，两药相合，一清一滋，补肾养阴。生地黄性寒，功能凉血清热，滋阴补肾；白芷、细辛通窍止痛；金银花清热解毒。全方合用清热解毒，滋阴补肾之功彰显，药进病除。

272. 梅尼埃病

【症候】眩晕伴头重昏蒙，胸闷乏力，纳呆恶心，食少多寐，或时吐痰涎，舌淡苔白腻，脉滑。

【中医辨证】脾虚湿盛，痰浊上扰。

【治法】健脾除湿，化痰熄风。

【处方】泽泻 30 克，白术 20 克，半夏 15 克，茯苓 20 克，钩藤 15 克，僵蚕 15 克，龙骨 30 克（先煎），黄芪 15 克，党参 15 克，当归 10 克，白芍 15 克。

【用法】水煎服，每日一剂。

【临床案例】

朱××，女，45岁，于2014年4月18日初诊。患者于3个月前出现眩晕，每次发作卧床不起，不能睁眼看人，恶心呕吐，耳鸣，且听力逐渐减退，神疲，面色苍白，纳少，舌质胖嫩淡白，苔白腻，脉缓滑无力。曾在某医院检查，诊断为梅尼埃病。就诊后投以上方，用药8剂，眩晕即减，已能起床活动。连续用药45剂，症状消失。患者于3个月后又发作一次，用上药10剂，病得以愈，又用药10剂，巩固疗效，其随访1年，亦未复发。

【按】本证乃脾虚湿盛，痰浊上扰之证，水停心下，清阳不升，浊阴上冒，故头目昏眩，这是痰饮常见之证。方中泽泻、茯苓利水渗湿，使水湿从小便而出，白术甘苦，健脾益气，利水消肿，助脾运化水湿，三者相须为用，重在利水，兼健脾以制水，为治脾虚水饮内停之良配；半夏除湿化痰；钩藤、僵蚕平肝熄风；龙骨镇静安神；黄芪、党参、当归养血补中益气；白芍养血柔肝。全方合用健脾利湿，使湿邪得去，痰湿自除，眩晕得除。

273. 梅尼埃病

【症候】眩晕久发不愈，精神萎靡，少寐多梦，健忘，饮食欠佳，纳呆恶心，腰膝酸软，耳鸣，舌淡苔白腻，脉弦数。

【中医辨证】肝肾亏虚，脾虚湿困。

【治法】滋补肝肾，健脾化湿。

【处方】枸杞子15克，女贞子15克，牛膝15克，桑寄生15克，党参20克，黄芪20克，当归12克，菊花10克，白蒺藜15克，石菖蒲10克，半夏10克，陈皮10克，生牡蛎20克（先煎）。

【用法】水煎服，每日一剂。

【临床案例】

戴××，女，42岁，2008年11月15日初诊。患者眩晕已3年余，每因情绪激动或劳累后发作，发作时蒙被闭目，不敢睁眼，轻时如坐舟车之中，重时似觉屋倾地撼。现患者眩晕耳鸣，疲乏无力，腰膝酸软，两目干涩，舌淡红，苔白腻，有齿痕，脉弦细滑。西医诊断为梅尼埃病，曾多方治疗，效果不佳。就诊后中医辨证属肝肾亏虚，脾虚湿困之证，证属虚中夹实，投以上方，服药20剂，病见好转，眩晕减轻。嘱其再进30剂，服后诸症全无，后又间断服药巩固疗效。

【按】梅尼埃病现代医学认为是由于内耳迷路水肿，平衡失调所致。祖国医学早在《内经》中就记载有"诸风掉眩，皆属于肝"与"髓海不足，则脑转耳鸣"，仲景治眩则以痰饮为先，而河间、丹溪则谓"无痰不眩，无火不晕"，于是有"风眩""火眩""痰眩""虚眩"等不同。此例每与精神刺激和劳倦后而致肝脾肾功能失调相关。肝虚则视力模糊，手指麻木；肾亏则腰痛腿酸，耳鸣失聪；脾弱则精神疲乏，少气懒言；湿困则肢重胃呆，呕恶痰涎。舌淡红，苔白腻，脉弦细滑，为正虚湿盛之象。其方以枸杞子、女贞子滋肝补肾，益阴明目；配以牛膝、桑寄生益血强筋，以固其本；党参、黄芪、当归益气养血；菊花、白蒺藜疏风清脑；石菖蒲开窍化浊；陈皮、半夏燥湿化痰；牡蛎重镇潜阳。全方有补、散、开、降、疏通气机等作用，故效如鼓桴，仅用药数剂，病疾得去。此方酌情加减应用，治疗其他类型之眩晕，也可获得妙功。